Dr. med. Dr. rer. nat. Dipl.-Phys. E. D. Hager

Komplementäre Onkologie

Adjuvante, additive, supportive Therapiekonzepte für Klinik und Praxis

FORUM MEDIZIN
Verlagsgesellschaft

E. D. Hager

Komplementäre Onkologie

Adjuvante, additive, supportive
Therapiekonzepte für Klinik und Praxis

FORUM
MEDIZIN
Verlagsgesellschaft

Die Deutsche Bibliothek – CIP-Einheitsaufnahme

Hager, Erich Dieter:
Komplementäre Onkologie: adjuvante, additive, supportive
Therapiekonzepte für Klinik und Praxis / E. D. Hager. –
Gräfelfing: Forum-Med.-Verl.-Ges., 1996
ISBN 3-910075-15-0

Redaktion Dr. rer. nat. C. Schöllmann (verantwortlich), Dr. med. Dr. rer. nat. Dipl.-Phys. E. D. Hager, Dr. rer. nat. S. Hockertz, Dipl.-Psych. E. Haese, Dipl.-Biol. A. Schäffer

Grafik R. Wildenauer, S. Oestreich

Herstellung S. Oestreich

Druck G. J. Manz, München

Titelbild »Makrophage tötet eine Krebszelle«
Titelbild mit freundlicher Genehmigung der Sandoz AG

FORUM-MEDIZIN Verlagsgesellschaft
82131 Stockdorf, Kraillinger Straße 12
ISBN 3-910075-15-0

Wichtiger Hinweis:
Wie jede Wissenschaft ist die Medizin ständigen Entwicklungen unterworfen. Forschung und klinische Erfahrung erweitern unsere Kenntnisse, insbesondere was Behandlung und medikamentöse Therapie anbelangt. Soweit in diesem Werk eine Dosierung oder Applikation erwähnt wird, darf der Leser zwar darauf vertrauen, daß Autoren, Herausgeber und Verlag große Sorgfalt darauf verwandt haben, daß diese Angabe dem Wissensstand bei Fertigstellung des Werkes entspricht. Für Angaben über Dosierungsanweisungen und Applikationsformen kann vom Verlag jedoch keine Gewähr übernommen werden. Jeder Benutzer ist angehalten, durch sorgfältige Prüfung der Beipackzettel der verwendeten Präparate und gegebenenfalls nach Konsultation eines Spezialisten festzustellen, ob die dort gegebene Empfehlung für Dosierungen oder die Beachtung von Kontraindikationen gegenüber der Angabe in diesem Buch abweicht. Eine solche Prüfung ist besonders wichtig bei selten verwendeten Präparationen oder solchen, die neu auf den Markt gebracht worden sind. Jede Dosierung oder Applikation erfolgt auf eigene Gefahr des Benutzers. Autoren und Verlag appellieren an jeden Benutzer, ihm etwa auffallende Ungenauigkeiten dem Verlag mitzuteilen.

Inhalt

Vorwort

„Die Onkologie bedarf neuer Impulse hinsichtlich therapeutischer Erweiterung und patientenorientierten Handelns" lautet die Einführung in das Positionspapier „Stellenwert konventioneller und komplementärmedizinisch erweiterter Therapiekonzepte in der Onkologie" von der Deutschen Gesellschaft für Onkologie e.V. Diese Forderung basiert im wesentlichen auf der Tatsache, daß die ausschließliche Anwendung tumordestruktiver Maßnahmen seit geraumer Zeit in der Therapie fortgeschrittener epithelialer Malignome (Karzinome) kaum Fortschritte zu verzeichnen hat. Die Relevanz des häufig angeführten (Haupt)Beurteilungskriteriums des therapeutischen Effekts, der Remissions-/Responserate, erscheint insofern fraglich, als in der Regel keine direkte Korrelation zur Überlebenszeit, zum rezidiv-/metastasenfreien Intervall sowie zur therapieinduzierten Veränderung (meist Reduktion) der Lebensqualität möglich ist. Unter dieser Prämisse fordert die Deutsche Gesellschaft für Onkologie e.V. unter anderem

- die naturwissenschaftliche Testung und Evaluation sich ergänzender Therapiekonzepte der konventionellen und der komplementär erweiterten Medizin;
- die Aufnahme komplementärmedizinischer Therapeutika und Therapiemaßnahmen mit gesicherter Wirksamkeit in den Leistungskatalog der Krankenkassen;
- die Erarbeitung eines umfassenden Konzeptes zur komplementärmedizinischen Basistherapie in der Onkologie.

Während die Relevanz von Tumorprävention und -prophylaxe durch großangelegte Kampagnen (u.a. durch die Deutsche Krebshilfe e.V./Dr. Mildred Scheel Stiftung) ins öffentliche Bewußtsein gerückt wurden, scheint hinsichtlich adäquater Tumortherapie und -nachsorge ein erheblicher Nachholbedarf zu existieren. Die Deutsche Gesellschaft für Onkologie fordert, die hochspezialisierte Akut- und Rezidiv-/Metastasentherapie sowie die Rezidiv-/Metastasenprophylaxe durch praxisorientierte, komplementärmedizinisch erweiterte Therapiekonzepte zu ergänzen. Aus der weitgehend diagnostisch orientierten passiven Nachsorge muß eine aktive Nachbehandlung der Patienten werden. Dementsprechend sollten die tumordestruktiven Maßnahmen (Operation, Chemo-/Strahlentherapie; die postulierten Hauptsäulen der klassischen Onkologie) um zeitlich adäquate und therapeutisch effiziente komplementärmedizinische Behandlungskonzepte erweitert werden. Insbesondere

- die therapieinduzierte Immunsuppression im Gefolge von chirurgischen, chemo-/strahlentherapeutischen Anwendungen,
- die operationsinduzierte Metastasierung,

- die Beeinträchtigung der Lebensqualität durch tumordestruktive Therapien

könnten durch adäquat terminierte komplementärmedizinische Maßnahmen kompensiert werden. Erste klinische Studien belegen den immunprotektiven/antitumoralen Effekt definierter komplementärmedizinischer Behandlungskonzepte, der unmittelbar mit einer gesteigerten Lebensqualität korreliert.

Komplementärmedizinische Behandlungsmaßnahmen sollten keinesfalls als „alternative Therapieformen" zu konventionellen tumordestruktiven Maßnahmen betrachtet werden. Auch wenn die komplementärmedizinischen Therapiekonzepte als (Haupt-) Ziele unter anderem die Verlängerung von Patientenüberlebenszeit, von rezidiv-/metastasenfreiem Intervall bzw. Verhinderung von Metastasierung und Rezidivierung verfolgen, sind sie nicht als Alternativen, sondern als Ergänzungen der klassischen onkologischen Therapiestrategien zu betrachten. Dies um so mehr, als durch komplementärmedizinische Maßnahmen unter anderem

- die therapieinduzierte Immunsuppression reduziert bzw. verhindert werden kann;
- krankheitsassoziierte und therapieinduzierte Beschwerden reduziert werden können (= Steigerung der Lebensqualität);
- Depressions-/Angstzustände kompensiert werden können (psychoonkologische Betreuung).

Um diese Therapieziele realisieren zu können, wird von der Deutschen Gesellschaft für Onkologie eine komplementärmedizinische Basistherapie propagiert. Die empfohlenen Therapiemaßnahmen sollten aber keinesfalls die (leider weitverbreitete) Polypragmasie fördern, sondern das therapeutische Spektrum optimal komplettieren.

Ausdrücklich zu warnen ist an dieser Stelle vor nicht wissenschaftlich evaluierten Außenseiter-Heilungsmethoden/-ansprüchen, die von manchen Autoren unreflektiert (vielleicht auch bewußt, um die Komplementärmedizin zu diskreditieren) mit der naturwissenschaftlichen Komplementärmedizin assoziiert werden. Diese nichtseriöse Gleichstellung ist in der Regel verbunden mit einer undifferenzierten Ablehnung komplementärmedizinischer Behandlungsmethoden, die nicht gerechtfertigt ist. Für definierte Therapeutika liegen Studien vor, die ihre Wirksamkeit bei bestimmten Indikationen belegen. Andere Therapieverfahren befinden sich in prospektiv randomisierten klinischen (Multicenter-)Studien zur Austestung.

Dieses Prozedere wird von der Deutschen Gesellschaft für Onkologie als unabdingbare Voraussetzung für die Optimierung neuer, aus der konventionellen und komplementären Medizin entnommener Therapieansätze betrachtet. Dies um so mehr, als von der konventionellen Onkologie komplementärmedizinisch erweiterte Therapiekonzepte oft als „unbewiesen" bzw. „unwirksam" abgelehnt werden. Dies erscheint insofern paradox, als unter anderem die von der klassischen Onkologie propagierte tumordestruktive Chemotherapie fortgeschrittener Karzinome

- den definitiven Nachweis eines naturwissenschaftlich/biometrisch gesicherten lebensverlängernden Effektes (bis auf vereinzelte Ausnahmen) bislang schuldig geblieben ist,

- bei definierten Tumorentitäten mit einer Reduktion der Patientenüberlebenszeit einherging,
- für die Mehrzahl der Fälle (insbesondere auch für häufig auftretende Tumorentitäten wie beispielsweise das Mammakarzinom) kein wissenschaftlich fundierter therapeutischer Standard bezüglich des optimalen Therapieregimes (unter anderem Chemotherapiekombination/-dosis; Therapiebeginn/-dauer) existiert, was sich in wechselnden, dosisintensivierten Studienprotokollen manifestiert.

Um diesem Dilemma zu begegnen, sollte die naturwissenschaftliche Testung und Evaluation sich ergänzender Therapiekonzepte der konventionellen und der komplementär erweiterten Medizin forciert werden.

Im vorliegenden Buch von E.D. HAGER sind wissenschaftlich zum Teil gut untersuchte komplementärmedizinische Maßnahmen beschrieben, deren indikationsbezogene Anwendung das therapeutische Spektrum der Onkologie komplettieren könnte. Obwohl für einige der Therapiemodalitäten (unter anderem Phytotherapie, Organotherapie) zur Zeit noch nicht abschließend geklärt ist, ob deren Anwendung als Gesamtextrakt therapeutisch effizienter ist als die Verabreichung von Einzelkomponenten (zum Beispiel Mistelgesamtextrakt vs. Mistellektin-1 Reinsubstanz bzw. normierter Extrakt, Thymusgesamtextrakt vs. Thymuspeptidfraktion, Leber-Milz Gesamtextrakt vs. definierte Organpeptide), sind sie wegen ihrer offensichtlichen therapeutischen Relevanz in dieses Werk integriert und bezüglich dieser Problematik diskutiert. Erst die naturwissenschaftliche Evaluation vielversprechender komplementärmedizinischer Therapieansätze wird deren Relevanz für die Onkologie klären und möglicherweise einen Paradigmenwechsel einleiten.

Prof. Dr. med. J. BEUTH
Köln, Oktober 1996

Einleitung

In Anlehnung an die Erfolge von EDWARD JENNER (1749-1823) und EMIL BEHRING mit der aktiven Impfung (Pockenvakzination, 1796) beziehungsweise der passiven Substitution von Immunglobinen zur Behandlung von viralen und bakteriellen Infektionen versuchte bereits Ende des vergangenen Jahrhunderts PAUL EHRLICH (1854-1915), der Vater der Chemotherapie, durch Vakzination mit Tumorzellen Mäuse gegen bösartige Tumoren zu immunisieren (SCHÖNE et al., 1906) – mit Erfolg. BUSCH und FEHLEISEN versuchten erstmals durch die Auslösung von Fieber mittels Verabreichung von Bakterien eine Tumorregression zu erzielen (1866, 1881). Diese aktive immunstimulative Therapie (Fiebertherapie) wurde dann von 1891 bis 1936 intensiv von WILLIAM B. COLEY (Coley's Toxin, Mixed Bacterial Vaccine) untersucht und weiterentwickelt. Die Fiebertherapie war bis zur Einführung der zytostatischen Chemotherapie in den 40er Jahren die einzige systemische Therapie gegen Krebs.

In den 60er Jahren wurden, vor allem in amerikanischen Labors (BEKESI, HADDEN, GOLDSTEIN, OLD, WHITE), aber auch in Australien (BURNET), Frankreich (MATHÉ), Japan (UCHIDA) und in Österreich (MICKSCHE, WRBA) erneut immunologische Versuche zur Behandlung von Krebs im Labor und in der Klinik durchgeführt. Aus epidemologischen Beobachtungen, die zeigten, daß gegen Tuberkulose geimpfte Kinder seltener an Leukämie erkranken als ungeimpfte, folgten in den 70er Jahren erste klinische Versuche mit dem Impfstoff BCG zur Krebsrezidiv- und Metastasenprophylaxe. 1970 formulierte BURNET die Hypothese von der "Immunüberwachung" ("Immune Surveillance"), die besagt, daß Tumore sich ständig entwickeln und vom Abwehrsystem permanent zerstört werden, bevor sie klinisch entdeckt werden. In den 70er Jahren erfolgten dann erste klinische Versuche an Krebspatienten mit Vakzinen aus Tumorzellen (ROTHAUGE), Thymuspeptiden (GOLDSTEIN, SCHULOFF, CHRETIEN), Mistelextrakten (DENCK, LEROI, SALZER, VESTER), Enzymen (ROKITANSKY), Differenzierungsfaktoren (PASTERINO), Bakterientoxinen (COLEY), chemisch-synthetischen Substanzen und Zytokinen.

ALICK ISAACS und JEAN LINDENMANN entdeckten 1957 eine körpereigene Substanz, die mit der Replikation von Viren "interferierte" ("Interferon"), aber auch auf die Kontrolle des Tumorwachstums einen Einfluß hat, wie sich Ende der 60er Jahre herausstellte (ION GRESSER). Es folgten die immunologischen Signalstoffe Interleukine. Diese neue Stoffklasse, die unter dem Begriff Zytokine (Lymphokine, Monokine, Chemokine) zusammengefaßt werden, eröffneten neue Möglichkeiten der experimentellen und klinischen Forschung. Da diese Stoffe isoliert, modifiziert und damit patentiert und in großem Maßstab hergestellt werden konnten, waren sie auch für die Industrie von großem Interesse. Davon wurden auch universitäre Forschungseinrichtungen und Kliniken weltweit überzeugt und begannen experimentelle und klinische Studien im großen, geradezu beispiellosem Umfang. Im Jahre 1983 wurde auf einem Kongreß in Heidelberg erstmals ein positives klinisches Ergebnis über die Behandlung von Krebspatienten mit Interferon alpha bei der Behandlung einer bestimmten, selten auftretenden Leukämie, der Haarzell-Leukämie, vorgestellt. Damit begann der Einzug der Zytokine in die Klinik und damit der passiven Immuntherapie in die Krebstherapie. Es folgten dann weitere klinische Versuche mit monoklonalen Antikörpern, die gegen tumorassoziierte oder tumorspezifische Antigene gerichtet sind.

Diese Entwicklung stimulierte auch die Kliniker, Untersuchungen mit aktiv immunstimulierenden Methoden ("Biological Response Modifiers") durchzuführen. Es folgten Versuche mit der Gentherapie und mit durch "Bioengineering" modifizierten körpereigenen Abwehrstoffen, zum Beispiel bispezifische Antikörpern.

Bis Mitte der 80er Jahre wurde jedoch in deutschen medizinischen Hochschulen noch dogmatisch die These vertreten, daß es keine körpereigene Krebsabwehr gäbe. Heute stellt die biologische Krebstherapie eine vierte Säule in der Krebstherapie in Ergänzung zu den konventionellen Säulen Operation, Strahlen- und Chemotherapie dar. Die biologische Therapie beinhaltet unter anderem Methoden der Immunologie, Molekularbiologie, Biochemie, Physik und Psychologie. Diese können in Ergänzung zu den Methoden der konventionellen Onkologie (als komplementäre Onkologie) oder, mangels geeigneter konventioneller Methoden, als Alternative angewendet werden.

Durch die zunehmende internationale Kritik an der zytostatischen Chemotherapie in den 80er Jahren und die Einschränkung dieser Therapie auf eine rationale Basis, sowie durch das zunehmende Interesse der Patienten an ergänzenden biologischen Behandlungsmethoden, konnte sich die biologische Therapie in den 80er Jahren entwickeln. Die Gründung des Fördervereins *Gesellschaft für Biologische Krebsabwehr e.V.*, Heidelberg, (1982), und der ärztlichen Vereinigung *Deutsche Gesellschaft für Onkologie e.V.*, Hannover, (1981), trug in Deutschland entscheidend dazu bei, diese Entwicklung wissenschaftlich zu fördern. Der Stand der bisherigen Erkenntnisse auf dem Gebiet der komplementären und alternativen Krebstherapie soll in diesem Buch zusammengefaßt werden, damit dieser sowohl Therapeuten als auch Patienten in Form von Übersichten zugänglich gemacht werden kann. Fachkompetente Grundlagenforscher und Ärzte haben dazu beigetragen.

Eine Krebstherapie ohne Berücksichtigung dieser neuen Methoden ist nicht vollständig. Die Kombination beider Methoden ermöglicht nicht nur eine Verbesserung der Lebensqualität, sondern auch eine Verbesserung des Ansprechens der Behandlungen und eine wesentliche Verringerung der Nebenwirkungen einer aggressiven, tumordestruktiven Therapie. In vielen Fällen, wo eine zytostatische Chemotherapie nicht sinnvoll oder noch nicht angezeigt ist, zum Beispiel bei den meisten asymptomatischen Patienten mit metastasierten Karzinomen ("konventionelle therapeutische Lücke"), sind Alternativen in Form von biologischen, physikalischen und psychologischen Methoden primär angezeigt. Die komplementäre Krebstherapie kann dazu beitragen, ein erhebliches Maß an Überdiagnostik und Übertherapie in der Krebstherapie abzubauen und die Krebstherapie auf eine rationalere Basis zu stellen. Dabei können Kosten eingespart werden.

Diese Buch soll auch dazu beitragen, die bisherige, oft irrationale und zum großen Teil von Intoleranz getragene Kritik an den komplementären und biologischen Methoden abzubauen und einen Paradigmenwechsel herbeizuführen.

Die Anliegen der Autoren und des Herausgebers sind:

- dazu beizutragen, daß die bisherigen relevanten Erkenntnisse auf dem Gebiet der komplementären und alternativen biologischen bzw. physikalischen Krebstherapie in einer Übersicht dargestellt und verbreitet werden und ein besseres Verständnis für diese Methoden entsteht,
- die Integration der komplementären und alternativen Methoden in ein ganzheitsmedizinisches Konzept der Onkologie zu fördern,
- eine interdisziplinäre Onkologie zu schaffen, die alle damit befaßten Fachgebiete von der Pflege über die konventionelle Onkologie bis zur Biologie, Immunologie, Physik, Molekularbiologie und Psychologie verbindet.

Jede diagnostische und therapeutische Methode ist hinsichtlich ihrer Indikation den Erfordernissen und Erkenntnissen der Zeit anzupassen und ständig neu und vorurteilsfrei (Problem der "self-fulfilling prophecy") zu evaluieren. Alle, die in der Krebstherapie tätig sind, sollen ihre Erfahrungen und Erkenntnisse einsetzen, um neue Behandlungsmethoden zu entdecken und zu evaluieren und unwirksame zu eliminieren. Wir haben es, fürwahr, auf diesem Gebiet besonders nötig, insbesondere bei der Behandlung der inoperablen, metastasierten und rezidivierten Patienten.

Dr. med. Dr. rer. nat. Dipl.-Phys.
E. D. HAGER
Bad Bergzabern, Oktober 1996

Dank

Dank sage ich allen Kollegen und allen Lehrern, die dazu beigetragen haben, die Erkenntnisse auf dem Gebiet der komplementären Krebstherapie zu sammeln, zu werten und stetig weiterzuentwickeln. Dank gilt aber auch den Patienten, die mir immer wieder Mut gemacht haben, auf diesem Gebiet weiterzuarbeiten und weiterzuforschen. Dank gilt in diesem Zusammenhang aber auch den Politikern und Vertretern der Krankenkassen, die durch ihre Weitsicht und Toleranz die Vielfalt der verschiedenen Therapierichtungen und damit die Pluralität der medizinischen Wissenschaften erhalten und damit die Entwicklung der komplementären Onkologie ermöglicht haben.

Besonderer Dank gilt Dr. Ralf Kleef und Dr. Otto Pecher, die die Anregung zu diesem Buch gaben, all denen, die sich der Mühe unterzogen, die Manuskripte kritisch durchzusehen und den verantwortlichen Mitarbeitern des Forum-Medizin Verlages, insbesondere Frau Dr. Claudia Schöllmann und Stefan Oestreich.

Frau Gabriele Kern und Frau Renate Missikewitz danke ich für die Mitarbeit beim Schreiben und der Durchsicht der Manuskripte, Dirk Höhmann für die Literaturrecherchen und die Mitarbeit bei der Gestaltung der Literaturverzeichnisse.

Dank sage ich auch allen, die mit viel Nachsicht ertrugen, daß ich bei der Niederschrift für wenig anderes Muße hatte; insbesondere gilt dies meiner Frau Claudia.

E. D. Hager

Grundlagen der Immunologie

Seitdem man erkannt hat, daß allein die Funktionstüchtigkeit der Immunabwehr über Krankheit oder Gesundheit entscheidet, steht das Immunsystem des Menschen im Mittelpunkt des Forschungsinteresses. Dies gilt ganz besonders für die Onkologie. Viele komplementäre Krebstherapien entfalten ihre Wirkung über eine Beeinflussung immunologischer Mechanismen.

Das Immunsystem ist ein komplexes Netzwerk aus Molekülen und Zellen, das sich im Laufe der Evolution entwickelt hat, um uns die Auseinandersetzung mit allem Schädlichen, dem wir begegnen – seien dies Mikroorganismen, Toxine oder Tumorzellen – zu ermöglichen.

Das Immunsystem ist in seiner heutigen Zusammensetzung das Ergebnis einer langen phylogenetischen Entwicklung. So erklärt sich die Koexistenz und das Zusammenwirken stammesgeschichtlich alter Abwehreinrichtungen einerseits – zu diesen zählen zum Beispiel die Phagozyten – und phylogenetisch jüngerer Strukturen wie T- und B-Lymphozyten sowie Antikörper andererseits. Damit verfügt unsere Immunabwehr sowohl über einen unspezifisch wirkenden „Schnelldienst" als auch über unübertroffene „Spezialisten". Mit dieser Ausstattung kann ein funktionstüchtiges Immunsystem Schadensfaktoren von innen wie von außen in der Regel wirksam bekämpfen.

Manchmal allerdings ist sogar ein intaktes Immunsystem überfordert: Einige Erreger – als Paradebeispiel ist hier HIV zu nennen – haben sich ganz besondere Ausweichmanöver ausgedacht, um vom Immunsystem nicht erkannt bzw. nicht eliminiert zu werden. Die Grenzen der Immunabwehr werden auch bei Krebserkrankungen deutlich: Gelingt es dem Tumor, sich in der Anfangsphase des malignen Wachstums am Immunsystem vorbeizumogeln, dann ist er in seinem Vormarsch ohne therapeutische Intervention nicht mehr aufzuhalten.

Unspezifische Abwehrmechanismen – die erste Verteidigungsfront

Grundvoraussetzung für die Funktion des Immunsystems ist die Unterscheidung zwischen Selbst und Nichtselbst, d.h. die Duldung körpereigener Strukturen einerseits und die fehlende Toleranz für Fremdantigene andererseits. Wie dieses Prinzip verwirklicht wird, ist bis heute noch nicht klar. Doch hat sich in den vergangenen Jahren unser Wissen über die Effektoren und Mechanismen der Abwehr von Schadensfaktoren beachtlich gemehrt. Die erste Verteidigungslinie gegen schädliche Einflüsse von innen und außen stellt das stammesgeschichtlich ältere „angeborene" Immunsystem dar, das Fremdmoleküle auch ohne eine spezifische Erkennung zu bekämpfen vermag.

Gilt es, einen eingedrungenen Erreger zu bekämpfen, so wird zunächst das unspezifische (angeborene) Immunsystem auf den Plan gerufen. Die humoralen und zellulären Faktoren, aus welchen sich dieser Zweig der Immunabwehr zusammensetzt, sind natürlicherweise im Körper vorhanden und daher – im Gegensatz zu spezifischen Antikörpern etwa, deren Bildung erst nach dem Antigenkontakt einsetzt – jederzeit verfügbar.

Die schnelle Einsatzbereitschaft ist damit der eigentliche Trumpf des unspezifischen Immunsystems, der vor allem bei Erstkontakt mit einem Erreger ausgespielt wird. Diesem ersten Verteidigungswall ist es zu verdanken, daß die meisten potentiellen Krankheitserreger unschädlich gemacht werden, bevor sie eine erkennbare Infektion verursachen können. Im Gegensatz zu der spezifischen Abwehr jedoch, die über ein „Gedächtnis" verfügt und damit bei wiederholtem Antigenkontakt mit schnelleren Abwehrreaktionen auftrumpfen kann, ist die unspezifische Immunität nicht steigerungsfähig: Die Resistenz bleibt auch nach mehrmaligen Infektionen mit ein und demselben Erreger unverändert.

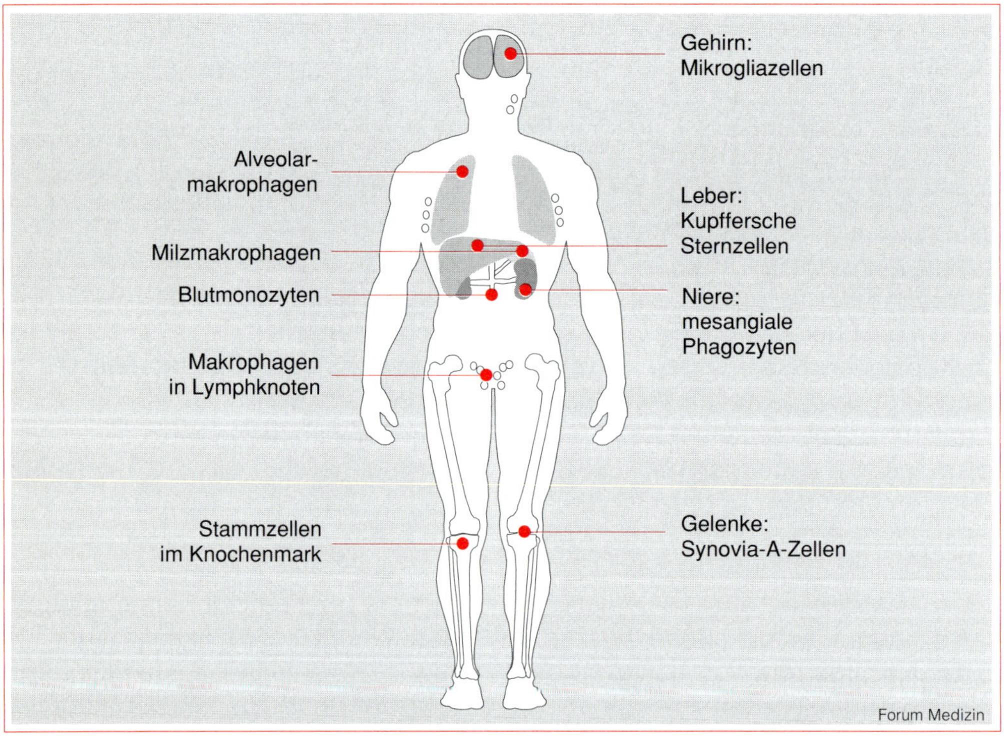

Abb. 1: **Phagozyten der Monozyten/Makrophagenreihe. Blutmonozyten werden nach dem Austritt aus den Blutgefäßen zu Gewebemakrophagen, die in den unterschiedlichsten Organen Abwehrfunktionen wahrnehmen** [nach ROITT]

Phagozyten stets zur Stelle

Unter den Abwehrkomponenten, die sozusagen an vorderster Front kämpfen, nehmen die Phagozyten einen wichtigen Stellenwert ein. Die „Freßzellen", zu denen die in der Blutbahn kreisenden Monozyten und die verschiedenen Granulozyten sowie die gewebeständigen Makrophagen gehören – letztere entwickeln sich aus Monozyten nach deren Austritt aus den Blutgefäßen –, sind stets an strategisch wichtigen Stellen im Organismus postiert: im Blut als Monozyten/Granulozyten, in der Leber als Kupffersche Sternzellen, im Gehirn als Mikrogliazellen, in der Synovialflüssigkeit der Gelenke als Synovia-A-Zellen und als normale Makrophagen in allen anderen Geweben (Abb. 1). Sie alle leiten sich von gemeinsamen Stammzellen aus dem Knochenmark ab.

Phagozyten sind an der Abwehr von Bakterien und Parasiten, aber auch von Tumorzellen beteiligt; eine zentrale Rolle spielen sie zudem bei der Beseitigung von „Abfällen" wie Gewebetrümmern und Immunkomplexen. Diese Funktionen nehmen sie in erster Linie durch ihre Fähigkeit wahr, schädigende Partikel verschlingen und regelrecht verdauen zu können. An diesem Prozeß des intrazellulären Abbaus sind Enzyme, Säuren, Sauerstoffradikale und verschiedene andere Stoffe beteiligt. Das Freisetzen aggressiver Sauerstoffverbindungen, auch als „respiratory burst" bezeichnet, kann als Maß für die Aktivität der unspezifischen Abwehr gelten.

Granulozyten, oben in ihrer Funktion als potente Freßzellen vorgestellt, sind nicht nur zur Phagozytose befähigt. Die Aufnahme und intrazelluläre Abtötung verschiedener, die Integrität des Organismus gefährdender Partikel ist in erster Linie Domäne der neutrophilen Granulozyten. Eosinophile und basophile Granulozyten sind dagegen dafür bekannt, daß sie den Inhalt ihrer intrazellulären Granula auf einen entsprechenden Reiz hin nach außen abgeben. Damit sind sie in der Lage, ihre „granuläre Bewaffnung" auch gegen große Zielzellen einzusetzen, welche nicht phagozytiert werden können. Eosinophilen kommt über diesen Mechanismus eine Spezialrolle bei der Bekämpfung von Wurminfektionen zu.

Basophile Granulozyten und die ihnen in vielen Eigenschaften nahestehenden Mastzellen dürften ebenfalls eine Rolle bei der Immunität gegen Parasiten spielen. Mehr weiß man allerdings über ihre Beteiligung bei allergischen Reaktionen: Bei entsprechender Sensibilisierung degranulieren sie nach Allergenkontakt und setzen dabei Mediatoren wie Histamin, Heparin und chemotaktische Faktoren frei, die die unerwünschten Symptome der Allergie verursachen.

Natürliche Killerzellen – Vorkämpfer der immunologischen Tumorüberwachung

Wie Monozyten/Makrophagen und Granulozyten zählen auch die Natürlichen Killerzellen (NK) zu den zellulären Komponenten der unspezifischen Immunabwehr. Diese Leukozyten, deren Herkunft noch nicht genau geklärt ist, scheinen Veränderungen auf der Oberfläche von Zellen zu erkennen, die mit einem Virus infiziert oder maligne entartet sind. Solchen Zellen gegenüber entwickeln sie eine spontane Zytotoxizität. NK-Zellen sind maßgeblich an der frühzeitigen Beseitigung von Tumorzellen beteiligt.

Die von den zellulären Immunkomponenten getragenen unspezifischen Abwehrmechanismen werden durch verschiedene, ebenfalls unspezifisch wirkende lösliche Faktoren im Blut unterstützt bzw. ergänzt. In diesem Zusammenhang sind die Akute-Phase-Proteine zu nennen, deren Konzentration in akuten Entzündungsphasen auf bis das Hundertfache der Norm ansteigen kann – ein Phänomen, das man sich schon seit längerem diagnostisch zunutze macht. Bekanntester Vertreter der Akute-Phase-Proteine ist das C-reaktive Protein, so genannt wegen seiner Fähigkeit, das C-Protein von Pneumokokken zu binden. An Bakterien angelagertes C-reaktives Protein begünstigt die Anlagerung von Komplement, wodurch wiederum die Phagozytose der Erreger erleichtert wird.

Komplement – eine überaus wichtige „Ergänzung" der Abwehr

Das soeben erwähnte Komplement – korrekter: Komplementsystem, da es sich um einen aus circa 20 Serumproteinen bestehenden Komplex handelt – spielt bei verschiedenen immunologischen Abwehrreaktionen eine äußerst wichtige Rolle. In seiner Gesamtheit, d.h. seinem Aufbau und seiner Arbeitsweise, wurde das Komplementsystem vergleichsweise spät aufgeklärt – lange nach der Charakterisierung von Phagozyten, Lymphozyten und Antikörpern. Die historische Bezeichnung „Komplement" (komplementieren = ergänzen) erscheint heute angesichts der vielfältigen, keineswegs nur „ergänzenden" Funktionen, die dieser Proteinkomplex wahrnimmt, nicht mehr ganz zutreffend.

Komplementreaktionen, die durch verschiedene Reize wie etwa bakterielle Oberflächen eingeleitet werden, laufen in einer Kaskade ähnlich der Blutgerinnung ab (man unterscheidet einen „klassischen" und einen „alternativen" Weg), wobei die einzelnen Komponenten sequentiell aufeinander einwirken. Die dabei entstehenden Spaltprodukte haben unterschiedliche Wirkungen, die jedoch allesamt der Eliminierung des Erregers bzw. dem Wiederherstellen des Soll-Zustandes dienen (siehe Abb. 2).

Welche Bedeutung das Komplementsystem für die Aufrechterhaltung der Integrität des Organismus hat, zeigt sich besonders deutlich bei Patienten, die einen genetisch bedingten Mangel an Komplementfaktor C3 aufweisen. Nach Komplementaktivierung lagert sich diese Komponente in großen Mengen an die zu zerstörenden Zielzellen an und erleichtert damit die Phagozytose der unerwünschten Partikel. Diese Patienten leiden unter häufig wiederkehrenden bakteriellen Infektionen und Septikämien.

Interferone steigern die antivirale Resistenz

Für die Bekämpfung von Virusinfektionen sind Interferone von größter Bedeutung. Diese Proteine, u.a. von den virusinfizierten Zellen selbst gebildet, induzieren in benachbarten nicht-infizierten Zellen einen Zustand

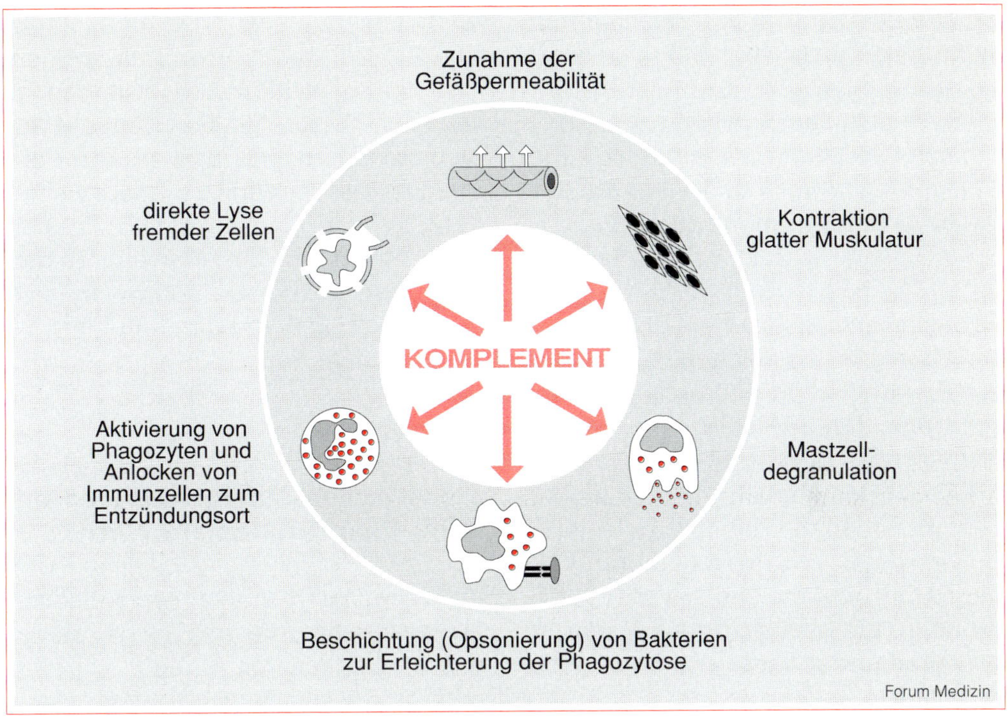

Abb. 2: **Funktionen des Komplementsystems** [nach ROITT]

erhöhter Virusresistenz. Da Interferone sehr früh im Verlauf einer Infektion gebildet werden, stellen sie eine erste Abwehrlinie gegen viele Viren dar.

Entzündung – ein komplexes Geschehen

Unspezifische Abwehrmechanismen sind bei jeder Entzündungsreaktion maßgeblich beteiligt. Eine Entzündung ist die klinisch faßbare, überschießende Ausdrucksform einer Abwehrreaktion gegen einen wie auch immer gearteten Störfaktor. Ebenso wie ein aktiver Muskel eine größere Blutzufuhr braucht, um mit Glukose und Sauerstoff versorgt zu werden, besteht an einem Entzündungsort ein erhöhter Bedarf an Immunkomponenten. Die Abläufe bei einer Entzündung zielen somit auf das Anlocken von Zellen und Molekülen des Immunsystems an den Ort der Schädigung ab.

In der Initialphase jeder Entzündung laufen Komplementreaktionen ab. Durch Gewebeschädigung und Komplementaktivierung werden chemotaktische Peptide, d.h. Lockstoffe freigesetzt – so zum Beispiel die Komplementkomponente C5a –, die zu den angrenzenden Kapillaren diffundieren und dort eine Anlagerung der vorbeiströmenden Phagozyten an das Endothel bewirken. Gleichzeitig erhöhen diese Mediatoren entweder direkt oder via Mastzellaktivierung die Kapillarpermeabilität für lösliche Mediatoren der Immunität, die auf diese Weise ebenfalls den Entzündungsort erreichen können.

Wie es sich in den letzten Jahren mehr und mehr herauskristallisiert hat, spielen bei der Einwanderung der Freßzellen in das Gewebe sog. Adhäsionsmoleküle eine wichtige Rolle. Die Anlagerung von Leukozyten an das Endothel der Blutgefäße im entzündlichen Gewebe wird erst durch spezifische Wechselwirkungen zwischen Adhäsionsmolekülen der Abwehrzellen einerseits und solchen von kapillären Endothelzellen andererseits möglich. Nach dem Andocken stecken die Phagozyten – neutrophile Granulozyten und Makrophagen – Pseudopodien zwischen die Endothelzellen und lockern damit die Basalmembran auf. Daraufhin können sie das Blutgefäß verlassen und entlang dem Konzentrationsgradienten des chemotaktisch wirksames Stoffes zum Entzündungsort wandern.

Am Zielort angelangt, müssen die Phagozyten den Schadensfaktor erkennen. Handelt es sich um einen Mikroorganismus, so geschieht dies mittels unspezifischer Rezeptoren bzw. bei Beschichtung des Erregers mit der Komplementkomponente C3b mittels C3b-Rezeptoren, die sowohl auf Neutrophilen als auch auf Makrophagen vorhanden sind. Im letztgenannten Fall ist die Anlagerung ungleich stärker. Durch Phagozytose wird der Erreger schließlich unschädlich gemacht.

Wenn die unspezifische Abwehr machtlos ist

Vielfach ist die unspezifische Abwehr jedoch nicht in der Lage, einen Störfaktor im Alleingang zu beseitigen. Dies kann zum Beispiel dann eintreten, wenn die Phagozyten einen Infektionserreger nicht erkennen, sei es, weil der passende Rezeptor fehlt oder weil der Mikroorganismus kein Komplement aktiviert und damit die Phagozytoseverstärkung durch das Komplementsystem wegfällt. In solchen Fällen ist das sog. erworbene, spezifisch wirkende Immunsystem gefordert, das über eine breite Palette maßgeschneiderter Abwehrelemente verfügt.

Spezifische Abwehrmechanismen – Spezialisten am Werk

Im Gegensatz zu der unspezifischen Immunabwehr, die wahllos gegen die unterschiedlichsten Erreger vorgeht, erkennt die spezifische Abwehr jeden Eindringling individuell und rückt ihm mit „maßgeschneiderten" Abwehrreaktionen zu Leibe. Träger der spezifischen Immunreaktionen sind hochspezialisierte Immunzellen – T- und B-Lymphozyten – und die von B-Lymphozyten freigesetzten Antikörper.

T- und B-Zellen haben – wie andere Immunzellen auch – ihren Ursprung im Knochenmark. Die dort ansässigen pluripotenten Stammzellen differenzieren sich entweder zur myeloischen Reihe, aus der u.a. die Phagozyten hervorgehen, oder zur lymphatischen Reihe, an deren Ende die Lymphozyten – B-Zellen und die verschiedenen T-Zell-Untergruppen – stehen.

B-Lymphozyten und die Vielfalt der Antikörper

B-Lymphozyten reifen an ihrem Herkunftsort, dem Knochenmark, zu immunkompetenten Zellen heran. Im Verlauf ihrer Differenzierung zu reifen Lymphozyten erwerben B-Zellen ihre Antigenerkennungsstruktur. Hierbei handelt es sich um membranständige Immunglobuline (Antikörper), die sich von B-Zelle zu B-Zelle in ihrer Antigenspezifität unterscheiden. Eine B-Zelle ist zwar mit einer Vielzahl von Oberflächenrezeptoren bestückt, doch sind diese alle vom gleichen Typ: Jede B-Zelle kann damit nur ein bestimmtes Antigen erkennen.

Antikörper aus dem Genbaukasten

Lange Zeit hat man nicht verstanden, wie die enorme Diversität der Immunglobuline zustandekommt. Mittlerweile ist bekannt, daß es für Antikörpermoleküle – im Gegensatz zu fast allen anderen Proteinen des Körpers – keinen festgelegten genetischen Bauplan in der Keimbahn gibt. Vielmehr liegt im Erbgut ein Genbaukasten, bestehend aus einer Vielzahl kleinster Genstückchen vor, aus dem im Verlauf der B-Zellreifung der Bauplan für jedes einzelne Antikörpermolekül nach dem Zufallsprinzip zusammengestellt wird.

Da es beim Mischen der genetischen Karten eine schier unendliche Vielfalt von Kombinationsmöglichkeiten gibt und es zudem zu Ungenauigkeiten beim Zusammenbau der Genfragmente sowie zu Mutationen in bestimmten Genfragmenten kommen kann, ist die Wahrscheinlichkeit, daß in zwei B-Zellen der gleiche Antigenrezeptor entsteht, praktisch gleich null. So erklärt es sich, daß es praktisch zu jeder nur denkbaren Fremdstruktur eine B-Zelle mit passendem Oberflächenrezeptor gibt.

Die Plasmazelle – eine Antikörperfabrik

Eine B-Zelle, die mit membranständigen Immunglobulinen bestückt ist, gilt als voll funktionstüchtig: Sie ist in der Lage, das zu ihr bzw. ihrem Rezeptor passende Antigen zu erkennen. Mit dieser Bewaffnung wandert sie aus dem Knochenmark aus und patroulliert fortan in Blut- und Lymphgefäßen oder siedelt sich vorübergehend in lymphatischen Organen wie Lymphknoten und Milz an. Kommt die B-Zelle auf ihrer Wanderung mit dem „passenden" Antigen in Kontakt, so bildet sie im Laufe mehrerer Teilungsschritte eine Vielzahl von Tochterzellen, die sich wiederum zu Antikörper-produzierenden Plasmazellen differenzieren. Plasmazellen, die in der Regel ortsfest sind und daher nicht mehr in der Zirkulation erscheinen – im Differentialblutbild fehlen sie fast immer – sind regelrechte Antikörperfabriken: Eine einzige Zelle kann stündlich bis zu 100 Millionen Antikörpermoleküle bilden und in den Blutstrom freisetzen. Jede Plasmazelle kann aber nur einen Antikörper-Typ bilden, und das ist genau der Antikörper, den sie als Antigenrezeptor auf ihrer Oberfläche trägt.

Die Vorgänge, die zur Bildung spezifischer Antikörper gegen einen Erreger führen, lassen sich folgendermaßen zusammenfassen: Der Mikroorganismus sucht sich aus der Vielzahl der natürlicherweise vorhandenen B-Zellen die wenigen heraus, die rein zufällig einen „passenden" Oberflächenrezeptor tragen, und regt diese Zellen zur Vermehrung und zur Ausschüttung großer Mengen erregerspezifischer Antikörper an.

Gedächtniszellen für die schnellere Reaktionsbereitschaft

Der Kontakt einer B-Zelle mit einem Erreger mündet nicht ausschließlich in die Bildung Antikörper-produzierender Plasmazellen. Ein Teil der Tochterzellen reift zu langlebigen Gedächtniszellen heran, die bei Zweitkontakt mit dem Antigen auf schnellstem Wege die Massenproduktion von Antikörpern einleiten. Die zweite Konfrontation mit einem Erreger resultiert damit nicht nur in einer viel schnelleren, sondern auch in einer viel stärkeren Antikörperantwort.

Antikörper – Vermittler zwischen Erregern und Effektoren

Im erwachsenen Organismus patrouillieren ständig etwa 10^{18}-10^{19} Antikörpermoleküle auf der Suche nach „ihrem" Antigen. Haben sie dieses gefunden, so binden sie sich an die Zielstruktur, die auf diese Weise allerdings in der Regel nicht unschädlich gemacht wird. Daß Antikörper dennoch einen wesentlichen Beitrag zur Beseitigung von Krankheitserregern leisten, ist auf den bifunktionellen Charakter der Moleküle zurückzuführen.

Immunglobuline setzen sich grundsätzlich aus zwei identischen längeren (schweren) und zwei identischen kürzeren (leichten) Ketten zu-

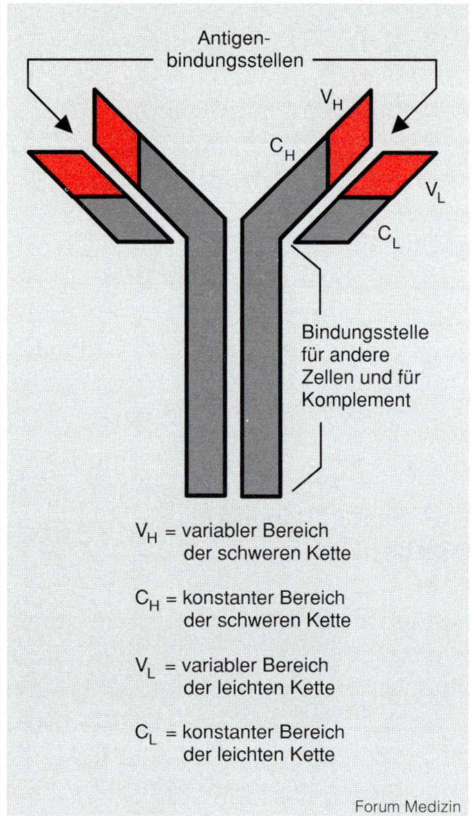

Abb. 3: **Struktur eines Antikörpermoleküls. Die beiden „Arme" des Y beherbergen die Antigenbindungsstellen, während der Stammbereich Bindungsstellen für Komplement und das zelluläre Immunsystem besitzt**

sammen. Die vier Ketten lagern sich zu einem Y-förmigen Molekül zusammen (Abb. 3). Die äußeren Enden der Y-Arme, die von Molekül zu Molekül stark variieren, binden das Antigen, während der relativ konstante Y-Stamm für die Bindung zellulärer und humoraler Immunkomponenten zuständig ist. So besitzt der Stammbereich des Moleküls Bindungsstellen für Komplement und Phagozyten, die auf diese Weise in die unmittelbare Nähe des Erregers gebracht werden

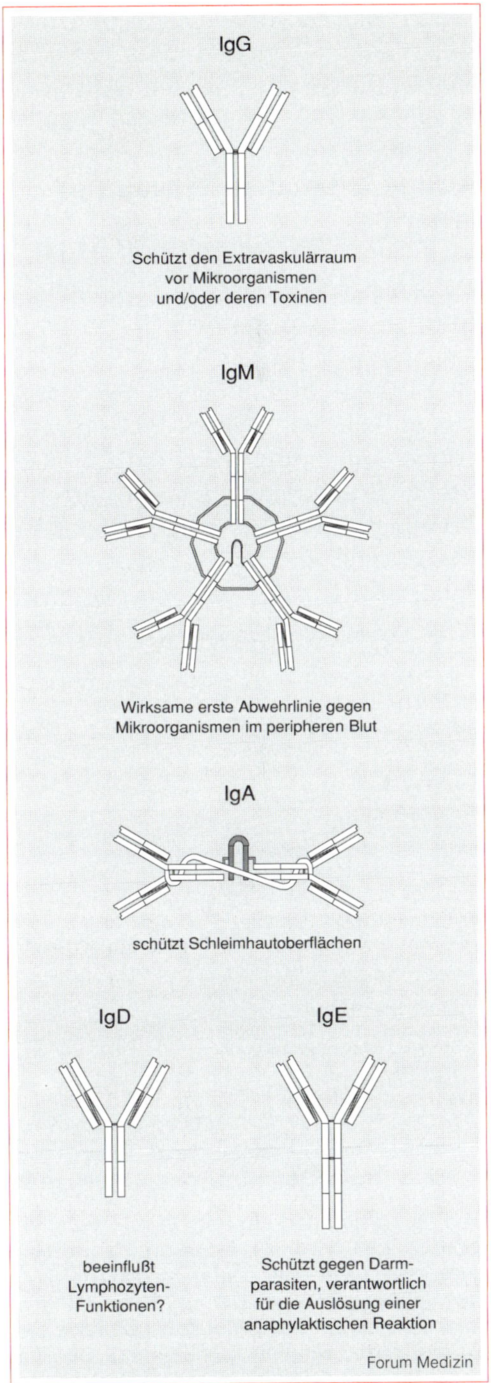

Abb. 4: **Immunglobuline werden in fünf verschiedene Klassen eingeteilt, die sich hinsichtlich Struktur und Funktion unterscheiden. IgM weist eine pentamere, IgA eine dimere Struktur auf** [nach STAINES et al.]

und nun verstärkt gegen diesen vorgehen können. Antikörper sind damit als Vermittler zwischen Erregern einerseits und Effektoren des Immunsystems andererseits zu verstehen.
Obwohl das Prinzip der Antigenerkennung und Immunaktivierung bei allen Antikörpermolekülen ähnlich ist, sind Immunglobuline je nach Struktur und Lokalisation mit unterschiedlichen Aufgaben betraut. Die Hauptfunktionen der fünf Immunglobulinklassen, zwischen denen aufgrund struktureller Charakteristika unterschieden wird – IgA, D, E, G und M –, sind in Abbildung 4 dargestellt.

T-Zellen – im Thymus geschult

Anders als B-Lymphozyten, die in voll funktionstüchigem Zustand ihren Herkunftsort, das Knochenmark, verlassen, wandern T-Lymphozyten bereits frühzeitig aus dem Knochenmark aus. Zu immunkompetenten Zellen reifen sie im Thymus heran, nach dem sie auch benannt sind.

Im Thymus machen die jungen T-Zellen – in diesem Stadium der Entwicklung werden sie als Thymozyten bezeichnet – eine harte Schulung durch. Zum einen müssen sie lernen, körpereigene Gewebeverträglichkeitsstrukturen (MHC-Moleküle) zu erkennen. Hierzu werden ihnen im Thymus nicht nur organspezifische Bestandteile dargeboten, sondern es werden auch alle übrigen Antigene des Körpers – quasi als Anschauungsmaterial – eigens in den Thymus geschleppt. Die Fähigkeit, körpereigene MHC-Moleküle zu erkennen, ist von größter Bedeutung, da den reifen T-Zellen Antigene stets in Kombination mit diesen Molekülen vorgezeigt werden. Thymozyten, die nicht in der Lage sind, körpereigene MHC-Strukturen zu „sehen“, werden in einem als positive Selektion bezeichneten Auswahlverfahren eliminiert. Im nächsten, auch negative Selektion genannten Ausleseschritt werden diejenigen Zellen beseitigt, die autoimmune Tendenzen zeigen.

Welche Strukturen eine T-Zelle erkennt bzw. bindet, hängt maßgeblich von ihrem Antigenrezeptor, dem sog. T-Zellrezeptor ab. Dieses während der Reifung im Thymus erworbene Erkennungsmerkmal der T-Zelle weist in seinem Aufbau Ähnlichkeiten mit Immunglobulinen auf und wird auch ähnlich wie Immunglobuline in jeder heranreifenden T-Zelle aus einem „Genbaukasten“ nach dem Zufallsprinzip zusammengebaut. Damit ist jede T-Zelle – wie auch jede B-Zelle – mit einem einzigartigen Antigenrezeptor ausgestattet.

Während ihrer Passage durch den Thymus erwerben T-Zellen auch die als CD4 und CD8 bezeichneten Oberflächenmoleküle, die sie als T-Helferzellen (CD4-positiv) bzw. zytotoxische T-Zellen (CD8-positiv) ausweisen. Diese Moleküle dienen als Hilfsstrukturen bei der Antigenerkennung bzw. -bindung.

Nur die Elite reift heran

T-Zellen, die die Doppelqualifikation erworben haben, sowohl auf Fremdantigene als auch auf körpereigene MHC-Moleküle angemessen zu reagieren, dürfen schließlich den Thymus verlassen. Als reife T-Zellen „pendeln“ sie – wie auch B-Zellen – stetig zwischen Blut, Lymphe und den verschiedenen Geweben und Organen auf der Suche nach „ihrem“ Antigen.

Antigene auf dem Präsentierteller

T-Zellen erkennen das „passende“ Antigen auf ganz andere Weise als B-Zellen. Im Gegensatz zu letzteren, die Fremdstrukturen direkt erkennen und binden können, „sehen“ T-Zellen Antigene nur dann, wenn sie ihnen in kleine Bruchstücke zerlegt auf der Oberfläche spezialisierter Zellen (antigenpräsentierender Zellen – hierzu gehören z. B. Makrophagen, dendritische Zellen, Langerhans-Zellen) dar-

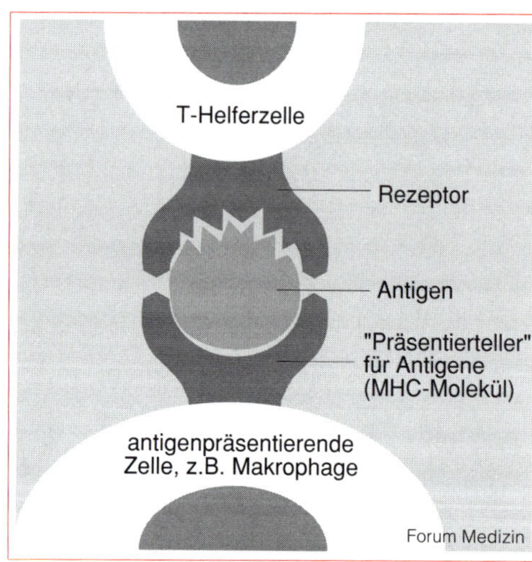

Abb. 5: **Antigenerkennung durch T-Zellen. Das Antigen wird von einer antigenpräsentierenden Zelle (zum Beispiel Makrophage) zur Schau getragen. Der „Präsentierteller“ wird von einem MHC-Molekül gebildet. Der T-Lymphozyt erkennt mit seinem Oberflächenrezeptor (T-Zellrezeptor) das dargebotene Antigen. T-Helferzellen erkennen Antigene stets in Verbindung mit MHC-Klasse-II-Molekülen, während zytotoxische T-Zellen MHC-Klasse-I-Moleküle als Präsentierteller benötigen.**

geboten werden. Das Antigenfragment ist dabei in eine Art Halterung eingespannt, die von MHC-Proteinen gestellt wird. Der T-Zell-Rezeptor erkennt stets die Kombination von Antigenfragment und körpereigenem MHC (Abb. 5). T-Helferzellen und zytotoxische T-Zellen sind auf die Erkennung unterschiedlicher MHC-Strukturen spezialisiert: Während erstere Antigen stets in Verbindung mit MHC-Klasse-II-Molekülen wahrnehmen, reagieren letztere auf Antigen, das zusammen mit MHC-Klasse I-Molekülen präsentiert wird. (MHC-Klasse I- und II-Moleküle werden von unterschiedlichen Bereichen innerhalb des MHC-Genkomplexes auf Chromosom 6 kodiert; sie weisen definierte strukturelle Charakteristika auf). Zytotoxische T-Zellen erkennen darüber hinaus auch Zellen, die fremde, also nicht körpereigene Histokompatibilitätsmoleküle tragen – eine Eigenschaft, die bei der Abstoßung von Transplantaten eine wichtige Rolle spielt.

Regisseure und Akteure

T-Lymphozyten spielen bei Abwehrprozessen eine überaus wichtige Rolle. Sie sind direkt an der Abwehr von Krankheitserregern und Tumorzellen beteiligt und koordinieren darüber hinaus die gesamte zelluläre Abwehr. Dabei teilen sich T-Helferzellen und zytotoxische T-Zellen die Arbeit: Werden Helferzellen (man unterscheidet die Subtypen T_H1 und T_H2) durch Antigene aktiviert, so setzen sie Zellbotenstoffe (Zytokine) wie Interleukine und Interferon-γ frei, die wiederum andere Immunzellen – B-Zellen und Makrophagen – aktivieren; Freßzellen und die aus B-Zellen freigesetzten spezifischen Antikörper können nun mit der „Abräumarbeit" beginnen.

Zytotoxische T-Zellen produzieren dagegen nur in geringem Umfang Zytokine. Statt dessen zerstören sie – wie der Name schon besagt – verschiedene als „schädlich" erkannte Zellen, wie virusinfizierte Zellen, Tumorzellen und transplantierte Fremdzellen. Die Zytotoxizität kommt dadurch zustande, daß diese T-Zellen durch Aktivierung in die Lage versetzt werden, Porenproteine (sog. Porphysine, Enzyme) auszuschütten; mit diesen Waffen stanzen sie Löcher in die Membran der Zielzelle.

Zytotoxische T-Zellen sind darüber hinaus in der Lage, Abwehrreaktionen durch die Lyse antigenpräsentierender Zellen zu beenden. Diese Fähigkeit hat ihnen die oft synonym gebrauchte Bezeichnung „Suppressorzelle" eingebracht.

Wenn eine T-Zelle ein zu ihrem Rezeptor passendes Antigen erkannt hat, dann fängt sie an zu proliferieren; ein Teil der Tochterzellen nimmt die weiter oben beschriebenen Effektorfunktionen wahr, ein Teil der geprägten Tochterzellen wird hingegen als Gedächtniszellen „abgelegt", die bei einem zweiten Antigenkontakt schneller und effektiver reagieren.

Zusammenarbeit der Abwehrmechanismen

Die funktionelle Zweiteilung des Immunsystems in eine unspezifische und spezifische Immunabwehr darf nicht darüber hinwegtäuschen, daß angeborene und erworbene Immunität eng miteinander kooperieren. Immunkomponenten, die üblicherweise der unspezifischen Abwehr zugeordnet werden, spielen zum Teil auch bei Mechanismen der spezifischen Immunität eine Rolle – zum Beispiel Makrophagen als antigenpräsentierende Zellen –, und umgekehrt werden Komponenten der unspezifischen Immunabwehr vielfach erst durch Elemente der spezifischen Abwehr bzw. den von ihnen freigesetzten Zellbotenstoffen zu Höchstleistungen stimuliert. Die Verzahnungen sind vielfältig, und eine enge Zusammenarbeit zwischen den beiden funktionellen Untereinheiten ist erst die Voraussetzung für die erfolgreiche Funktionsweise des Immunsystems.

Tumorzellen überlisten die Immunabwehr

Die Tumorüberwachung (Immune Surveillance) ist eine der zentralen Aufgaben des Immunsystems. Eine gut funktionierende Immunabwehr spürt Krebszellen frühzeitig auf und eliminiert sie. Tatsächlich ist die maligne Entartung von Zellen ein relativ häufiges Ereignis im Organismus. Daß jedoch nur ein verschwindend geringer Anteil der entstandenen Krebszellen zu einem Tumor auswachsen kann, ist als Glanzleistung des Immunsystems zu werten.

Leider gelingt es einigen Tumorzellen hin und wieder doch, sich an der körpereigenen Immunabwehr vorbeizumogeln. Die „Escape-Mechanismen", die Tumorzellen dabei anwenden, sind denen von Parasiten wie etwa dem Malariaerreger Plasmodium falciparum oder Leishmania nicht unähnlich. Im Gegensatz zu gut angepaßten Parasiten sind Krebszellen jedoch nicht auf den langfristigen Erhalt des Wirtes bedacht.

Die einfachste Anti-Immunstrategie von Tumorzellen besteht darin, daß diese Zellen meist nicht immunogen sind. Zwar ist mittlerweile bekannt, daß durchaus tumorspezifische Oberflächenmoleküle existieren, doch sind diese in der Regel nur schwache Antigene. Tumoren können dem Immunsystem auch dadurch entkommen, daß sie Oberflächenstrukturen (zum Beispiel MHC-Klasse I-Moleküle) verlieren (zum Beispiel durch Repression), welche für eine Immunerkennung notwendig sind so zum Beispiel Melanomazellen). Auch ein Maskieren verräterischer Antigene durch die Krebszelle ist bekannt. Manche Tumoren werfen sogar Moleküle ab, um die Immunabwehr auf diese Weise von sich abzulenken.

Adhäsionsmoleküle im Dienste der Tumorzelle

Eine ganz wesentliche Rolle im Rahmen von Escape-Mechanismen spielen Adhäsionsmoleküle, spezielle Oberflächenstrukturen auf Tumor- und Immunzellen. So können etwa Krebszellen bestimmte Moleküle (LFA-1, LFA-3) verlieren, die für ein Andocken von Lymphozyten an den Tumor und damit für einen immunologischen Angriff notwendig sind. Burkitt-Lymphoma-Zellen beispielsweise sind resistent gegen eine T-zellvermittelte Lyse, da sie nur wenig LFA-1 exprimieren.

Tumorzellen können aber auch Moleküle dazugewinnen – etwa Varianten des Adhäsionsmoleküls CD44 –

welche ihre Fähigkeit zur Metastasierung erhöhen. Auch das Molekül ICAM-1 wird von manchen Tumoren, etwa dem malignen Melanom im fortgeschrittenen Stadium, im Übermaß gebildet. Vermutlich schützt das Molekül die Krebsgeschwulst vor komplementvermittelter Lyse, da ICAM-1 eine Ähnlichkeit zu komplementbindenden Proteinen aufweist.

Ein weiterer genialer Trick der Krebszellen: Das Adhäsionsmolekül VCAM-1 wird in tumorassoziierten Blutgefäßen unterdrückt. Dieses Molekül, das sich auf Endothelzellen befindet, dient zytotoxischen T-Zellen zum Andocken – eine Voraussetzung dafür, daß die Immunzellen das Gefäß verlassen können. Durch das Unterdrücken von VCAM-1 in tumorassoziierten Blutgefäßen verhindert die bösartige Geschwulst also ein Auswandern von T-Zellen aus dem Gefäßsystem und schützt sich dadurch vor einer Infiltration durch die Immunzellen. Gelingt es dem Tumor, sich auf diese Weise am Immunsystem vorbeizuschleichen, ist er in seinem Vormarsch nicht mehr aufzuhalten.

Immuntherapien im Rahmen einer komplementären Krebsbehandlung (siehe Kapitel 3) haben das Ziel, die bei Krebspatienten beeinträchtigte Abwehr spezifisch oder unspezifisch zu stärken und damit den Organismus im Kampf gegen den Tumor zu unterstützen.

Literatur

Schäffer, A.: Unspezifische Abwehrmechanismen – die erste Verteidigungsfront. Forum Immunologie (1995) 2, 10-14

Schäffer, A.: Spezifische Abwehrmechanismen – Spezialisten am Werk. Forum Immunologie (1995) 3, 18-25

Schöllmann, C.: Die Grenzen des Immunsystems. Forum Immunologie (1996) 1, 14-18

Bücher

Benjamini, E., Sunshine, G., Leskowitz, S.: Immunology – A short Course. 3. edition. Wiley-Liss, New York 1996

Chapel, H., Haeney, M.: Essentials of Clinical Immunology. 3. Edition. Blackwell Science, Oxford 1995

Roitt, I., Brostoff, J., Male, D.: Immunology, 8. Edition. Mosby, London 1994

Schmidt, K.H. et al.: Immunologie in der Praxis. Hippokrates Verlag, Stuttgart 1993

Komplementäre Krebstherapie

Komplementäre Medizin bedeutet "Ergänzung" der konventionellen Medizin mit Methoden der Biomedizin, Biophysik, Molekularbiologie, Immunologie und Neuroendokrinoimmunologie; es bedeutet aber auch "Erweiterung" des gedanklichen Rahmens der klassischen Medizin.

Der Begriff "Komplementarität" wurde um 1927 von NIELS BOHR in die Physik eingeführt, um der Tatsache Rechnung zu tragen, daß mit den Bildern der klassischen Physik die Phänomene der Atomphysik nicht mehr restlos befriedigend zu beschreiben waren (BOHR, 1928). Je nach experimenteller Anordnung zeigt sich zum Beispiel das Licht entweder als "Wellenfeld" oder als "Teilchenhagel", zwei Aspekte, die sich nach der klassischen Physik gegenseitig ausschließen. Damit wurde die Dualität zwischen den Gesetzen der klassischen Physik und der Quantenphysik beschrieben. Beide Theorien ergänzen sich zu einem Gesamtkonstrukt, mit dem die Phänomene der Physik umfassender beschrieben werden können.

Die Verallgemeinerung der Definition des Begriffes "Komplementarität" durch DE BROGLIE (DE BROGLIE, 1943; MEYER-ABICH; 1965) als Komplementarität des Begriffspaares "Individualität" und "Wechselwirkung" hat seine Gültigkeit weit über die Physik hinaus. Nach BUCHHEIM (1984) müßte sich Komplementarität so verallgemeinert als universale Kategorie von Ergänzung der Physik über die Biophysik, Biochemie, Molekularbiologie bis hin zur Physiologie und Medizin auswirken. Nach JÜNI (1994) liegt dem Begriff "Komplementärmedizin" die Hypothese zugrunde, daß der Schul- und Komplementärmedizin Konzepte zugrundeliegen, "die sich zu widersprechen scheinen und die momentan nicht durch dieselben Begriffe beschrieben werden können". Beide Konzepte sind aber notwendig, um im naturwissenschaftlichen Sinne die Gesamtheit der Aspekte des Phänomens menschlicher Gesundheit, Krankheit (Pathogenese) und Genesung (Salutogenese) sichtbar und damit therapeutisch umfassender (ganzheitlich) zugänglich zu machen.

Kartesianisches versus holistisches Prinzip

Die Schulmedizin hat sich in der Vergangenheit ganz im Sinne der kartesianischen Lehre zu sehr auf die Pathogenität einer "Individualität", also von isolierten Teilsystemen eines komplexen Ganzen konzentriert, was auch die großen Erfolge in der Grundlagenforschung ermöglichte – unter anderem die detaillierten Erkenntnisse über die Kanzerogenese (Abb. 1) –

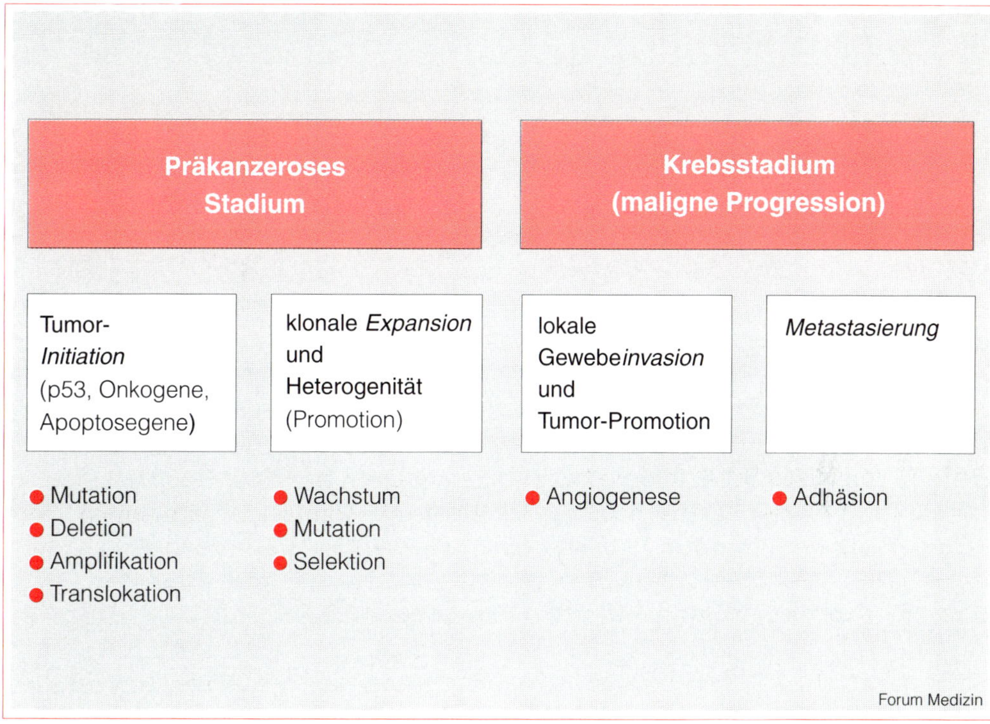

Abb. 1: **Mehrschritt-Kanzerogenese**

während die Komplementärmedizin zusätzlich die verschiedenen Wechselwirkungen von Teilsystemen berücksichtigt und im Falle chronischer Krankheiten das salutogenetische Prinzip bevorzugt, nämlich die Nutzung und Aktivierung selbstregulierender Prozesse des menschlichen Organismus (Autoregulation, MELCHART, 1993), um Gesundheit zu erreichen. Das Spektrum der so konzipierten Methoden ist breit und reicht von den klassischen Naturheilverfahren, wie etwa Physiotherapie, Phytotherapie und Organotherapie bis hin zu biochemischen, biophysikalischen und neuropsychologischen Therapieverfahren.

Krebs ist eine multikausale Erkrankung des gesamten Organismus. Die Deutsche Forschungsgemeinschaft stellte daher 1980 in einer Analyse der Krebsforschung in Deutschland treffend fest: *"Man täte daher besser daran, anstelle des konventionellen Konzeptes 'ein Faktor – eine Krankheit' das Modell 'viele Faktoren – eine Familie von Krankheiten' zu setzen und auch das Zusammenspiel von externen und endogenen Faktoren zu berücksichtigen"*. Diese Erkenntnis sollte folgerichtig auch Konsequenzen für die Behandlungskonzepte haben.

Unter einer komplementären Krebstherapie versteht man demnach eine mit Methoden der Naturheilkunde sowie der Biomedizin, Biophysik und Psychoneuroimmunologie (PNI) erweiterte Therapieform. Damit soll die Dualität zwischen den Methoden der

Konventionelle Methoden
sind 'allgemein' anerkannte Methoden der etablierten Medizinrichtung (Schulmedizin). Im Vordergrund steht das Prinzip der Pathogenese einzelner Komponenten.

Unkonventionelle Methoden
sind neue, noch nicht 'allgemein' anerkannte Methoden, die jedoch von einer größeren Zahl seriöser Wissenschaftler und Ärzte angewendet werden. Sie können „komplementär" oder „alternativ" sein.

Komplementäre Methoden
sind ergänzende Methoden in einer erweiterten Medizin, die biologische, naturheilkundliche und neuroimmunologische Methoden zur Aktivierung selbstregulierender Prozesse des menschlichen Organismus anwendet. Im Vordergrund steht das Prinzip der Salutogenese.

Alternative Methoden
sind eine Untergruppe der unkonventionellen Methoden, die immer dann eingesetzt werden, wenn keine wirksamen konventionellen Methoden zur Verfügung stehen oder ein ungünstiges Nutzen-/Risiko-Verhältnis besteht. Sie werden nicht in Ergänzung angewendet, sondern stattdessen.

Außenseitermethoden (syn. Paramedizin)
sind Methoden, die nur von einzelnen Personen oder meist Nichtwissenschaftlern bzw. nicht seriösen Wissenschaftlern angewendet werden. Charakteristika sind eine Häufung von Autismus und Neologismus. Die wissenschaftliche Basis zugrundeliegender Theorien ist nicht plausibel.

Scharlatane (= Marktschreier, Schaumschläger)
sind Schwindler, Aufschneider, Kurpfuscher; jemand, der nichts von seinem Fach versteht.

Tab. 1: **Begriffsdefinitionen von Therapierichtungen**

klassischen Medizin und der biologischen Therapie zum Ausdruck gebracht und eine erweiterte Therapie begründet werden. Während die klassische Medizin bei der Behandlung akuter Erkrankungen hervorragende Dienste leistet, versagt sie weitgehend bei der Langzeitbehandlung chronischer Krankheit, zu denen auch Krebs gehört, zumindest im rezidivierenden und metastasierten Stadium. Die Natur des Menschen läßt sich nach dem kartesianischen Prinzip nicht ausreichend beschreiben. Damit läßt sich auch keine umfassende Therapie darauf aufbauen.

Ein Paradigmenwechsel ist daher erforderlich, was natürlich weitreichende Konsequenzen für die Medizin hat. Der Desintegration in der Medizin durch immer mehr Fachdisziplinen und Subspezialitäten ist mit einer integralen, ganzheitlichen Medizin, der Komplementärmedizin, zu begegnen. Beide können sich in hervorragender Art und Weise ergänzen.

Das Dilemma

Krebs ist in den entwickelten Ländern nach den Herz-Kreislauferkrankungen die häufigste Todesursache. In einigen industrialisierten Ländern wird erwartet, daß bis zum Jahre 2000 soviele Menschen an Krebs sterben werden wie an Herz-Kreislauferkrankungen. In Deutschland werden jährlich etwa 350.000 neue Krebsfälle diagnostiziert. Bei einer jährlichen Zunahme der Gesamtkrebsinzidenz von 1 bis 2 Prozent kommen jährlich 4.000 bis 7.000 weitere Krebsfälle hinzu.

Etwa 40 bis 45 Prozent aller Krebspatienten können kuriert werden, das heißt, sie werden innerhalb von fünf Jahren weder einen Rückfall erleiden, noch an Krebs sterben. Für Patienten, die fünf Jahre überleben, ist die durchschnittliche Chance 20 Jahre zu überleben 85 Prozent. Nach einer Analyse und Schätzung von DEVITA, Direktor des National Cancer Institute, Bethesda (USA), konnten auf der Basis von 785.000 neu diagnostizierten Krebspatienten (Krebsinzidenz 1980 in den USA) 28 Prozent durch lokale chirurgische Eingriffe, 11,5 Prozent durch eine lokale Strahlentherapie, aber nur 5,8 Prozent durch eine systemische Chemotherapie kuriert werden (DEVITA, 1983) (davon 1,5 Prozent durch eine lokale und 2,5 Prozent durch eine adjuvante Chemotherapie). Wenn der Tumor nicht operabel war oder Metastasen vorlagen, konnten nur etwa 1,8 Prozent aller Krebspatienten mit einer Chemotherapie kuriert werden. Bei weiteren 3,2 Prozent der Krebspatienten war durch eine Chemotherapie eine wesentliche Lebensverlängerung von über 2 Jahren möglich.

Bei einzelnen Krebserkrankungen hat die zytostatische Chemotherapie zum Teil hervorragende Erfolge, mit wesentlichen Verbesserungen der Überlebenszeiten und Heilungsraten, zu verzeichnen, so beim Hodgkin-Lymphom, bei malignen Hodentumoren und den akuten Leukämien. Hohe Remissionsraten, die sich zusätzlich in einer Verlängerung der Überlebensraten ausdrücken, werden unter anderem erreicht bei Non-Hodgkin Lymphomen, kleinzelligen Bronchialkarzinomen, Ovarialkarzinomen, Mammakarzinomen und Sarkomen. In der adjuvanten Anwendung können bei einigen Tumoren zusätzliche Heilungen erreicht werden, so etwa beim Mammakarzinom, wo je nach Risiko 1 bis 10 Prozent höhere 10-Jahres-Überlebensraten zu verzeichnen sind (was einer Verringerung der Krebsmortalität um 20 Prozent entspricht). Mit der zytostatischen Chemotherapie können damit in Deutschland jährlich etwa 20.000 Menschen, darunter vor allem Kinder und Jugendliche, geheilt werden.

Notwendigkeit für eine erweiterte Krebstherapie

Bei den häufig vorkommenden malignen Tumoren, wie den Kolonkarzinomen, Magenkarzinomen, nichtkleinzelligen Lungenkarzinomen, Prostatakarzinomen und den Plattenepithelkarzinomen hat die Chemotherapie keinen oder nur einen marginalen Einfluß auf die Überlebenszeit der Patienten. In Tabelle 2 sind die weitgehend chemotherapieresistenten Tumoren und diejenigen, bei denen die zytostatische Chemotherapie zwar anspricht, aber in klinischen Studien bisher noch keine bzw. keine wesentliche Lebensverlängerung demonstriert wurde, aufgeführt.

Bezeichnend für das Dilemma ist daher, daß es zur Behandlung bestimmter Krebskrankheiten selbst bei eindeutiger Diagnose fast immer eine Reihe von Therapiemöglichkeiten gibt; eine optimale Therapie ist nur selten zu finden. So erhielten zum Beispiel GORE et al. (1988) bei einer Umfrage zur Therapie von zwei hypothetischen Patientinnen mit Mammakarzinomen von 62 bzw. 53 Klinikern aus Schottland und Australien 36 bzw. 42 verschiedene Vorschläge für eine Behandlungsstrategie.

Gruppe 1
Weitgehend chemotherapieresistente Tumoren:

Blasenkarzinome
Gallenwegskarzinome
Leberkarzinome
Nierenzellkarzinome
Ösophaguskarzinome
Pankreaskarzinome
Plattenepithelkarzinome der Lunge
Plattenepithelkarzinome der Haut
Plattenepithelkarzinome der weiblichen Genitale
Schilddrüsenkarzinome

Gruppe 2
Gegenüber der Chemotherapie sensible Tumoren ohne wesentliche Verlängerung der Überlebenszeit:

Adenokarzinome des Darmes
Adenokarzinome der Lunge
Adenokarzinome des Magens
Hirntumoren im Erwachsenenalter
Mammakarzinome im fortgeschrittenen Stadium
malignes Melanom
Nebennierenkarzinome
Plattenepithelkarzinome des Kopf- und Halsbereiches
malignes Karzinoid

Tab. 2: **Tumoren, bei denen durch eine Chemotherapie keine wesentliche Verlängerung der Überlebenszeit der Patienten möglich ist**

Es verbleiben somit in Deutschland jährlich über 200.000 Menschen, deren neu entdeckte Krebskrankheit nicht geheilt werden kann. Nach epidemiologischen Schätzungen leben damit in Deutschland etwa 2-3 Millionen Menschen, die an Krebs erkrankt sind und etwa 700.000 befinden sich, nach einer Hochrechnung aus nordrhein-westfälischen Daten, in der vertragsärztlichen Behandlung bzw. Nachsorgephase. Die meisten dieser Patienten sind asymptomatisch und befinden sich, wenn nur konventionelle, tumordestruktive Methoden angewendet werden, in einer "therapeutischen Lücke", das heißt, für diese Patienten gibt es zur Zeit keine sinnvolle konventionelle Therapie, die eine im Vergleich zu den Nebenwirkungen zumindest adäquate Wirksamkeit erwarten läßt.

Die meisten der Patienten, die durch eine lokale Therapie oder Strahlentherapie nicht kuriert werden können, werden aber im Verlaufe ihrer Krankheit mit Zytostatika behandelt. Aber nur bei weniger als 60 Prozent aller metastasierten oder durch eine Operation nicht mehr kurablen Tumoren ist die Chemotherapie in der Lage, zumindest bei einem Teil der so behandelten Patienten die Tumorsymptomatik zurückzudrängen, die Lebensqualität damit zu verbessern und zu einem Teil auch die Lebenserwartung zu verlängern. Die Therapie mit Zytostatika in den fortgeschrittenen Stadien ist aber eine kritische Gratwanderung zwischen therapeutischem Erfolg und iatrogener Schädigung, die meist mit einer Verschlechterung des Allgemeinzustandes einhergeht.

Lebensqualität im Vordergrund

Neben der Verschlechterung der gesamten Lebensqualität entstehen auch hohe Kosten für die Langzeittherapie mit Zytostatika und die Hospitalisation sowie die Behandlung der Nebenwirkungen mit Antiemetika, Antibiotika, hämatopoetischen Wachstumsfaktoren und anderen Supportiva. Zusätzlich wird grundsätzlich das Risiko einer Resistenzentwicklung durch eine in einem zu frühen Stadium der Erkankung eingesetzte Chemotherapie eingegangen, und wenn sich bei den Patienten tumorbedingte Symptome entwickeln, muß oft auf aggressivere und damit noch nebenwirkungsreichere Zytostatika zurückgegriffen werden. In der Krebstherapie entsteht oft ein emotionaler Handlungsdruck, als Folge der Erwartungshaltung der Patienten und dem Omnipotenzanspruch des Behandelnden, der oft zu einer "Überdiagnostik" und "Übertherapie" verleitet. VERRES (1995) beschrieb diese Situation treffend (Zit.): *"Ein therapeutischer Aktio-*

Problem	Lösungsansatz
1. Mäßige Verbesserung der Krebsgesamtmortalität (5-6 Prozent in 5 Jahren)	Entwicklung von komplementären und alternativen Methoden
2. Rasche Resistenzentwicklung (ab dem 4./5. Zyklus)	Verringerung der Resistenz (MDR) durch Immuntherapie, Enzyme, Hyperthermie, Redifferenzierung etc.
3. Hohe und frühe Rückfallrate bei den meisten soliden Tumoren	Aktive Rezidiv- und Metastasenprophylaxe (Immuntherapie, Redifferenzierung, Antioxidation etc.)
4. Schwere Nebenwirkungen und therapiebedingte Folgekrankheiten (Lymphödem, Pneumonitis, Niereninsuffizienz, Herpes zoster, Pilzinfekt, Herzinsuffizienz, Myokardinfarkt, Vaskulitis, Arthritis etc.)	Verringerung durch komplementäre restaurative Therapie, Antioxidantien, Antibiotika und Antimykotika, mikrobiologische Therapie, Darmsanierung, Prophylaxe; Immuntherapie, Enzymtherapie
5. Langzeitschäden (z.B. Thrombose, Thrombophlebitis, Vaskulitis, Allergie, Arthritis, Arthrose)	Prophylaxe: Immunmodulation, Enzyme
6. Häufig ausgeprägte und langanhaltende Immunsuppression	Immuntherapie, Abbau von Immunkomplexen und immunsuppressiven Peptiden/Proteinen
7. Störung der Kontrolle des Zellwachstums (Tumor-Suppression, Apoptose)	Redifferenzierung, Sport, Sauerstofftherapie, Immuntherapie
8. Kanzerogenität (z.B. Cyclophosphamid)	Redifferenzierung, Antioxidanzien
9. Psychische Belastung	Psychotherapie, Gruppengespräche
10. Erhebliche Überschätzung der Wirksamkeit, insbesondere bei fortgeschrittenen Karzinomen; außer bei palliativer Intention	randomisierte, plazebokontrollierte Studien, Vermeidung irrelevanter Studienendpunkte (irrelevante Surrogatmarker)
11. Umweltbelastung (z.B. Cisplatin)	Reduzierung des Verbrauchs an Zytostatika

Tab. 3: **Probleme der zytostatischen Chemotherapie**

nismus kann der Abwehr eigener unangenehmer Gefühle dienen, die man meist erwartet, wenn man dem Patienten die Grenzen der medizinischen Möglichkeiten klarzumachen versucht und dabei Angst oder Verzweiflung aushalten muß".

Individualisierte Behandlung erforderlich

Die außergewöhnliche Vielfalt der Krankheitsverläufe mit Überlebenszeiten von nur wenigen Wochen bis hin zu mehreren Jahren erfordert eine individualisierte, dem Krankheitsablauf und den Beschwerden angepaßte Therapiestrategie: *"So viel wie nötig, aber so wenig wie möglich"*. Allerdings erfordert diese Vorgehensweise eine konsequente, engmaschige Nachsorge (ohne großen technischen Aufwand), um Symptome rechtzeitig zu erkennen und damit behandeln zu können. Voraussetzung dafür sind valide Prognosefaktoren, wie histologische Differenzierungen, molekularbiologische Faktoren, immunologische Parameter, Tumormarker und Biomarker.

Eine risikoadaptierte und patientenorientierte Therapie sollte sich daher in der Onkologie schneller durchsetzen. Dabei sollte die Lebensqualität in der dem Patienten zur Verfügung stehenden Lebenszeit gegenüber den oft nur marginalen Verlängerungen der Überlebenszeiten mehr in den Vordergrund gerückt werden. Die Patienten haben häufig eine größere Angst vor belastenden, schmerzhaften diagnostischen Eingriffen oder aggressiven Behandlungen als vor der Krankheit selbst.

Möglichkeiten einer komplementären und alternativen Krebstherapie

Mit der Erkenntnis, daß körpereigene Abwehrsysteme eine Entstehung und/oder Metastasierung verhindern können ("Immune Surveillance") und dem Nachweis tumorspezifischer und tumorassoziierter Antigene (TSA, TAA) bei Krebspatienten, der Beobachtung des programmierten Zelltods (Apoptose) sowie der Redifferenzierung und Retransskription hat sich die biologische Krebstherapie entwickelt.

Es gibt genügend Hinweise, die diesen Kontroll- und Abwehrmechanismen die entscheidende Rolle im Tumorgeschehen zuordnen. So führen angeborene oder erworbene Immundefizienzen zu einer erhöhten Krebsinzidenz (Tab. 4). Die prognostische Relevanz von Immunparametern im Krebsgeschehen wurde mehrfach für verschiedenste Tumorentitäten demonstriert (Übersicht siehe HAGER, 1996, siehe auch Kapitel 2.1).

Immunologische Parameter weisen oft in wesentlich früheren Stadien auf ein potentielles Rückfallrisiko hin,

Tumortyp	Approximiertes relatives Risiko
Kaposi's Sarkom	50 - 100
Non-Hodgkin's Lymphom	25 - 45
Leberkarzinome	20 - 35
Hauttumoren	20 - 50
Zervixkarzinome	2,5 - 10
maligne Melanome	2,5 - 10

Tab. 4: **Immunsuppression und Tumorinzidenz**

als alle anderen bisher bekannten Marker und histologischen Parameter. Veränderungen von Lymphozyten-Subpopulationen, Abfall der Lymphozytenproliferation auf mitogene Stimuli, aber auch Veränderungen humoraler Parameter, wie IgE, Immunkomplexe, IgG1 etc., sind mit einem erhöhten Rezidivrisiko oder einer Tumorprogression assoziiert.

Die Voraussetzung für eine optimale komplementäre Therapie ist daher eine spezielle, zusätzlich zum gegenwärtigen onkologischen Standard durchzuführende Diagnostik. Die biochemische und funktionelle Immundiagnostik umfaßt die Analyse des humoralen Immunsystems mit Akute-Phase-Proteinen, Komplementfaktoren, Neopterinspiegeln, Immunglobulinsubklassen und die Bestimmung des antioxidativen Potentials.

Die Analyse des zellulären Immunsystems umfaßt die Lymphozyten-Subpopulationen sowie die Regulations- und Aktivierungszustände dieser Zellen. Ein prognostisch wichtiger funktioneller Test ist der 'Hautprovokationstest vom verzögerten Typ' auf Recall- oder 'de novo'-Antigene. Die orthomolekulare Diagnostik analysiert unter anderem den intrazellulären Gehalt bestimmter Mineralstoffe und Spurenelemente, die häufig infolge des therapeutischen und psychischen Stresses defizient sind. Chemosensitivitätstestungen ermöglichen die Erstellung eines Onkobiogramms durch In-vitro-Testungen von bioptisch gewonnenem Tumormaterial auf die zytotoxische Wirkung von Chemotherapeutika und erlaubt damit die Auswahl von Zytostatika, für die eine höhere Ansprechwahrscheinlichkeit besteht. Die Psychometrie erlaubt die Bestimmung des psychologischen Status, woraus sich Krisenintervention und Psychotherapie ableiten und die Erfolge einer Therapie auf die Lebensqualität bestimmt werden können.

Bei den konventionellen onkologischen Therapieverfahren sollte die **Chemotherapie** möglichst erst nach einer Chemosensitivitätstestung der Krebszellen durchgeführt werden und eine **Strahlentherapie** mit einer geeigneten Begleittherapie zur Steigerung der Radiosensitivität und Radioprotektion durchgeführt werden. Bei zu erwartendem gleichen therapeutischen Effekt sollte wegen der besseren Verträglichkeit die **Hormontherapie** einer Chemotherapie vorgezogen werden.

Die **aktiv-spezifische und unspezifische Immuntherapie** umfaßt die spezifische Tumorautovakzination, endogene Hyperthermien mit Bakterienautolysaten (Fiebertherapie), aktive unspezifische Stimulation und Modulation mit Thymushormonen und Mistelextrakten sowie Zytokintherapien mit Interferonen, Interleukinen, hämatopoetischen Wachstumsfaktoren und Tumornekrosefaktoren.

Neben der Fiebertherapie kommt der exogen passiven **Hyperthermie** eine zunehmende Bedeutung zu, da Krebszellen auf Wärme und Hitze besonders empfindlich reagieren. Somit können Chemo- und Strahlenbehandlungen in ihrer Effektivität in der Kombination mit Hyperthermie zum Teil erheblich gesteigert werden. Aber auch ohne die Kombination ist durch eine Hyperthermie bei geeigneten Frequenzen (vor allem im Kurzwellenbereich) eine Tumorremission oder

Hemmung des Tumorwachstums möglich.

Eine besondere Form stellt die intraperitoneale Perfusionshyperthermie dar, bei der eine selektive, intraabdominelle Perfusion unter hyperthermen Bedingungen durchgeführt wird, ebenso die isolierte Extremitätenperfusion oder regionale Chemotherapie. Offenbar spielen auch Wechselwirkungen zwischen elektrostatischen und elektrodynamischen Feldern und den Tumoren eine therapeutische Rolle (elektrothermische Kopplung, schwingungsinduzierte Tumordestruktion durch Resonanzphänomene).

Die **orthomolekulare Therapie** erfolgt als Substitutionstherapie nach spektralanalytischer Bestimmung der Mineralstoffe und Spurenelemente. Durch individuelle Substitution dieser Substanzen kann ein möglicherweise entscheidender Beitrag zur Regulation komplexer biologischer Regelsysteme im Sinne der Wiederherstellung einer physiologischen Homöostase erzielt werden.

Bei der systemischen **Enzymtherapie** werden proteolytische Enzyme oder Enzymkombinationen zur Verbesserung der Abwehr und der Lyse zirkulierender Immunkomplexe sowie zum Abbau von Fibrin und Adhäsionsmolekülen von Krebszellen angewendet. Eine Verringerung von Thromboserisiken, die bei Krebspatienten unter einer tumordestruktiven Therapie oder im fortgeschrittenen Stadium häufiger auftreten, und Ödemen wird beobachtet.

Bei der **Redifferenzierungstherapie** wird die Aufhebung der Differenzierungsblockade sowie eine Hemmung der Proliferation durch den Einsatz, zum Beispiel von hochdosierten Vitaminen (Retinoide, D3-Analoga), Lipopolysacchariden, Low-Dose-Zytostatika und Cumarinen, angestrebt.

Die **Elektro-Chemotherapie** stellt ein neues Behandlungsverfahren für auch palliativ nicht mehr resezierbare oder bestrahlbare Tumoren, Lokalrezidive oder Metastasen dar. Die Methode beruht auf der Galvanotherapie durch Gleichstromapplikation. Bei lokal erreichbaren Tumoren ist eine selektive Tumordestruktion ohne Schädigung umliegender Gewebestrukturen möglich. Diese Behandlung kann auch in Kombination mit Zytostatika (lokal) durchgeführt werden, wobei eine Diffusion in den Tumor durch Elektrophorese möglich ist. Eine weitere elektrotherapeutische Möglichkeit besteht in der Anwendung von definierten Interferenzströmen und Hochfrequenzfeldern.

Psychotherapeutische Methoden der Einzel- oder Gruppenarbeit umfassen Leibwahrnehmungsübungen, autogenes Training, progressive Muskelrelaxation nach JACOBSON, Visualisierungen nach SIMONTON, gelenkten Tagtraum, indirekte Hypnotherapie nach ERICKSON, Gestalt- und Psychodrama- sowie systemische Therapie.

Sport und Gymnastik, aber auch körperliche Übungen der chinesischen Medizin, gehören in das Programm einer komplementären Krebsnachsorge. Die **Sauerstoff- und Ozontherapie** erfolgt nach der Sauerstoff-Mehrschritt-Therapie, durch Oxyvenierungen oder hämatogene Oxidationstherapie, insbesondere während einer Chemotherapie und nach belastenden Behandlungen, die eine verringerte Mobilität verursachen. So wird zum Beispiel eine Chemo- oder Strahlentherapie unter einer sportlichen Betätigung oder Sauerstofftherapie deutlich besser vertragen.

Die **physikalische Therapie** umfaßt die manuelle Lymphdrainage, die Massage und die Schmerztherapie (Tens, Akupunktur, diadynamische Ströme, Massagen, Bäder, Kneipp-Anwendungen) sowie Inhalations- und Bewegungstherapien. Dazu gehört auch die Elektrotherapie (zum Beispiel Interferenzstrombehandlungen).

Die **Ernährungsumstellung** auf eine stoffwechselaktive Vollwertkost sowie eine dem individuellen Erkrankungsstadium angepaßte Ernährung zur Krebsprophylaxe ist nicht nur für die Patienten geeignet, sondern auch für Angehörige der Patienten. Diätetische Ernährungsberatungen sind für Patienten nach einer Chemo- oder Strahlentherapie und nach operativen Eingriffen im Gastrointestinaltrakt erforderlich.

Zuletzt sollten noch die **Selbsthilfegruppen** erwähnt werden, bei denen durch Vorträge und die Verwendung audiovisueller Medien eine umfangreiche Aufklärung über Krebserkrankungen, Einführung in die Grundlagen und die Bedeutung der konventionellen Krebstherapien und der körpereigenen Abwehr, Krebsvorsorge und Risikoprophylaxe sowie die Bedeutung des psychophysischen Kontextes vermittelt wird. Durch Solidarisierung und Unterstützung durch Miterkrankte vermögen Patienten oftmals wieder seelische Eigenkräfte und Mut

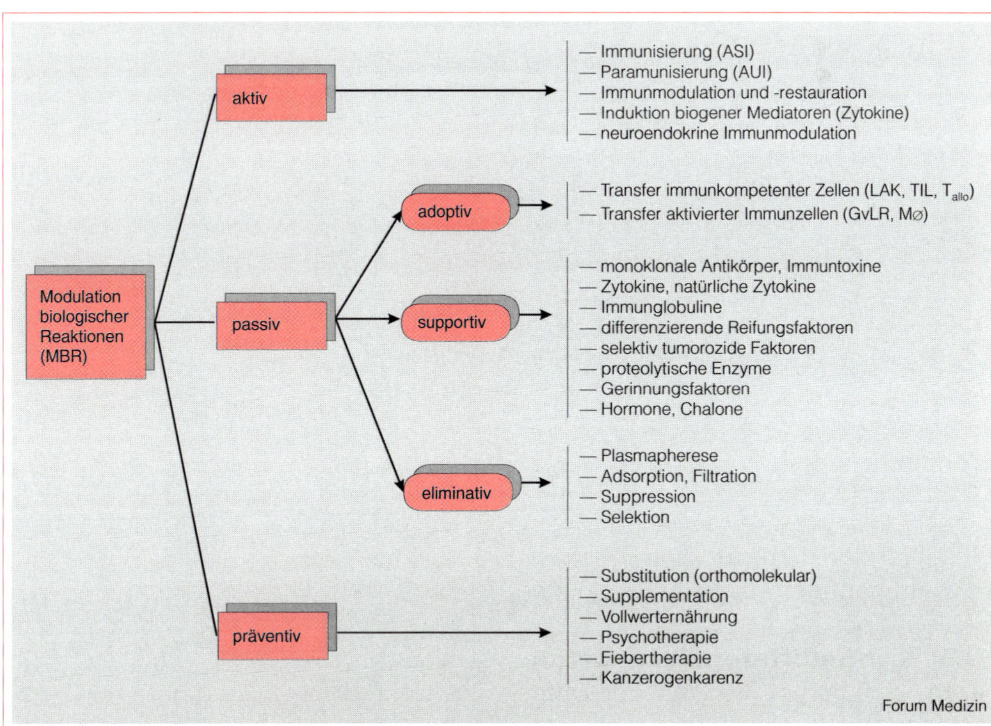

Abb. 2: **Modulation biologischer Reaktionen (MBR)**

Kategorie	Substanzklasse	Arzneimittel/Generika
Zytokine, Chemokine	CSF, IFN, IL, TNF	Neuropen®, Leucomax®, Proleukin®, Roferon® A, Intron® A, Polyferon®, Betaferon®
Monoklonale Antikörper	MAKs, Bi-MAKs, Immuntoxine, Zytostatika-MAKs	Panorex®
Peptide, Nukleotide Fraktionen, Extrakte	Thymus-, Leber-, Miltpeptide; KLH; Tuftsin; mikrobielle Peptide	Thymosin α1, Thymoject®, TP-1 Serono®, Thymophysin®, ThymUvocal®, Factor AF2, Polyerga®, Regeneresen®
Proteine, Glykoproteine	Lektine, systemisch wirksame Enzyme	ML-I, Wobe-Mugos®
Synthetika	H2-Antagonisten, Prostaglandinsynthese, Isoprinosine, Levamisol, Antikoagulantien	Cimetidin, Warfarin, Indometacin, Ergamisol®
Naturprodukte	Lektine, Cumarine, Polysaccharide, Fettsäuren, Phytopharmaka	Helixor®, Iscador®, Eurixor®, Abnobaviscum®, Vysorel®, Lektinol®, Venalot®, Omega 3- u. 6-FS, Echinacin®, Esberitox®
Blutbestandteile	Immunglobuline, Leukozytenultrafiltrat, natürliche Zytokin-Mischung (NCM)	Beriglobin®, Sandoglobin®, Venimmun®, Leukonorm®
Mikronährstoffe	Mineralien, Spurenelemente, Vitamine, Aminosäuren, Peptide, Fettsäuren	Li, Se, Zn, Cu, Mb, Si, Ge; Cysteine, Glutamin, Glutathion, Melatonin; Vitamine A, C, E, B_6
Mikrobielle Substanzen	Mykobakterien, Escherichia coli, Laktobazillen, Propionibakterien	BCG, MDP, OK-432 (Picibanil®), MBV (Vaccineurin®), KP-45, LPS, Bestatin, Rubratin, Glukane Symbioflor2®, Mutaflor®, Omnisept®, Paidaflor®, Hylak®, Colibiogen®, Bactisubtil®
Tumorassoziierte Antigene	Tumorzellen (inaktiviert), Onkolysate, Hydrolysate, gereinigte TAA, GM2, KLH	Tumorvakzine (autolog, allogen), Theratope® STN-KLH
Zellaktivierung	Aktivierung von MØ, Ly	LAK, TIL, BAK
Gen-Transfer	Lymphozyten, Tumorzellen, Antisense-Oligonukleotide	Ly: ADA, TIL: TNF-α, Tu: IL-2
Neuroimmunmodulation	Einzelgespräche, Gruppenübungen, Gestalttherapie, Musiktherapie, Meditation, Hypnose	Autogenes Training, Muskelrelaxation n. JACOBSON, Visualisierung, NLP, Autonomie-Training, Qi-Gong
Physikochemische Methoden	Wärme; elektrische, magnetische u. elektromagnetische Felder; Hochfrequenzimpulse; Ultraschall; Konvektion; Lichtsensibilisierung, Resonanzschwingungen	Hyperthermie, Galvanotherapie, Elektrochemotherapie, Interferenzstrom, PDT

Abkürzungen: ADA: Adenylat...; BAK: BCG-aktivierte Killerzellen; CSF: Colony Stimulating Factors; FS: Fettsäuren; GM2: Melanom-Antigen; IFN: Interferone; IL: Interleukine; KLH: Keyhole-limpid Hämocyanine; LAK: Lymphokin-aktivierte Killerzellen; LPS: Lipopolysaccharide; MBV: Mixed Bacterial Vaccine; MDP: Muramyl-Dipeptide; N-IL: natürliche IL; NCM: Natural Cytokine Mixture; NDV: Newcastle Disease Virus; NLP: Neurolinguistische Programmierung; OK-432: Streptokokken-Präparation; PDT: Photodynamische Therapie; STN: αsialyl 2-6αGalNAc (tumorassoziiertes Epitop); TAA: Tumor-assoziierte Antigene; TIL: Tumor-infiltrierende Lymphozyten

Tab. 5: **Komplementäre und alternative Methoden der Krebstherapie**

für die Zukunft zu entwickeln. Dies kann für die Hemmung des Krebswachstums entscheidend sein.

Integration und Umdenken

Die biologische Krebstherapie versucht das schwierige Unterfangen, Tumordestruktion und organspezifische Betrachtungsweisen den Ideen einer Redifferenzierung und Reintegration entarteter Prozesse gegenüberzustellen. Damit verbunden ist eine Erweiterung der Diagnose- und Therapiestrategien auf systemische Ebenen und somit der Versuch, dem Menschen in seinem biographischen Kontext und seiner Individualität besser gerecht zu werden.

Um dieses Ziel zu erreichen, muß jedoch ein über Jahrhunderte zurückverfolgbarer Reduktionismus in der Geschichte der Wissenschaft und Medizin überwunden werden. Der verengte reduktionistische Blick ermöglicht zwar revolutionierende Erkenntnisse in den jeweiligen Wissenschaftsdisziplinen, das Bezugssystem des Organismus, die Individualität des Menschen in ihrem biographischen und soziologischen Kontext wird hierbei jedoch ausgeklammert.

Dem Fortschritt in der Theorie und Grundlagenforschung steht ein unbefriedigender Zustand in der Krebsbehandlung, zumindest bei den häufigsten Krebsarten und in fast allen fortgeschrittenen Stadien gegenüber. Eine Zusammenschau, die erforderlich wäre, um die neuronale Vernetzung biologischer Erscheinungen aufzuzeigen, sollte komplexe kybernetische Regelsysteme berücksichtigen.

Kosten /Nutzen-Betrachtungen: Kostensenkung durch komplementäre Therapien?

Die volkswirtschaftlichen Gesamtkosten im Gefolge der Krebserkrankungen betragen pro Jahr in Deutschland 12 bis 13 Milliarden DM (SCHULENBURG, UBER, 1995), davon 1,5 Milliarden DM für den stationären Bereich und allein 600 Millionen DM für Zytostatika. Hinzu kommen die Kosten für Supportiva, die die Begleiterscheinungen und Folgen tumordestruktiver Behandlungen mildern sollen, die ebenfalls mit einem Betrag von circa 600 Millionen DM zu veranschlagen sind und die Kosten für die Zytokine. Neuere Entwicklungen in der Krebstherapie, so die Knochenmarktransplantation kostet 175.000 DM und eine Hochdosis-Chemotherapie mit obligatorischer Stammzelltransplantation über 150.000 DM; die Kosten für eine Gentherapie werden teilweise mit über 200.000 DM veranschlagt.

Aus Kostenanalysen mit hämatopoetischen Wachstumsfaktoren (HGFs) geht hervor, daß, wenn die Kosten dafür nur etwa 1/10 betragen würden, eine Prophylaxe eine deutliche Kostensenkung in der Krebstherapie ermöglichen würde. Da pflanzliche und organotherapeutische Substanzen, wie die Mistellektine und Thymuspeptide, eine immunstimulative und immunrestaurative Wirkung aufweisen, sind eine Nettokosteneinsparung durch Verringerung der Nebenwirkungen zytoreduktiver Behandlungen, insbesondere der Chemo- und Strahlentherapie, und kürzere Liegezeiten möglich.

Tabelle 6 zeigt einen Kostenvergleich zwischen konventionell "allge-

Konventionell	Alternativ	Relative Tageskosten
CSF	Li	1500 : 1
IFN-α	LPS, Bakterien-Lysate	100 : 1
IL-2	ML-I	100 : 1
TNF-α	LPS, Enzyme	–

CSF = Colony stimulating factors; IFN = Interferon; IL = Interleukin; TNF = Tumornekrosefaktor; Li = Lithium; LPS = Lipopolysaccharide; ML = Mistellektine

Tab. 6: **Tageskosten konventioneller im Vergleich zu alternativen Therapien in der Onkologie**

mein angewandten" Medikamenten im Vergleich zu "alternativen" Behandlungen. Wie dieser Tabelle entnommen werden kann, sind die Tagesbehandlungskosten für konventionelle Arzneimittel zum Teil bis zu 1.500fach höher als für entsprechende unspezifische komplexe Immunstimulanzien (Biological Response Modifiers/BRM), die größtenteils alternativ eingesetzt werden können.

Die Gesamtaufwendungen für unspezifische Immunstimulanzien sind relativ niedrig (1993 für Mistelextrakte beispielsweise circa 28 Millionen DM) (PAFFRATH, 1994). Obwohl eine Differenzierung der Kosten für die im Rahmen einer Krebstherapie durchgeführten Immuntherapien nach diesen Unterlagen nicht möglich ist, so kann dennoch bei einem Gesamtvergleich dieser Indikationsgruppe eine grobe Kostenabschätzung vorgenommen werden. Im Jahr 1993 wurden für die häufigst verordneten Immunstimulanzien, wie Esberitox®, Echinacea- und Mistelpräparate, insgesamt etwa 100 Millionen DM, meist von Selbstzahlern, aufgewendet (PAFFRATH, 1994). Unter der Annahme, daß etwa ein Viertel der Kosten für die oralen Immunstimulanzien und 4/5 der Kosten für die Mistelextrakte für die Behandlung von Krebspatienten aufgewendet werden, belaufen sich die jährlichen Gesamtausgaben für Phytotherapeutika in der Onkologie auf etwa 35 Millionen DM.

Die Kosteneinsparungen, die durch eine verringerte Infektionsrate und die damit zu erwartende geringere Hospitalisation und die Einsparung von teuren und z.T. nebenwirkungsreichen Antibiotika und anderen Supportiva, wie Antiemetika, Schmerzmittel und Antidepressiva, möglich sind, lassen für diese Medikamentengruppe auch in der Primärprophylaxe eine deutliche Nettokosteneinsparungen erwarten. Dies wird bestätigt durch den relativ niedrigen Verbrauch an Antibiotika und Supportiva in den komplementär behandelnden Krebskliniken, Tageskliniken und Praxen.

Allein aus dieser Kostenrechnung läßt sich rein ökonomisch betrachtet, eine Rechtfertigung für die Anwendung von Immunstimulanzien der besonderen Therapierichtungen Phytotherapie und Organotherapie zur Behandlung von Krebspatienten ableiten. Ein Verzicht auf diese Medikamente würde unweigerlich zu einem erhöhten Verbrauch teurer chemisch-synthetischer Arzneimittel und zu einer Substitution mit gentechnologischen Produkten führen. Die Zytokine sollten auf die Behandlung schwerer Knochenmarkdepression, zum Beispiel im Rahmen einer Hochdosis-Chemotherapie und die Indikationen beschränkt werden, wo qualitative Verbesserungen in Kombination mit einer zytostatischen Therapie zu erwarten sind.

Weniger Infektionen, bessere Lebensqualität

Unabhängig davon führt eine zur Chemotherapie begleitende Immuntherapie nicht nur zu einer Verringerung der Infektionsrate und damit auch der Hospitalisationstage, sondern auch zu einer Erhöhung der Lebensqualität, was für das subjektive Befinden der Patienten von großer Bedeutung ist. Klinische Langzeituntersuchungen an Krebspatienten im fortgeschrittenen Stadium haben außerdem gezeigt, daß Patienten, die komplementärmedizinisch behandelt wurden, auch eine höhere Lebenserwartung haben. Schließlich möchten die Patienten auch aktiv etwas gegen ihre Krankheit tun (mitdenken, mithören, mitreden, mitmachen).

Die Einbindung des Patienten in den Heilungsprozeß ist mit biologischen Methoden einschließlich psychotherapeutischer Methoden möglich. Das Selbstbewußtsein der Patienten ist gestiegen und der aufgeklärte Patient möchte selbst etwas zu seiner Genesung beitragen; mit Erfolg, wie klinische Studien bestätigen.

Kostentreibende High-tech-Therapie

'High-tech'-Therapie, wie Gentherapie, Hochdosis-Chemotherapie mit Stammzelltransplantation, Zytokintherapie, Zelltherapie (LAK, TIL, ALT) oder Therapie mit monoklonalen Antikörpern, sind wissenschaftlich zwar hochinteressante therapeutische Ansätze, sie werden aber das Dilemma in der Krebstherapie voraussichtlich nur teilweise lösen (Paradigma des "monotherapeutischen Ansatzes").

Krebs ist ein hochkomplexes Geschehen eines dynamischen biologischen Systems. Von daher ist ein monotherapeutischer Therapieansatz aus biomedizinischer Sicht von Anfang an, von Ausnahmen abgesehen, zum Scheitern verurteilt. Neben einer komplexen, komplementären Therapie ist auch die "Einführung des Subjekts" in die Krebsmedizin (V. VON WEIZSÄCKER, L. VON KREHL, R. SIEBOLD, A. MITSCHERLICH) gefordert, da die kartesianische Subjekt-Objekt-Trennung den modernen naturwissenschaftlichen Erkenntnissen in der Biomedizin nicht mehr gerecht wird.

Für Patienten, die sich in der "therapeutischen Lücke" befinden, ist es meist sinnvoller, statt einer Chemotherapie eine komplementäre oder alternative Krebstherapie anzubieten. Handlungszwang darf nicht zu einer unwirksamen, lebensqualitätsverschlechternden und kostenintensiven Chemotherapie führen, zumal es Alternativen wie Immuntherapie, orthomolekulare Therapie, Hyperthermie, Psychotherapie und andere gibt.

Zusätzliche ökologische Probleme, die mit der Anwendung von Zytostatika entstehen, werden gegenwärtig

- Verringerung der unerwünschten Wirkungen der Chemo- und Strahlentherapie *(komplementär)*
- Verbesserung der Wirkung und Wirksamkeit tumordestruktiver Methoden *(komplementär)*
- Behandlung von asymptomatischen Patienten in der (konventionellen) "therapeutischen Lücke" *(alternativ)*
- Rezidiv- und Metastasenprophylaxe *(komplementär/alternativ)*
- Supportive Therapie nach tumordestruktiver Therapie/Infektionsprophylaxe und Verbesserung der Lebensqualität *(komplementär/alternativ)*
- Palliative Therapie von Patienten im fortgeschrittenen symptomatischen Stadium *(komplementär)*.

Tab. 7: **Anwendungsbereiche komplementärer und alternativer Methoden in der Onkologie**

noch nicht ausreichend berücksichtigt. Zytostatika sind zum Teil biologisch schwer abbaubar und können damit beachtliche Umweltprobleme verursachen. So weisen Proben vom Niederrhein eine zunehmende Konzentration an Platin-haltigen Substanzen auf, deren Ursprung auf Zytostatika zurückzuführen ist.

Komplementäre und alternative Methoden der Biomedizin, Biophysik und Naturheilkunde tragen dazu bei, die Lebensqualität und auch die Gesamtüberlebenszeit von Krebspatienten zu verbessern, die iatrogenen Schäden zu verringern und damit nicht nur die Lebensqualität der Patienten zu verbessern, sondern auch noch eine Kostensenkung im Gesundheitswesen zu ermöglichen.

Um Überdiagnostik und Übertherapie zu vermeiden, ist es dringend erforderlich, prognostische Risikofaktoren zu ermitteln, um das individuelle, natürliche Krebsrisiko zu erkennen. Die Medizin und die Gesundheitsökonomie haben die "qualitätsbezogenen Lebensjahre" (QALY = quality adjusted life years) bzw. "qualitätsbezogene Zeit ohne Symptome und (behandlungsbedingte) Toxizität" (TWIST = quality adjusted time without symptoms and toxicity) künftig mehr in ihren Therapieentscheidungen zu berücksichtigen. Dies gilt insbesondere für die Krebstherapie.

Hätte man in den vergangenen Jahren biomedizinische Aspekte der Krebstherapie mit derselben Akribie und demselben Forschungsaufwand betrieben wie für die zytostatische Chemotherapie, so wären wir in der Erkenntnis über den therapeutischen Nutzen ein beachtliches Stück weiter.

Doch noch Mitte der 80er Jahre wurde eine körpereigene Krebsabwehr bestritten und Therapeuten, die die Bedeutung der Psychotherapie in der Krebstherapie betonten, wurden belächelt. Eine Evaluierung der verschiedenen unkonventionellen Methoden ist erforderlich. Nach wie vor werden noch mehr als 95 Prozent der Forschungsmittel auf dem Gebiet der Onkologie für die Grundlagenforschung und die Forschung auf dem Gebiet der konventionellen Chemo- und Strahlentherapie verwendet.

MAX PLANCK hat das Problem des Paradigums in den Wissenschaften einmal treffend charakterisiert: *"Die Wahrheit ist die Summe der Meinungen der Wissenschafter, die leben. Aber was ist, wenn sie sich irren?"*

"Unser Kopf ist rund, damit das Denken die Richtung wechseln kann" (PICBIA).

Literatur

Bohr, N.: The quantum postulate and the recent development of atomic theory. Nature (1928) 121 (suppl.), 580-590

Buchheim, W.: Komplementarität nach Niels Bohr – Physikgeschichtliche Episode oder universale Kategorie von Ergänzung? Sitzungsber Sächs Akad Wiss Leipzig, Math-Naturwiss Kl (1984) 117

DeVita, V.T.: Progress in cancer management. Keynote address. Cancer Management. – Keynote Address. Cancer (1983) 51, 2401-2409

Gore, S.M., Langlands, A.O., Spiegelhalter, D.J., Stewart, H.F.: Treatment decisions in breast cancer. Recent Results Cancer Res (1988) 111, 149-170

Hager, E.D.: The Prognostic Relevance of Immune Parameters. In: Maurer, R., Goldstein, A., Hager, E.D. (eds.), (1996, im Druck)

Jüni, P.: Zum Begriff Komplementärmedizin. Forsch Komplementärmed (1994) 1

Melchart, D.: Terminologie. In: Melchart, D., Wagner, H. (Hrsg): Naturheilverfahren – Grundlagen einer autoregulativen Medizin. Schattauer Verlag, Stuttgart 1993

Verres, R.: Vom Handlungsdruck zur Begleitung in die innere Ruhe. Dt Ärztebl (1995) 92A, 3615-3618

Bücher

Beyersdorff, D.: Biologische Wege zur Krebsabwehr. Mittel und Möglichkeiten zur Vorbeugung und zur Verbesserung der Heilungschancen. Verlag für Medizin Fischer, Heidelberg 1988

de Broglie, L.: Die Elementarteilchen – Individualität und Wechselwirkung. Goverts, Hamburg 1943

Klaschka, F.: Neue Perspektiven in der Tumortherapie: Immunologische Konzepte für Klinik und Praxis; kombinierte Krebstherapie. Forum Medizin Verlag, Gräfelfing 1996

Meyer-Abich, K.M.: Korrespondenz, Individualität und Komplementarität – Eine Studie zur Geistesgeschichte der Quantentheorie in den Beiträgen Niels Bohrs. Steiner, Wiesbaden 1965

Paffrath, A.: Krankenhaus-Report '94. Gustav Fischer Verlag, Stuttgart 1994

Schulenburg, J.-M., Uber, A.: The cost of cancer to society. In: Champey, Y., Levy, E. (eds): The Challenges in Studying the Socioeconomic Dimensions in Cancer Therapy. The Medicine Group USA, Yardley 1995

Wrba, H.: Grundlagen, Möglichkeiten und Grenzen adjuvanter Methoden. Hippokrates-Verlag, Stuttgart 1995

Die prognostische Relevanz immunologischer Parameter in der Onkologie

Schon lange ist bekannt, daß maligne Tumoren unter einer Immunsuppression mit erhöhter Inzidenz auftreten. Dies ist insofern verständlich, als dem Immunsystem eine überragende Rolle bei der Bekämpfung von Krebszellen im Organismus zukommt. Umgekehrt können immunologische Parameter im Rahmen der Diagnostik dazu verwendet werden, den Verlauf einer Krebserkrankung zu verfolgen und zu beurteilen.

Die Theorie von der Immunüberwachung wurde schon Ende des vergangenen Jahrhunderts von PAUL EHRLICH (1906) formuliert. Die experimentellen Voraussetzungen von grundlegender Bedeutung für kurative Effekte an Tumoren in Tiermodellen sind:

- Tumor-Immunogenität;
- die Aktivierung von Makrophagen,
- die Fähigkeit zur Ausbildung einer spezifischen T-Zell Antwort und
- Zytokin-Freisetzung.

Der australische Immunologe BURNET (1970) postulierte 1970 die “Immune Surveillance”, die davon ausgeht, daß sich Krebszellen ständig entwickeln, aber von einem intakten Immunsystem zerstört werden, bevor sie Tumoren bilden und klinisch manifest werden. Im wesentlichen beruht dieses Konzept auf zwei fundamentalen Beobachtungen:

1. Zustände von Immunsuppression gehen mit einem erhöhten Tumorrisiko einher und
2. Eine Immunisierung mit autologen Tumorzellen schützt im Tiermodell den Empfänger vor dem Angehen eines transplantierten Tumors des gleichen Typs in spezifischer Weise.

In Studien mit immunsupprimierten Mäusen (insbesondere Suppression der T-Zell-Aktivität) wurde aber gezeigt, daß eine Zunahme der Tumorinzidenz unter einer Immunsuppression nur bei viral induzierten Tumoren zu beobachten ist. Ähnlich wird bei immunsupprimierten menschlichen Populationen, zum Beispiel Empfängern von Transplantaten unter einer immunsuppressiven Therapie oder bei Patienten mit erworbener Immunschwäche (AIDS), vor allem bei solchen Tumoren eine gesteigerte Inzidenz beobachtet, die eine virale Ätiologie haben: Epstein-Barr-Virus-assoziierte Lymphome (B-Zell-Lymphome), Papillomavirus-assoziierte Zervixkarzinome, Kaposi-Sarkome, Tumoren der Haut und der Lippen sowie Kopf- und Halstumoren (siehe Tab. 1). Dagegen wird bei primär oder sekundär immunsupprimierten Individuen kein signifikanter Zusammenhang in der Tumorinzidenz von Karzinomen der Lunge, Mamma, Prostata und des Kolon beobachtet.

Bei viral induzierten Tumoren werden virale Proteine an der Oberfläche exprimiert, die eine ausgeprägte Immunantwort, wie nach viralen Infektionen, auslösen können. Bei chemisch oder durch Strahlen modifizierten Zellen hängt die Immunogenität von den endogen induzierten Proteinen (tumorassoziierten Antigenen, TAA) ab, die möglicherweise embryonaler Natur sein können und eine schwache Immunogenität besitzen. Neben den virusinduzierten Tumoren weisen aber auch Weichteilsarkome und Nierenzellkarzinome ebenfalls eine erhöhte Inzidenz bei Transplantatempfängern auf. In Tabelle 1 sind maligne Tumoren aufgeführt, die unter einer Immunsuppression eine erhöhte Inzidenz aufweisen. Diese Tumoren weisen auch eine erhöhte T-Zell-assoziierte Immunogenität auf. Die Inzidenz von Tumoren bei Transplantatempfängern ist insgesamt 80fach höher als in der Normalbevölkerung (Bereich 20-500fach). Auch bei Patienten, die wegen Autoimmunkrankheiten oder Krebs mit Immunsuppressiva behandelt wurden, oder primär immundefizient sind, wird eine erhöhte Tumorinzidenz beobachtet PENN et al. (1972, 1973, 1988, 1990).

Immundefekt	Tumorart (potentielle Ursachen)
A) angeboren	Lymphome: HL, NHL Leukämie: AML, ALL Nierenkarzinome
B) erworben	
a) virusinduziert	Zervixkarzinom (HPV) AIDS (HIV) Lymphome: T-Zell, NHL Haut-, Lippenkarzinome Kopf-, Halskarzinome (EBV) Hepatome
b) medikamentös/ chemisch	Lymphome: NHL, (HL) Kaposi-Sarkome Haut-, Lippenkarzinome (SCC) Kopf-, Halskarzinome Hepatome
c) Strahlen	Melanome
C) Sonstige	Weichteilsarkome Nierenkarzinome Ovarialkarzinome Magenkarzinome

Tab. 1: **Maligne Tumoren mit erhöhter Inzidenz bei Immunsuppression**

"Immunological Escape"

Die Fähigkeit maligner Tumoren, der Immunüberwachung zu entkommen, wird als "Immunological escape"-Phänomen bezeichnet. In Tabelle 2 sind einige derzeit bekannten Mechanismen der immunologischen Tarnung

Mechanismen	Wirkungen
Antigenverlust	
– Maskierung[1]	Nichterkennung
– Freisetzung	Blockade von Antigenrezeptoren
Tumormasse	Grenzen der Immunkapazität überschritten sekundäre Immunsuppression
Rasches Wachstum	Zeitkonstante der Immunantwort unterschritten
Tumortoleranz	
– genetische	fehlende tumorspezifische Abwehr
– erworbene[2]	fehlende tumorspezifische Abwehr
immunsuppressive Faktoren[3]	sekundäre Immunsuppression
MHC-Modulation	Nichterkennung
Kompetition für Wachstumsfaktoren	gesteigertes Tumorwachstum

1 zum Beispiel Fibrin, Antikörper, Sialomucin
2 zum Beispiel niedrige Antigenkonzentrationen
3 zirkulierende Immunkomplexe, Prostaglandin E2, Zytokine (TGF-β, IL-10), P15E, lösliche Zytokin-Rezeptoren, saure Proteine, virale Komponenten etc.

Tab. 2: **"Immunological Escape" von Tumoren**

- Zytokine (TGF-β, IL-10 u.a.)
- Lösliche Immunkomplexe
- Lösliche Rezeptoren (IL-2R u.a.)
- lösliche Adhäsionsmoleküle
- Prostaglandine (PGE2)
- virale Komponenten
- saure Proteine

Tab. 3: **Tumorbedingte sekundäre Immunsuppression**

aufgelistet. Sowohl rasches Tumorwachstum, als auch die Tumormasse, können die Kapazitäten des Immunsystems überfordern. Geringe Antigenität, Antigenmaskierung und Antigenverlust sind Möglichkeiten der Tarnung der Krebszellen. Eine sekundäre Immunsuppression durch Mediatoren der Krebszelle, wie Zytokine, Prostaglandine, saure Proteine, lösliche Immunkomplexe, lösliche Rezeptoren und Adhäsionsmoleküle, ist eine weitere Möglichkeit, die Aktivität des Immunsystems zu hemmen (Tabelle 3).

Aus immunologischen Untersuchungen ist bekannt, daß, wenn Immunzellen Antigene in Abwesenheit der richtigen Hilfssignale erkennen, diese nicht anzugreifen, sondern stattdessen in einen inaktiven, als Anergie bezeichneten Zustand übergehen.

Andere Mechanismen der Krebsüberwachung

Nach heutiger Auffassung werden mehr als 60 Prozent aller malignen

Zellen durch zellständige Kontrollmechanismen eliminiert. So haben neuere Untersuchungen zum Beispiel gezeigt, daß "ruhende" Zellen sich keineswegs nicht teilen, sondern im Gegenteil eine hohe Teilungsrate haben können und im ständigen Gleichgewicht zwischen Teilung und Apoptose, dem genetisch kontrollierten programmierten Zelltod, stehen. Wir kennen heute drei Klassen von "Onkogenen" im weiteren Sinn (siehe Abb. 1):

1. Tumor-Wachstumsgene (Onkogene),
2. Tumor-Suppressorgene (anti-Onkogene) und
3. Apoptose-Gene

Während Onkogene das Wachstum von Zellen steigern, wird es durch Suppressorgene gehemmt. Die Apoptose definiert die normale Lebensdauer einer Zelle. Eine Aktivierung der Onkogene oder Mutation von Suppressorgenen bzw. Apoptosegenen

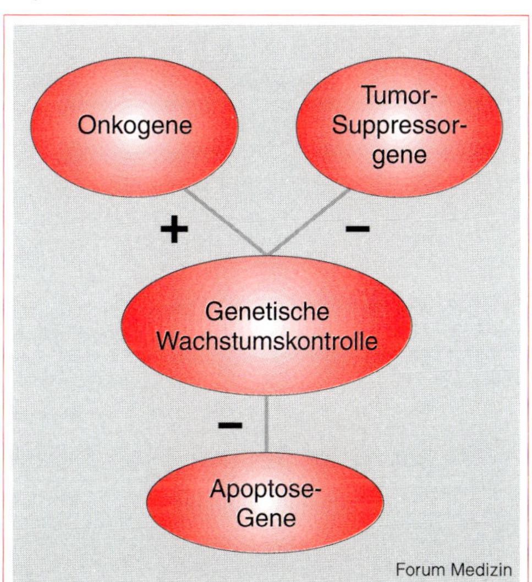

Abb. 1: **Genetische Wachstumskontrolle**

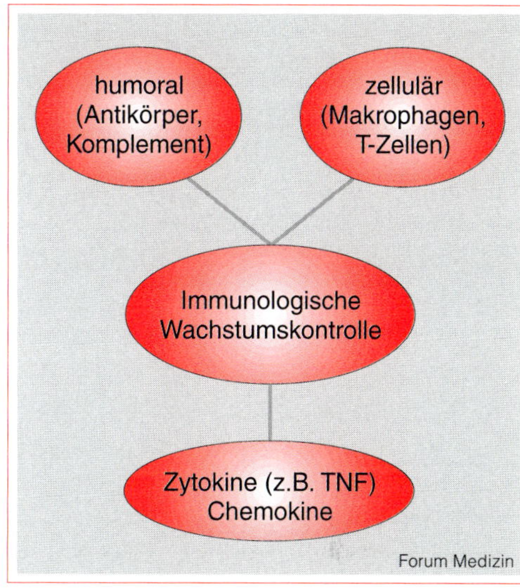

Abb. 2: **Immunologische Wachstumskontrolle**

führt zu einer Entgleisung des Zellwachstums.

Eine weitere Möglichkeit, das Zellwachstum zu kontrollieren, besteht neben der zellulären und humoralen Abwehr sowie der genetischen Wachstumskontrolle in der Induktion und Freisetzung von Zytokinen, die in Abbildung 2 als eigenständige Gruppe innerhalb der humoralen Abwehr dargestellt werden.

Immundiagnostik

In den vergangenen Jahrzehnten wurden diverse *in vitro* Immunparameter und funktionelle immunologische Testsysteme entwickelt (Tabelle 4). Im Rahmen der Prüfung der immunologischen Abwehrbereitschaft von Krebspatienten wurden vor allem die Subpopulationen der T-Zellen, die Zahl und Aktivität der NK-Zellen und Makrophagen, die Lymphozytenproliferation (LPR) und -aktivierung auf mi-

Untersuchungsmethode	Parameter
A) Humorales System	
Akute Phase Proteine (CRP)	Serum-Proteine
Alternatives Komplementsystem	C-Faktoren, Euglenia-Test
Chemotaxis	chemotaktische Faktoren
Komplementfaktoren	C1 - C9
Zytokine	IL-2, IL-10, TGF-β, MIF, LIF, TNF
Zytokin-Rezeptoren	sIL-2R
Immunkomplexe, zirkulierende	CIC, C3
Immunoelektrophorese	Immunglobuline
Neopterin	Pterine in Serum oder Urin (HPLC)
Saure Proteine, immunsuppressive (IAP)	Serum-Proteine
B) Zelluläres System	
Chemotaxis	Bewegungsreaktion
Zytotoxizität, immunologische	Chromausschüttung
Zytotoxizität, antikörperabhängig zellulär (ADCC)	Chromausschüttung
Hypersensitivität vom verzögerten Typ (DCH)	Sensibilisierung durch de-novo-Antigene (DNCB) oder Hautreaktion auf „Recall"-Antigene
Durchflußzytometrie (FACS), analytische	fluoreszierende monoklonale Antikörper (CD)
Fluorochromasie	Polarisation auf Mitogene
Granulozyten-Funktion	abgetötete Mikroorganismen, phagozytierte Partikel
IL-2 Rezeptoren, lösliche	monoklonale Antikörper (FACS)
Leukozytenadhärenzhemmung (LAI)	spezifische Hemmung der Adhärenz bei Anwesenheit von neoplastischem Tumorgewebe
Leukozytenmigrationshemmung (LMI)	spezifische Hemmung der Migration bei Anwesenheit von neoplastischem Tumorgewebe
Lokomotion	Geschwindigkeit auf Agar-Platten
Lymphozytenfunktions-assoziiertes Antigen (LFA)	Expression des Antigens auf Krebszellen
Lymphozytenproliferation (LPR) und -Aktivierung auf Mitogene	Reaktion auf Mitogene (PHA, Con A, PWM, Candida) und Antigene (PPD, allogene Zellen)

Tab. 4: **Humorale und zelluläre Immunparameter**

Untersuchungsmethode	Parameter
Lymphozyten (gesamt)	Zellzahl
Histokompatibilitätsprotein-Expression (MHC, Klasse I und II)	monoklonale Antikörper (FACS)
gemischte Lymphozyten-(Leukozyten) Kulturen (MLC)	Aktivierung von Leukozyten/ Lymphozyten durch allogene Zellen
Natürliche Killerzellen	monoklonale Antikörper (FACS)
Phagozytose	Aufnahme von Partikeln
Plaque Forming Cell Assay	Lyse von Erythrozyten durch Antikörper
E-Rosetten	CD2-Rezeptoren für Erythrozyten
T-Zellen (T-gesamt, Tc, Tac)	Zellzahl

Tab. 4: *(Fortsetzung)*

togene Stimulatoren (PHA, PWM, ConA etc.) sowie die Hautreaktion vom verzögerten Typ (DTH) auf deren prognostische Bedeutung in der Onkologie geprüft (Übersichten siehe HAGER, 1990, 1996; HADDEN, 1995 a,b).

Lymphozyten und T-Zell-Subpopulationen

Ein Abfall der Gesamtzahl der Lymphozyten, aber insbesondere der T-Zellen und der aktivierten T-Zellen, korreliert häufig mit einem Rückfall der Erkrankung oder einer Progression, besonders bei Patienten mit Lungenkarzinomen, Ovarialkarzinomen und Kopf- und Halskarzinomen. So konnten MCMAHON et al. (1980) durch eine Lymphozytopenie, die länger als drei Wochen anhielt, mit einer Sicherheit von 95 Prozent gutartige Bronchialerkrankungen von bösartigen unterscheiden. DOVEIL und BERNENGO (1985) fanden, daß bei Patienten mit malignen Melanomen die Überlebenschancen günstiger waren, wenn sich aus dem peripheren Blut mehr als 900 rosettenbildende T_{er}-Zellen/mm^3 (CD2+) bildeten. Nach den Untersuchungen der Autoren ist der T-Rosettentest wichtiger als die Lokalisation des Primärtumors. Auch DELLON und Mitarbeiter (1975) konnten zeigen, daß Patienten mit Lungen- und Ösophaguskarzinomen, bei denen sich nach einer Strahlentherapie die Gesamtzahl der spontan rosettenbildenden T_{er}-Zellen nicht mehr normalisierte, ein signifikant geringeres Überleben im Vergleich zu Patienten haben, bei denen sich die T_{er}-Zellen spontan nach einer Strahlentherapie wieder normalisierten. Die Normalisierung der T_{er}-Zellzahl durch eine immunrestaurative Therapie mit Thymuspeptiden führte auch zu einer signifikanten Verlängerung der Überlebenszeit (Übersichten siehe HAGER, 1990, 1996).

Eine gängige Methode zur Bestimmung des zellulären Immunprofils ist die Bestimmung der Subpopulationen der T-Zellen durch Markierung mit monoklonalen Antikörpern in der Durchflußzytometrie (FACS). Die Interpretation der relativen und absoluten Veränderungen der Lymphozyten-Subpopulationen ist wegen der Komplexität und vielfältigen Wechselwirkungen schwierig und die Ergebnisse sind entsprechend inkonsistent. Neben initialen methodischen Problemen gibt es dafür verschiedene Ursachen:

- im Initialstadium der Promotion und Progression kann das Immunsystem sowohl aktiviert als auch supprimiert werden,
- je nach Entwicklungsstadium der malignen Erkrankung können Aktivierung oder Suppression eintreten und
- eine Defizienz oder Fehlregulation einer Komponente des Immunsystems kann durch eine Aktivierung eines anderen Teils kompensiert werden. Auch hat die Strahlen- und Chemotherapie einen langanhaltenden Einfluß auf das Immunsystem, wodurch tumorbedingte Einflüsse verdeckt werden.

Dasselbe gilt für das Verhältnis der T-Helfer/T-Suppressorzellen. Meist wird ein Abfall im T4/T8-Verhältnis gefunden, es gibt aber auch Tumoren, bei denen ein Anstieg zu verzeichnen ist, zum Beispiel bei Magen-, Pankreas- und primären Leberkarzinomen. Eine verminderte Zahl an T-Helferzellen ist bei Non-Hodgkin Lymphomen konsistent mit einer signifikanten Verringerung der Überlebenszeit assoziiert. Mit diesem immunologischen Parameter kann damit eine Subgruppe von NHL-Patienten definiert werden, die ein höheres Rezidiv- und Mortalitäts-Risiko haben.

Eigene Beobachtungen an Patientinnen mit Mammakarzinom weisen darauf hin, daß in den Fällen, wo sich nach einer Operation oder adjuvanten Chemotherapie die zytotoxischen T-Zellen nicht normalisieren, Rezidive häufiger und die Überlebenszeit verringert ist.

Lymphozyten-Proliferation und -Aktivierung

Ein sensitiver Test zur Bestimmung der Lymphozytenfunktion ist die *in vitro* Stimulation mit Mitogenen (Lymphozytenproliferationstest, LPR). Es gibt unterschiedliche Mitogene die T- oder B-zellspezifisch die DNA-Synthese und Zellteilung von Lymphozyten anregen. In den meisten Fällen wird eine inverse Korrelation zwischen der LPR auf Phythämagglutinin (PHA) und dem Stadium der Erkrankung gefunden. Die Überlebensrate von Patienten mit einer höheren LPR auf Mitogene ist konsistent signifikant höher als bei solchen mit niedriger Aktivität. So fanden zum Beispiel Clavel et al. (1982) bei Patienten mit anaplastischen Lungenkarzinomen eine 10fach geringere Stimulationsrate. Bei Patienten mit kolorektalen Karzinomen zeigten Payne et al. (1980), daß die PHA-induzierte LPR präoperativ bei Patienten im Stadium D signifikant abnormal war. Präoperativ konnten in 50 Prozent der Fälle mit diesem Test bei Patienten im Stadium B und C Rückfälle vorhergesagt werden. Auch konnte interessanterweise das

Ansprechen auf Zytostatika bei Patienten im Stadium D mit einem p-Wert von kleiner 0,01 vorhergesagt werden. Nur 14 Prozent der Patienten mit kurabler Erkrankung wiesen präoperativ erniedrigt LPR auf. In der postoperativen Periode hatten 90 Prozent der Patienten, bei denen ein Rückfall eintrat, eine subnormale PHA-induzierte LPR. Wurden pathologische CEA- und LPR-Werte kombiniert, so konnten alle Patienten mit Rückfällen vorhergesagt werden. MANGGE et al. (1990) konnten zeigen, daß auch bei Lymphom-Patienten die mitogene T-Zellstimulation vermindert ist. Wird an diesen Zellen nach Aktivierung die Expression von Aktivierungsantigenen (zum Beispiel IL-2 Rezeptor/CD25) gemessen, so lassen sich Kranke von Gesunden deutlich diskriminieren. Erste Verlaufsbeobachtungen lassen die Interpretation zu, daß bei Lymphompatienten in Remission ein günstiger klinischer Verlauf mit einer Normalisierung der Lymphozytenaktivierbarkeit einhergeht.

MAURER und Mitarbeiter (GARBIN et al., 1994; ECKERT et al., 1994) konnten auch bei Patienten mit malignen Melanomen eine Störung der Aktivität von Monozyten und lymphokinaktivierten Killerzellen (LAK, siehe Kapitel 3.2) sowie der IL-2-Sekretion nachweisen. Diese Defizienzen konnten *in vitro* durch Thymusfaktoren wie zum Beispiel Prothymosin α oder Peptidfraktion Thymex-L®, behoben werden.

Eosinophile

Auch die Eosinophilen weisen signifikante Veränderungen in Abhängigkeit von der Tumoraktivität auf. So haben zum Beispiel Patientinnen mit Mammakarzinomen ein erhöhtes Rezidivrisiko, wenn perioperativ eine Eosinopenie vorlag. Umgekehrt bedeutet eine Eosinophilie eine prognostisch günstigere Situation. Allerdings wurden auch eine erhöhte Zahl an eosinophilen Granulozyten unter einer Progression, zum Beispiel bei Magen- und Pankreaskarzinomen, beobachtet, was seine Ursache in einer initialen Aktivierung des Immunsystems haben kann.

Immunglobuline und Komplementsystem

Humorale Veränderungen im Serum erlauben ebenfalls prognostische Aussagen über das Rezidiv-, Metastasierungs- und Mortalitätsrisiko. Bei Patienten mit aktiven Tumoren unterscheiden sich die Immunglobulin-(IgE)-Werte wesentlich von denen von Normalpersonen: Der größte Teil fällt unter die untere Normgrenze von 45 E/ml, der Rest steigt über die obere Normgrenze von 230 E/ml. Damit läßt sich IgE als zusätzlicher Parameter in der Tumorüberwachung verwenden. Der Einfluß von Behandlungen ist am IgE-Verlauf erkennbar: Operation, Hormon- und Immuntherapie wirken sich positiv, Bestrahlung und Zytostatika negativ auf den IgE-Spiegel aus. Zu beachten ist jedoch, daß hohe IgE-Werte auch eine schlechte Prognose bedeuten können.

Eine weitere sekundäre Veränderung des Immunsystems, die eine hohe Spezifität und Sensitivität für maligne Prozesse zu haben scheint, wurde von der Arbeitsgruppe SCHAUENSTEIN (1995) entdeckt. Es liegt dabei eine charakteristische Verschiebung im Serumprofil von Immunglobulin G Subklassen zugrunde. Demnach korreliert die prozentuale Verteilung der Subklasse IgG1 im Gesamt-IgG hochsignifikant invers mit malignen Erkrankungen. So nimmt beispielsweise die IgG1-Subklasse in signifikanter Weise mit dem klinischen Stadium von Mammakarzinom-Patienten ab. Die Treffsicherheit ist besser als die gegenwärtig verwendeter Tumormarker. So führt auch die operative Entfernung in Abhängigkeit von der Radikalität zu einer raschen Normalisierung des prozentualen IgG1 am gesamtem IgG-Spektrum. Bei gynäkologischen Tumoren erlaubt die Analyse des postoperativen Verlaufs der IgG1-Werte prognostische Aussagen über Rezidivierung bzw.

- Eosinophile Granulozyten
- T-Zellen (gesamt)
- Aktivierte-und zytotoxische T-Zellen
- NK-Zellzahl, NK-Zell-Aktivität
- Lymphozytenproliferation (mitogene Stimulation mit PHA, PWM, ConA) in Kombination mit IL-2R+ CD3+ Expression
- IgG1/IgG
- Hautreaktion vom verzögerten Typ (*de novo*-, Recall-Antigene)
- Autologes Tumorzell-Killing (ATK) (CD3+/CD16-)
- Zytokin-Induktion und -Freisetzung

Tab. 5: **Ausgewählte Methoden der Immundiagnostik bei Krebs mit prognostischer Relevanz**

Test	**Effekt**	**Prognose**	**Tumorart bzw. Lokalisation**
Lymphozytenzahl	↓	Rezidiv, Progression	Lunge, Ovar, Magen, HNO
Monozyten	Reifung gehemmt	Rezidiv	Melanome
T-Zellzahl	↓	Frührezidiv, Progression	Lunge, Ovar, Magen, HNO
T-aktivierte	↓	Frührezidiv, Progression	Lunge
T-zytotoxisch	↓	Frührezidiv	Mamma
NK-Zellen	↓	Rezidiv	Melanome, Lunge
mitogene T-Zell-Stimulation (LAT)	↓	Rezidiv, Wirk. CHT	Kolon, Rektum, Melanom, Lymphome
LAK-Zellen	↓	Stadium	Melanom
Hautreaktion vom verzögerten Typ	↓	Rezidiv, Progression	Magen, Kolon, Niere, Blase, HNO, Zervix, Melanom, Lymphome, Leukämie

Literatur: siehe Übersichten HAGER (1990, 1996)

Tab. 6: **Immunologische Tests und deren prognostische Bedeutung für bestimmte Tumorarten**

Rezidivfreiheit mit einer Treffsicherheit von etwa 70 Prozent.

Veränderungen im alternativen Komplementsystem geben ebenfalls Hinweise auf tumorassoziierte Ursachen (DOETSCH, 1986). Eine Aktivierung dieses Systems, das etwa in einem biologischen In-vitro-Assay an Euglenia-Algen bestimmt werden kann, vermag Tumoren im frühen Stadium anzuzeigen.

Mit fortschreitender Erkrankung steigen vor allem bei Patienten mit Pankreas-, Magen- und Mammakarzinomen sowie Hirntumoren Immunkomplexe im Serum an. Diese wirken sich hemmend auf das Immunsystem aus.

Hautreaktion vom verzögerten Typ

Hautreaktionen vom verzögerten Typ (delayed-type cutaneous hypersensitivity, DTH) können durch eine *de novo* Sensibilisierung oder durch Recall-Antigene ausgelöst werden. Für die primäre Hautsensibilisierung wird meist Dinitrochlorbenzen (DNCB) benutzt. Als Recall-Antigene werden i.a. Multitests verwendet (Immignost®, Multitest-Mérieux®). Die Reaktionen auf DNCB und Multirecall-Antigene sind prognostisch konsistente Parameter. Es besteht eine gute Korrelation zwischen dem Tumorstadium und der kutanen Hypersensitivität. Zusammenhänge zwischen einer fehlenden DTH und Rückfällen wurden für Patienten mit malignen Melanomen, Lymphomen sowie Karzinomen der Niere, Blase, Lunge, Zervix, des Magens, des Kolons sowie für Kopf- und Halstumoren beschrieben. Patienten mit Kolonkarzinomen und Karzinomen im Kopf- und Halsbereich zeigen bereits im frühen Stadium einen Rückgang in der DTH auf, während Patienten mit Magen- und Pankreaskarzinomen die Reaktivität bis in spätere Stadien aufrecht erhalten. Krebspatienten mit einer Überlebenszeit von über zwei Jahren reagieren im Hautprovokationstest vom verzögerten Typ fast alle normerg, während bei Patienten mit einer kurzen Überlebenszeit (<3 Monate) in mehr als 95 Prozent der Fälle eine Anergie vorliegt (Abb. 3).

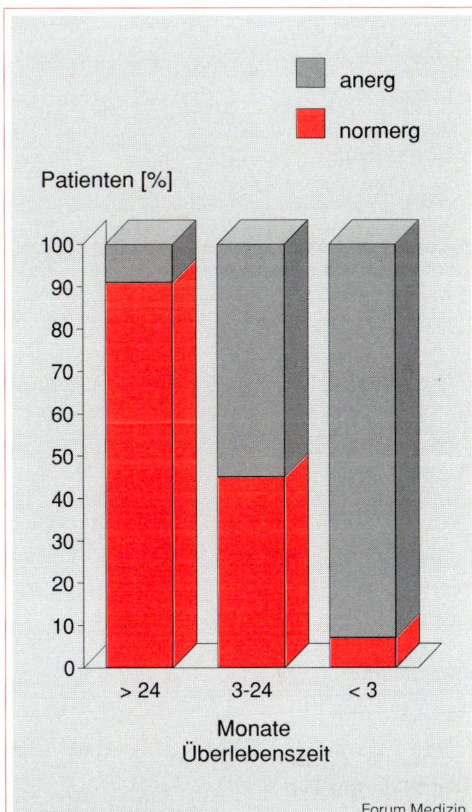

Abb. 3: **Reaktion von Krebspatienten auf sieben verschiedene Recall-Antigene im Rahmen eines Hautprovokationstests vom verzögerten Typ**

Spezifische tumorassoziierte Immunität

Spezifische tumorassoziierte funktionelle Immuntests wurden in den letzten Jahren mit Erfolg entwickelt und geprüft. So erlaubt die "Autologe Tumor-Killing"-Aktivität (ATK) von Krebspatienten eine Vorhersage über den klinischen Verlauf. Nach Untersuchungen von UCHIDA et al. (1990) überlebten 23 von 27 (= 85 Prozent) Patienten mit primär lokalen Lungenkarzinomen bei einem normalen ATK länger als fünf Jahre, während 23 von 23 (= 100 Prozent) Patienten ohne ATK-Aktivität innerhalb von weniger als 18 Monaten rezidivierten und alle innerhalb von 42 Monaten starben.

Literatur

Burnet, F.M.: The concept of immunological surveillance. Proc exp Tumor Rec (1970) 13, 1-21

Clavel, H., Ruse, F., Touzet, C., Chassagne, J., Bernard, D., Ferriere, J.P., Chollet, P., Plagne, R.: Immunological status of oat cell carcinoma-bearing patients. Eur J Respir Dis (1982) 63, 34

Dellon, A.L., Portvin, C., Chretien, P.B.: Thymus-dependent lymphocyte levels during radiation therapy for bronchogenic and esophageal carcinomas: Correlations with clinical course in responders and non-responders. Am J Roentgenol (1975) 123, 500-511

Doveil, G.C., Bernengo, M.G.: Symposium Report. Med Trib (1985) 1, 1

Eckert, K., Schmitt, M., Garbin, F., et al.: Thymosin α1 Effects, in vitro, on Lymphokine-Activated Killer Cells from Patients with Primary Immunodeficiencies: Preliminary Results. Int J Immunopharmac (1994) 16, 1019-1025

Ehrlich, P.: 2. Experimentelle Karzinomstudien an Mäusen. Zschr ärztl Fortbild (1906) 3, 205-213

Hadden, J.W.: The Immunology of Breast Cancer. Clin Immunother (1995) 4(4), 279-300

Hadden, J.W.: Immunology of Head and Neck Cancer. Clin Immunother (1995) 3(5), 362-385

Hager, E.D.: The prognostic value of immune function testing in cancer patients and its implication on immunotherapy. In: Zoch, E., Neumeyer, G.: Thymic factors and their influence on BRM/CSF. International Symposium European Academy, Nonnweiler/Trier (Germany), August 31 – September 2, 1990, Mack, Schönaich

Hager, E.D.: Die prognostische Relevanz immunologischer Parameter in der Onkologie. In: Scheer, R., Becker, H., Berg, P.A. (Hrsg.): Grundlagen der Misteltherapie. Aktueller Stand der Forschung und klinische Anwendung. Hippokrates Verlag, Stuttgart 1996

Garbin, F., Eckert, K., Büttner, P. et al.: Prothymosin α Augments Deficient Antitumor Activity of Monocytes from melanoma Patients in Vitro. Anticancer Research (1994) 14, 2405-2412

Lüthgens, M., Schlegel, G.: IgE bei aktiven und inaktiven Tumoren. Diagnostik (1978) 11, 7-10

Mangge, H., Beaufort, F., Neubauer, M., Samitz, M., Schauenstein, K.: Peripheral blood lymphocytes of nonleukemic lymphoma patients exhibit aberrant expression of T-cell activation markers after polyclonal stimulation in vitro. Cancer (1990) 66, 677-683

McMahon, L.J., Thompson, S.P., Nugent, C., Denny, W.F., Miller, T.P.: Persistent lymphocytopenia as a diagnostic feature of bronchogenic carcinoma. Chest (1980) 78, 583-587

Payne, J.E., Meyer, J.H., Macpherson, J.G., Nelson, D.S., Walls, R.S., Pheils, M.T.: The value of lymphocyte transformation in carcinoma of the colon and rectum. Surg Gynecol Obstet (1980) 150, 687-693

Penn, I., Starzl, T.E.: Malignant tumors arising de novo in immunosuppressed organ transplant recipients. Transplantation (1972) 14, 407-417

Penn, I., Starzl, T.E.: Immunosuppression and cancer. Trans Proc (1973) 5, 943-947

Penn, I.: Tumors of the immunocompromised patient. Ann Rev Med (1988) 39, 63-73

Penn, I.: Cancers complicating organ transplantation. N Engl J Med (1990) 323, 1767-1769

Schauenstein, E., Lahousen, M., Weblacher, M., Steinschifter, W., Estelberger, W., Schauenstein, K.: Selective decrease in serum immunoglobulin G1 – a tissue non specific tumor marker detecting early stages of gynecological malignant diseases with high efficiency. Manuskript zur Publikation eingereicht (1995)

Uchida, A., Kariya, Y., Okamoto, N., Sugie, K., Fujimoto, T., Yagita, M.: Prediction of postoperative clinical course by autologous tumor-killing activity in lung cancer patients. J Natl Cancer Inst (1990) 82, 1697-1701

Bücher

Benjamini, E., Sunshine, G., Leskowitz, S.: Immunology – A short Course. 3. edition. Wiley-Liss, New York 1996

Chapel, H., Haeney, M.: Essentials of Clinical Immunology. 3. Edition. Blackwell Science, Oxford 1995

Doetsch, H.: Krebsforschung mit einzelligen Algen. Verlag für Medizin Dr. Ewald Fischer, Heidelberg 1986

Roitt, I., Brostoff, J., Male, D.: Immunology, 8. Edition. Mosby, London 1994

Schmidt, K.H. et al.: Immunologie in der Praxis. Hippokrates Verlag, Stuttgart 1993

Immundiagnostik Immunmonitoring

Krebserkrankungen gehen häufig mit quantitativen sowie funktionellen Veränderungen des Immunstatus einher. Diese sind entweder durch die Erkrankung selbst oder durch vorangegangene Tumortherapien bedingt. Eine sorgfältig durchgeführte Immundiagnostik kann auf der einen Seite helfen, eine Krebserkrankung im möglichst frühen Stadium zu diagnostizieren. Auf der anderen Seite erlaubt die laufende Kontrolle des Immunstatus während einer Therapie, das sogenannte Immunmonitoring, den Behandlungsverlauf zu beurteilen und weitere therapeutische Konsequenzen zu ziehen.

Der Immunstatus von Krebspatienten ist im Vergleich zu Gesunden auf mehr oder weniger spezifische Weise verändert. Zum Zeitpunkt der Diagnose einer Tumorerkrankung findet man bei vielen Betroffenen eine stark erniedrigte zelluläre Abwehrleistung, einhergehend mit einer erhöhten Verbrauchsreaktion. In der Regel liegt eine Veminderung der Gesamt-T-, der Helfer-, der zytotoxischen T-Zellen und der Natürlichen Killerzellen (NK-Zellen) sowie eine Einschränkung der Makrophagenfunktion vor. Auch die Absolutzellzahl der Lymphozyten ist meist signifikant vermindert. Das Verhältnis von T-Helfer- zu zytotoxischen T-Zellen (Suppressorzellen) ist mit einem Wert von 0,4-0,9 im Vergleich zu Gesunden (1,1-1,8), aber auch zu anderen chronisch Kranken (1,0-1,3) deutlich erniedrigt. Gerade dieses Mißverhältnis der T-Zell-Subpopulationen deutet auf eine elementare Fehlsteuerung der körpereigenen Abwehr hin.

Bei bestimmten Tumorpatienten (malignes Melanom, kolorektales Karzinom, Magenkarzinom, Mammakarzinom) liegen meist umgekehrte Verhältnisse vor: Bei diesen Patienten ist das Verhältnis von T-Helfer- und zytotoxischen T-Zellen zugunsten der T-Helferzellen verschoben. Eine solche – eher autoaggressive – Immunitätslage fördert die übermäßige Produktion zirkulierender Immunkomplexe. Die Funktionstüchtigkeit der Immunabwehr, vor allem der phagozytierenden Zellen, wird dadurch eingeschränkt bzw. blockiert.

Ganz gleich, in welche Richtung die Helfer/Suppressor-Ratio verschoben ist: In beiden Fällen ist das angegriffene Immunsystem nicht mehr in der Lage, aus eigener Kraft entartete Zellen aufzuspüren und zu zerstören.

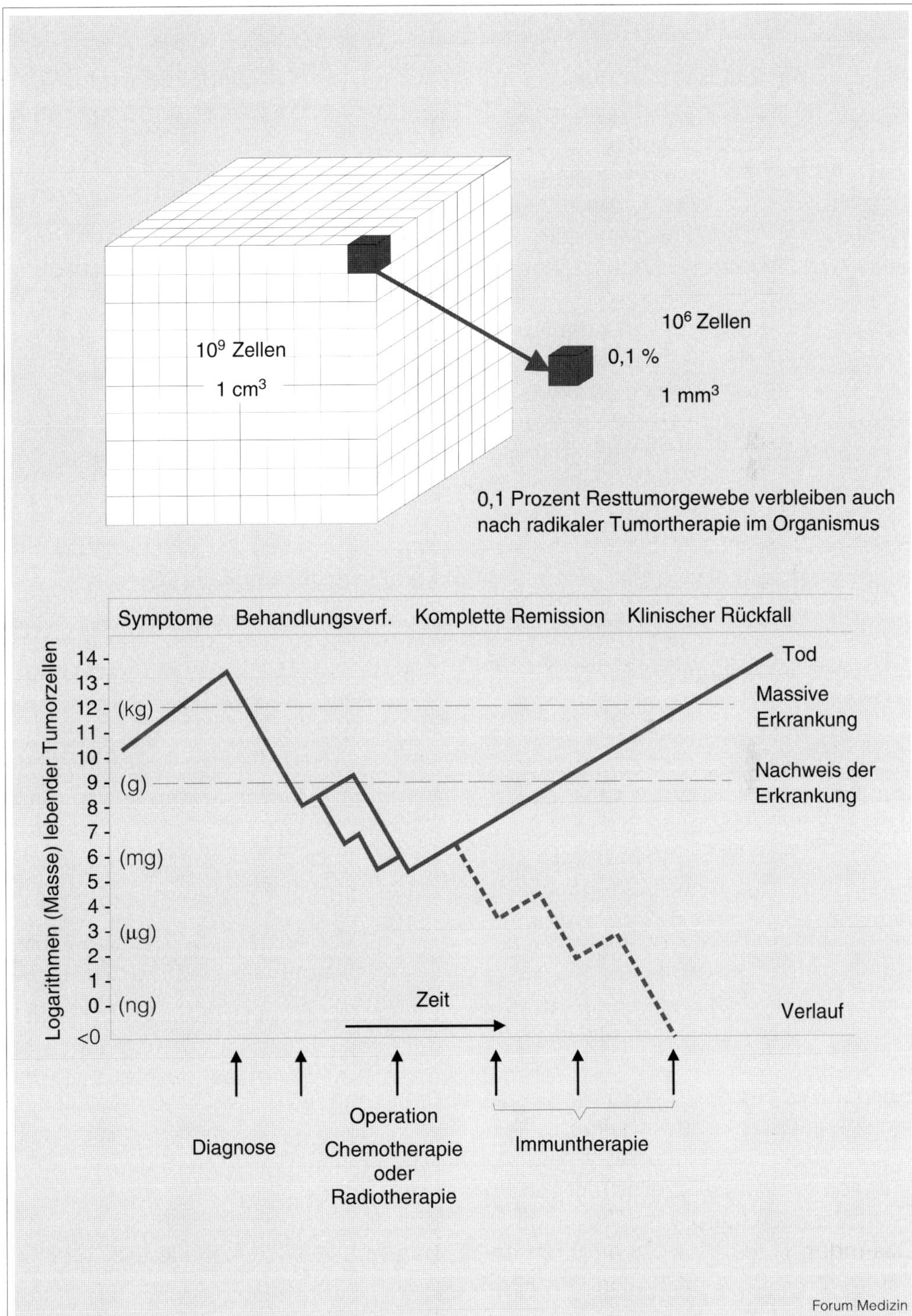

Verlaufsmöglichkeiten in der Tumorbehandlung unter Berücksichtigung immunkompetenter Therapien

Therapiebedingte Immundefekte

Während die erhöhte Verbrauchsreaktion der Immunzellen bei Krebspatienten vermutlich krankheitsbedingt ist, sind andere Immundefekte eindeutig die Folge einer vorangegangenen Tumortherapie. Die körpereigene Abwehr wird nämlich durch Operation, Chemotherapie und Radiatio stark in Mitleidenschaft gezogen. Ursache ist offensichtlich der hämatotoxische Effekt dieser Behandlungsmethoden.

Dies ist umso schwerwiegender, als selbst bei bestem Ansprechen einer antineoplastischen Krebsbehandlung prinzipiell nicht alle Krebszellen vernichtet werden können (siehe Abbildung). Allein ein optimal funktionierendes Immunsystem wäre in der Lage, diese Zellen aufzuspüren, zu zerstören und damit ein Rezidiv zu verhindern.

Folgende Störungen des Immunstatus sind mit hoher Wahrscheinlichkeit auf eine vorausgegangene Tumortherapie zurückzuführen:

Nach einer **Chemotherapie** tritt häufig ein Abfall der Lymphozyten-Gesamtzellzahl sowie der Subpopulationen auf. Auch die Verhältnisse der Subpopulationen untereinander sind gestört im Sinne einer Verminderung der T-Helferzellen gegenüber den zytotoxischen T-Zellen – ein Befund, der mit einer Immunsuppression einhergeht. Durch eine eingeleitete Immuntherapie ist es in der Regel möglich, die Verhältnisse innerhalb von sechs bis zwölf Wochen zu normalisieren.

Nach einer **Bestrahlung** treten schwerwiegendere und vor allem länger andauernde Schädigungen des Immunsystems auf. Häufig reduziert sich die Gesamtzahl der Lymphozyten um mehr als die Hälfte. Der Immundefekt bleibt unbehandelt meist mehrere Jahre bestehen und ist immuntherapeutisch nur schwer zu beeinflussen.

Immundiagnostik – in jeder Phase der Erkrankung sinnvoll

Eine sorgfältig durchgeführte Immundiagnostik ist das geeignete Mittel, tumor- bzw. therapiebedingte Immundefekte exakt zu erfassen. Als Konsequenz können adäquate therapeutische Schritte eingeleitet werden.

Die Bestimmung des Immunstatus hat sich in allen Stadien der Krebserkrankung als sinnvoll erwiesen.

Im Frühstadium einer Tumorerkrankung ist vor allem die Bestimmung der Lymphozyten-Subpopulationen sowie die Ermittlung ihrer Funktionalität wichtig. In bestimmten Fällen ist es auf diese Weise möglich, anhand der Veränderung von Immunparametern eine Tumorerkrankung in einem frühen Stadium zu diagnostizieren – in einem Stadium, in dem die Prognose durch rechtzeitige Behandlungen noch gut ist. Routinemäßig ist der Immunstatus als sensibler Vorsorgeparameter allerdings nicht immer geeignet. Das Mammakarzinom, das Melanom sowie das kolorektale Karzinom sind beispielsweise eher durch eine hypererge Regulationsstörung geprägt, die erst sekundär zu einer Beeinträchtigung immunologischer Reaktionen führt.

Die laufende Kontrolle des Immunstatus, das Immunmonitoring, ist auch in späteren Stadien einer Krebserkrankung unverzichtbar. Nur so können Einflüsse, die eine immunologische Verbrauchsreaktion unterhalten (etwa ein aktiver Zahnherd) oder zur Suppression bzw. Blockade der Immunantwort führen (etwa eine aggressive Tumortherapie), erfaßt und gegenreguliert werden.

Bei immunologisch aktiven Therapien ist ein Immunmonitoring sogar dringend angezeigt. Denn nur durch die engmaschige Kontrolle des Immunstatus kann gewährleistet werden, daß immunologische Fehlsteuerungen erkannt und damit die Progredienz der Erkrankung durch die Therapie tatsächlich günstig beeinflußt wird.

Das diagnostische Werkzeug: Laboruntersuchungen . . .

Heute steht eine Vielzahl von Untersuchungsmethoden zur Verfügung, mit deren Hilfe onkologisch bedingte Immundefekte diagnostiziert werden können. Neben den Basis-Laboruntersuchungen wie Blutbild und BSG-Bestimmung zählt hierzu die Erfassung von Tumormarkern sowie von immunologisch bedeutsamen Serumparametern. Von besonderem Interesse: Akute-Phase-Proteine (allen voran das C-reaktive Protein (CRP)), Neopterin, bestimmte Komplementfaktoren, die Serumtiter von Immunglobulinen des Typs G, A, und M, Subklassen von IgG, zirkulierende Immunkomplexe sowie immunrelevante Mineralstoffe und Spurenelemente.

- Das C-reaktive Protein (CRP) ist ein relativ unspezifischer Marker für den Aktivierungsgrad des Immunsystems. Es steht in Verbindung mit entzündlichen Prozessen, bakteriellen Infektionen und Gewebeschädigungen, stellt aber auch ein Kriterium zur Beurteilung des Verlaufs einer Tumorerkrankung dar.
- Komplementfaktoren-Bestimmungen sind vor allem indiziert bei chronisch-entzündlichen, komplementabhängigen Immunkomplexerkrankungen und bei Tumorpatienten.
- Die Bestimmung vom Immunglobulin-Serumtitern sind bei Krebspatienten insofern indiziert, als von der Norm abweichende qualitative und quantitative Veränderungen der Immunglobuline Folge einer malignen Veränderung sein können.
- Zirkulierende Immunkomplexe (CIC) weisen auf eine chronische Überlastung des Immunsystems hin. Ursache kann ein chronischer Entzündungsprozeß, aber auch eine Tumorerkrankung sein.
- Mineralstoffe und Spurenelemente – sie werden meist aus heparinisiertem Vollblut bestimmt – sind wichtige Verlaufsparameter bei entzündlichen und malignen Prozessen und erlauben zum Teil Aussagen über eine etwaige Metastasierung.

. . . Durchflußzytometrie (FACScan) . . .

Unter den gängigen immunologischen Diagnoseverfahren nimmt die Durchflußzytometrie (FACScan) die wichtigste Stellung ein.

Ausgangspunkt für die Messung ist EDTA-Vollblut, aus dem durch Gradientzentrifugation und bestimmte Auswaschverfahren die Lymphozyten isoliert werden. Durchflußzyto-

Zellpopulationen	Referenzwerte[1] Prozent $\bar{x}$ (P25 - P75)	absolute Zellzahl $\bar{y}$ (P25 - P75) x $10^3/\mu l$
Leukozyten	100	5,9 (4,6 - 7,1)
Lymphozyten	32 (28 - 39)[2]	2,1 (1,6 - 2,4)
T-Zellen (CD3+)	72 (67 - 76)[3]	1,4 (1,1 - 1,7)
% HLA-DR+ der CD3+	10 (8 - 15)[4]	–
% IL2R+ der CD3+	18 (13 - 24)[4]	–
% CD57+ der CD3+	10 (5 - 16)[4]	–
B-Zellen (CD19+/CD20+)	13 (11 - 16)[3]	0,3 (0,2 - 0,4)
% CD23+ der CD20+	63 (52 - 73)[4]	–
% CDw78+ der CD19+	32 (19 - 47)[4]	–
NK-Zellen (CD3-/CD16+/CD56+)	14 (10 - 19)[3]	0,3 (0,2 - 0,4)
CD4+-T-Zellen	42 (38 - 46)[3]	0,8 (0,7 - 1,1)
% CD45RA+ der CD4+	40 (32 - 49)[4]	–
% L-Selectin der CD4+	78 (72 - 83)[4]	–
CD8+-T-Zellen	35 (31 - 40)[3]	0,7 (0,5 - 0,9)
% CD57+ der CD8+ (CTL u. NK)	29 (19 - 39)[4]	–
CD4 : CD8 Ratio	1,2 (1,0 - 1,5)	

1) 18-70jährige; 2) Prozent der Leukozyten; 3) Prozent der Lymphozyten; 4) Prozent der Subpopulationen; $\bar{x}$,$\bar{y}$: Median; P25, P75: 25- bzw. 75-Perzentile
HLA-DR: Aktivierungsmarker auf T-Zellen; IL2R: Interleukin-2-Rezeptor;
CD23: Aktivierungsmarker auf B-Zellen und IgE-Rezeptor
CDw78: markiert die meisten reifen B-Zellen (Aktivierungsmarker)
CD45RA: CD4+CD45RA+-T-Zellen induzieren Suppressoraktivität von CD8+-T-Zellen
L-Selectin: Adhäsionsmolekül auf T- und B-Zellen
CD57: markiert non-MHC-restriktierte CD3+ zytotoxische T-Zellen (CTL) und CD3- reine Natürliche Killerzellen (NK)

Tab. 1: **Quantifizierung und Charakterisierung von Lymphozyten-Subpopulationen** [nach HANNET et al., 1992]

meter (FACScan) leiten sich von Blutzellzählgeräten ab. Aufgrund einer Markierung mit spezifischen Antikörpern können jedoch zusätzlich unterschiedliche Immunzelltypen differenziert werden. Auf diese Weise kann die qualitative und quantitative Zusammensetzung der Lymphozyten-Untergruppen exakt bestimmt werden. Ebenso sind – bei speziellen Fragestellungen – Aussagen über den funktionellen Zustand bestimmter Zelltypen und damit über die Flexibilität des Immunsystems möglich (siehe Tab. 1).

... und Funktionstests

Funktionstests geben Aufschluß über den funktionellen Zustand der körpereigenen Abwehr. Drei Testsysteme werden heute hauptsächlich verwendet:

■ Test auf Neopterin
Neopterin, ein Derivat des Pteridins, des Grundbausteins der Folsäure, ist ein Produkt des zellulären Immunstoffwechsels. Diagnostisch ist die Substanz insofern interessant, als sie einen sensiblen Marker für den Aktivierungszustand von Makrophagen darstellt – aktivierte Makrophagen sind die Hauptproduzenten von Neopterin – und indirekt auch Rückschlüsse auf die Aktivität von T-Zellen erlaubt. Typisch für Tumorerkrankungen sind erhöhte Neopterinwerte in Serum und Harn.

■ Recall-Antigen-Test
Recall-Antigene sind Antigene, mit denen ein Mensch im Laufe seines Lebens mit hoher Wahrscheinlichkeit in Kontakt gekommen und gegen die er demzufolge sensibilisiert ist. Bekannte Recall-Antige sind etwa das Tetanus- oder Diphtherie-Toxoid sowie Streptokokken- und Candidaantigene. Die Immunantwort gegen diese Antigene kann in einem Intrakutantest (z.B. Immignost®, Multitest Mérieux®) provoziert werden und erlaubt somit eine Aussage über die Funktionstüchtigkeit der zellulären Abwehr.

■ De-novo-Antigen-Test
Die Sensibilisierung der Haut mit Dinitrochlorbenzol (DNCB) und die anschließende Testung der Reaktion vom verzögerten Typ erlaubt Rückschlüsse über die Funktionstüchtigkeit von T-Zellen. Bei einem negativen Ergebnis liegt der Schluß nahe, daß der Organismus nicht mehr in vollem Maße sensibilisiert werden kann, die zelluläre Immunabwehr also geschwächt ist.

■ Lymphozytenproliferations-Antwort (LPR)
Bei diesem Test wird die Proliferation von Lymphozyten auf Mitogene, wie Phythämagglutinin (PHA), Concanavalin A (Con A), Poke-Weed-Mitogen (PWM), getestet. Ein zum Beispiel durch Tumoren kompromittiertes Immunsystem weist eine gehemmte Reaktion auf.

■ Auto-Tumor-Killing-Test
Die Fähigkeit der Lymphozyten des Patienten, seine eigenen Krebszellen in vitro zu „killen“, ist ein funktioneller Immuntest von hohem prognostischen Wert.

Die Grenzen der Immundiagnostik

Obwohl der Nutzen von Immundiagnostik und Immunmonitoring unbestritten sind, sollte man sich auch die Grenzen dieser Methoden klarmachen. So unterliegt der Immunstatus einer Vielzahl endogener, vor allem endokriner Einflüsse. Hintergrund ist die Erkenntnis, daß Immunsystem und endokrines System eng verschaltet sind und sich gegenseitig beeinflussen (Kapitel 6.1). Manche Wissenschaftler setzen sich daher verstärkt dafür ein, zusätzlich zum Immunstatus einen hormonellen Status zu erheben.

Ein weiterer Punkt: Man weiß, daß ein Großteil der Immunzellen nicht in der Blutbahn zirkuliert, sondern sich in anderen Körperkompartimenten aufhält. Leukozytenzahlen und -aktivitäten, die aus Blutproben ermittelt werden, widerspiegeln somit nicht zwangsläufig den tatsächlichen Immunitätszustand des Patienten. Die Fähigkeit der Leukozyten, aus dem peripheren Blut in das Gewebe zu emigrieren und zum Beispiel Krebszellen bei der Penetration zu erkennen, ist eine wichtige Eigenschaft. Diese kann etwa durch die Bestimmung der Lokomotion von Zellen in vitro näherungsweise bestimmt werden.

Zusammenfassend kann man aber sagen, daß eine sorgfältig durchgeführte Immundiagnostik eine prognostische und damit therapeutisch verpflichtende Aussage bei chronisch Kranken zuläßt, da bei diesen Patienten der Immunstatus langfristig auf einem pathogenen Niveau „eingefroren" ist. Grundsätzlich sollten die Laborbefunde aber stets unter Berücksichtigung des klinischen Krankheitsverlaufes interpretiert werden.

Literatur

Hannet, I., Erkeller-Yuksel, F., Lydyard, P., Deneys, V., De Bruyère, M.: Developmental and maturational changes in human blood lymphocyte subpopulations. Immunology today (1992)

Schleicher, P., Bannasch, L.: Stellenwert der Immundiagnostik und der Immuntherapie in der Onkologie. notabene medici (1992) 7, 336-342

Schleicher, P., Bannasch, L.: Die immunologische Mehrschritt-Therapie in der Onkologie. Naturheilpraxis (1995) 3, 323-333

Bücher

Benjamini, E., Sunshine, G., Leskowitz, S.: Immunology – A short Course. 3. edition. Wiley-Liss, New York 1996

Chapel, H., Haeney, M.: Essentials of Clinical Immunology. 3. Edition. Blackwell Science, Oxford 1995

Dostal, V., Bayer, W., Schleicher, P., Schmidt, K.H.: Immunmonitoring und additive Immuntherapie. Hippokrates-Verlag Stuttgart 1990

Fishman, W.H. (eds): Oncodevelopmental markers: biologic, diagnostic and monitoring aspects. Academic Press, New York and London 1983

Heberman, R.B. (ed): NK cells and other natural effector cells. Academic Press, New York and London 1982

Heberman, R.B. (ed): Basic and Clinical Tumour Immunology. Martinus Nijhoff, Boston 1983

Klempner, S., Styrt, B., Ho, J.: Phagocytes and Disease. Kluwer Academic Publishers 1989

Roitt, J., Brostoff, J., Male, D.: Essential Immunology. 8. Ausgabe. Mosby, London 1994

Schleicher, P., Schmidt, K. (ed): Grundzüge der Immundiagnostik und -therapie. Hippokrates Verlag, Stuttgart 1989

Tumormarker

Tumormarker sind Substanzen, die im Blut oder in anderen Körperflüssigkeiten vorkommen und deren Auftreten bzw. Konzentrationsänderungen mit dem Entstehen und dem Wachstum von malignen Tumoren eines Individuums in Beziehung stehen. In diesem Sinne kommt ihnen eine hohe prognostische Bedeutung zu.

Tumormarker sind zumeist Proteine, die in oder auf Tumorzellen vorkommen oder – durch diese induziert – von anderen Zellen des Wirtsorganismus freigegeben werden. Ihr Nachweis kann in diesem Sinne mit dem Wachstum bzw. Verlauf eines Tumorleidens zusammenhängen.

Die klinisch-chemische Diagnostik von Tumormarkern ist von großem Interesse für Arzt und Patienten (Tab. 1). Die Hauptanwendungsgebiete der Tumormarkerbestimmung sind die Therapieeffizienzkontrolle und die Verlaufsbeurteilung nach einer Operation und/oder Radio-, Chemo- bzw. Hormontherapie bei Patienten mit malignen soliden Tumoren. Der Nachweis von Rezidiven oder Metastasen kann mit Hilfe der Tumormarkerbestimmung der klinischen Manifestation bis zu sechs Monaten vorausgehen (leadtime). Nach einer operativen Tumorentfernung oder tumordestruktiven Therapie stellen die Tumormarker somit eine wichtige nichtinvasive Möglichkeit der Tumorüberwachung dar. Über den Tumormarkerverlauf kann frühzeitig, oft bevor bildgebende Verfahren eine Änderung anzeigen, entschieden werden, ob zum Beispiel

- der Patient von einer Fortführung der Chemotherapie profitiert, oder
- bei anhaltender Zunahme der Tumormarkerkonzentration eine Änderung des therapeutischen Konzepts wegen überwiegender Therapieresistenz oder eingetretenem therapierefraktärem Zustand im Verlauf einer Chemotherapie vorgenommen werden muß, oder
- ob überhaupt auf eine Chemotherapie gänzlich verzichtet werden sollte.

Der Begriff Tumormarker verführt häufig, insbesondere bei Patienten, zu Mißinterpretationen. Tumormarker im eigentlichen Sinne, das heißt Marker mit nahezu hundertprozentiger Spezifität, die nur bei Krebspatienten und nicht bei gesunden Personen bzw. bei benignen Erkrankungen (Nicht-Tumorkranken) nachweisbar sind, gibt es nicht. Auch ist keine hundertprozentige Sensitivität möglich; das heißt, nicht alle Tumormarker sind bei allen Tumoren und in Frühstadien nachweisbar. Anders ausgedrückt:

- auch bei gesunden Personen und gutartigen Erkrankungen können Tumormarkerkonzentrationen über dem Normalbereich auftreten (Tab. 2) und

- bei Tumormarkerkonzentration im Normbereich, selbst bei sehr geringen Konzentrationen, kann nicht auf die Abwesenheiten von Tumoren geschlossen werden.

Ein Anstieg von Tumormarker korreliert nicht immer mit dem Tumorwachstum. Durch tumordestruktive Methoden kann es auch zu einem Anstieg von Tumormarkern durch Freisetzung aus zerstörten Tumorzellen kommen, ebenso durch (Re)Differenzierung von Krebszellen, beispielswei-

Marker	Screening	Diagnose	Verlaufskontrolle	Prognose
CEA	C-Zelltumore	C-Zelltumore	Kolon, Mamma, Lunge, C-Zelltumore	Kolon-, Magen-Ca
AFP	Risiko-gruppen	Keimzell-tumore, HCC	Keimzell, Hepatozelluläres Karzinom (HCC)	Keimzelltumore
CA 19-9		Pankreas-Ca	Pankreas-, Gallenwegs-Ca	Magen-Ca
CA 72-4			Magen-, Ovar-Ca (muzinös)	
CA 125			Ovar-Ca (serös)	
CA 15-3			Mamma	
NSE		Lunge-Ca (kleinzellig/ SCLC)	Lungen-Ca (kleinzellig), Neuroblastom, Apudom	
SCC			Zervix-, HNO-, Lungen-, Ösophagus-Ca	
CYFRA 21-1			Lungen-Ca (nicht-klein-zellig/NSCLC), Blasen-Ca	NSCLC
HCG	Risiko-gruppen	Keimzell-tumore, trophoblast. Tumor	Keimzelltumore, trophoblast. Tumor	Keimzell, trophoblast. Tumor
PSA	Prostata (?)	Prostata	Prostata	
TPA			Blase	
Calcitonin	C-Zelltumore	C-Zelltumore	C-Zelltumore	C-Zelltumore
HTG			diff. Schilddrüsen-Ca	
β2-Mikro-globulin			Multiples Myelom (MM), Non-Hodgkin-Lymphom	MM

nach A. FATEH-MOGHADAM, P. STIEBER, 1994

Tab. 1: **Indikationen für Tumormarker-Bestimmungen**

Ursache	Tumormarker
Adenome des Ovars	MCA
Adnexitis	CA 125
Autoimmun-erkrankungen	CEA, β_2-Mikroglobulin (β_2-M)
Cholezystitis, Cholestase	CA 19-9
Colitis ulcerosa	CEA, CA 19-9
Entzündung des Urogenitaltraktes	TPA
Hepatitis, chronische	CEA, TPA, AFP
Leberzirrhose	CA 50, AFP, CEA
Mastopathie	CEA, MCA
Morbus Crohn	CEA, CA 19-9
Pankreatitis	CEA, CA 19-9
Pneumonie, Bronchitis	CEA, TPA
Prostatitis, Prostata-hypertrophie, Prostatainfarkt	PSA, PAP, CA 50
Raucher	CEA (bis 20 ng/ml), MCA, CA 15-3
rektale Untersuchungen, Endoskopie, Zystoskopie, Urinretention	PSA, PAP
Schwangerschaft	CEA
Strahlentherapie	CEA, MCA

Tab. 2: **Erhöhte Tumormarkerkonzentrationen bei nichtmalignen Erkrankungen**

se durch Vitamin A oder andere Differenzierungsfaktoren. Auch kann die Lagerzeit des Blutes bzw. Serums einen Einfluß auf die Höhe von Tumormarkern haben (durch Freisetzung bzw. Abbau).

Sensitivität und Spezifität

Der obere Grenzwert eines Tumormarkers wird derart festgelegt, daß die meisten Gesunden und Patienten mit gutartigen Krankheiten darunter liegen und Patienten mit bösartigen Tumormarkern darüber. Durch die Festlegung des Grenzwertes wird die Spezifität und Sensitivität eines Tumormarkers bestimmt. Meist wird eine 95prozentige Spezifität gegenüber gesunden Personen respektive gutartigen Erkrankungen gewählt. Sollen möglichst viele Tumorpatienten erfaßt werden, ist der Grenzwert für die Spezifität tiefer zu setzen. Damit nimmt man aber eine erhöhte Rate an falsch positiven Ergebnissen in Kauf; das heißt, gesunde Personen werden als positiv bewertet. Will man dagegen sichergehen, daß ein positives Testergebnis mit größter Wahrscheinlichkeit einen Tumor bedeutet, so ist der Grenzwert entsprechend hoch zu setzen. Hohe Werte entsprechen eher malignen Tumorerkrankungen. In diesem Falle erhält man aber relativ viele falsch negative Ergebnisse. Hieraus geht hervor, daß die Möglichkeit falsch positiver oder falsch negativer Ergebnisse vom Grenzwert abhängig ist.

Die sich daraus ergebende Problematik kann durch die Auswahl und Kombination der Auswertung geeigneter Tumormarker verringert werden. Die Bestimmung mehrerer Tumormarker derselben Indikation, wie zum Beispiel die Muzinmarker CA 15-3, MCA und CA 549 beim Mammakarzinom, ist nicht sinnvoll. Es kann allerdings vorkommen, daß diese Tumormarker unterschiedlich ansprechen, deshalb kann sequentiell durchaus der jeweilig empfindlichere Tumormarker durch Bestimmung ausgesucht werden.

Einflüsse auf die Tumormarker

Die Konzentration von Tumormarkern ist neben der Tumormarker-Synthese, -Expression und -Freisetzung sowie der Tumormasse und Ausbreitung auch von der Blutversorgung des Tumors und vom Katabolismus der Marker abhängig. Erhöhte Tumormarker können auch bei der Störung der Ausscheidung beobachtet werden, insbesondere bei Niereninsuffizienz, Leberinsuffizienz und Cholestase. Bei einer Cholestase können Serumwerte von CA 19-9 bis zu 30.000 U/ml auftreten. Die Marker PSA und PAP können auch nach rektaler Untersuchung, Zystokopie, Endoskopie, Prostatabiopsie und Katheterisierung der Harnblase über längere Zeit erhöht sein, aber auch nach Prostatainfarkten und Urinretention.

Weitere, nicht tumorbedingte Einflüsse sind:

- *Lagerzeit und -bedingungen des Serums:* Durch Abbau von Tumormarkern können zum Teil deutlich verringerte Werte bestimmt werden, insbesondere für TPA und PAP.
- *Zeitintervall zwischen Blutabnahme und Zentrifugation des Blutes:* Ein Anstieg von NSE durch Freisetzung aus dem Thrombozyten ist zu beachten.
- *Hämolyse und Ikterus:* NSE- und PSA-Werte können dadurch stark verändert werden (falsch hohe Werte).
- *Hautkontakt und Speichel:* Dadurch können SCC-Werte stark verfälscht werden (falsch hohe Werte).
- *Medikamenteninteraktion:* Die Zytostatika Cisplatin, Mitomycin und Epirubicin sowie Estradiol führen zu falsch hohen PSA-Werten, aber auch hohe Konzentrationen zwei- und dreiwertiger Metallionen sowie Purin-, Indol-, Guanidin-Analoga (wie Isoket®, Isoptin) und Vitamin C.
- *Diagnostische Ursachen:* Bei Patienten, bei denen eine Immunszintigraphie durchgeführt wurde, können 'Humane Anti-Maus-IG-Antikörper' (HAMA) entstehen und Ursache für falsch positive Messungen sein.

Für das Screening asymptomatischer Personen und Personen ohne Risiko sind Tumormarker wegen der gerin-

Tumor-assoziierte Antigene	CEA, AFP, SCC, PSA, CA 19-9, CA 50, CA 195, CA 15-3, BCM, MCA, CA 549, CA 125, CA 72-4
Enzyme	PAP, TK, NSE, Apo-Isoenzyme, Lysozym
Hormone	HCG, Prolaktin, ACTH, Kalzitonin, Insulin, VIP
Serum-Proteine	Ferritin, mIg, BJ, β_2-M, Akute-Phase-Proteine, HTG
Metaboliten	Melanin, Neopterin, Polyamine, Katecholamine
Proliferations-Antigene	TPA (TPS)

Tab. 3: **Einteilung der Tumormarker**

gen Sensitivität und Spezifität und für die Primärdiagnostik selten geeignet. Bei Risikogruppen, Verdachtsfällen oder symptomatischen Patienten ist einer Bestimmung von Tumormarkern durchaus angezeigt, insbesondere:

- PSA bei über 50jährigen Männern,
- AFP bei Patienten mit Leberzirrhose,
- Calcitonin bei Verdacht auf medulläres Schilddrüsenkarzinom,
- AFP und HCG bei Keimzelltumoren,
- Bence-Jones-Proteine (BJ) bei Verdacht auf Multiples Myelom und
- CEA, SCC und NSE zum Beispiel zur differentialdiagnostischen Abklärung von Raumforderungen unklarer Dignität in der Leber und Lunge. So kann beispielsweise bei einem Lungenrundherd ein deutlich erhöhter NSE-Wert ein starker Hinweis für ein kleinzelliges Bronchialkarzinom sein.

Kolorektale Tumore

Bei kolorektalen Tumoren weisen zum Beispiel CEA und CA 19-9 bei der Überwachung vermeintlich kurativ operierter Patienten eine höhere Sensitivität auf als Computertomographie, Sonographie und Endoskopie. Dies spielt insbesondere bei der Entdeckung von Lokalrezidiven im Anastomosenbereich und bei der Überwachung der adjuvanten Chemotherapie eine wichtige Rolle (zum Beispiel Abbruch der Therapie bei Tumormarkeranstieg). CEA-Werte über 20 ng/ml findet man bei 70 Prozent der Kolon- und Rektumkarzinome.

Mammakarzinome

Patienten mit Mammakarzinomen haben erhöhte CEA, CA 15-3 und MCA-Werte im Vergleich zu gesunden Kontrollen bzw. ihren Basiswerten vor ihrer Erkrankung. CEA-Werte über 20 ng/ml findet man bei 40 Prozent der Brustkarzinome. Verfolgt man den zeitlichen Verlauf der Tumormarkerspiegel einer Patientin mit Brustkrebs, so können die beobachteten Änderungen mit dem Fortschreiten, der Rückbildung oder dem Wiederauftreten der Erkrankung korrelieren. Dies kann zu einem frühen Zeitpunkt eine Entscheidung ermöglichen, ob die eingeschlagene Therapie erfolgversprechend ist oder ob eine andere Therapie versucht werden sollte. Postoperativ spricht ein Anstieg für ein Rezidiv- bzw. für Metastasen, wenn die Werte stetig (exponentiell) steigen.

Prostatakarzinom

Tumormarker der ersten Wahl beim Prostatakarzinom ist das Prostata-Spezifische Antigen (PSA). Werte größer 4 ng/ml sind bereits suspekt für eine Neuerkrankung. Ein kontinuierlicher Anstieg ist sehr verdächtig, insbesondere wenn dieser eine exponentielle Entwicklung aufweist. Die PSA-Normwerte sind aber altersabhängig. So können PSA-Werte von 65-70jährigen bis zu 6,2 ng/ml und bei über 70jährigen bis zu 6,8 ng/ml noch normal sein. Sinkt nach einer Hormonblockade der PSA-Wert, so ist dies eine strenger Hinweis auf ein Karzinom. Bei gutartigen Prostataveränderungen (zum Beispiel Prostata-ade-

Sinnvoller Einsatz von Tumormarkern

Marker Tumor	CEA	AFP	CA 19-9	CA 72-4	CA 125	CA 15-3	NSE	SCC	CYFRA 21-1	HCG	PSA	TPA	Calci- tonin	HTG
Kolon	++++		+++											
Pankreas	++		++++											
Magen	+++		++	++++										
Ösophagus	++							+						
Leber (HCC)		++++												
Gallenwege			++++											
Mamma	++++					++++								
Ovar				+++	++++									
Zervix	+++							++++						
Chorion										++++				
Lunge SCLC							++++		+++					
Lunge NSCLC	++								++++					
Keimzell		++++								++++				
Prostata											++++			
Blase									++			++		
Schilddrüse	+													++++
C-Cell	++												++++	
HNO-Tumoren	++								++++					

Tab. 4: **Klinisch relevante Tumormarker** [nach FATEH-MOGHADAM, STIEBER, 1994]

nom) sind die Werte meist unter 10 ng/ml.

Um gutartige Prostatavergrößerungen von bösartigen Prostatatumoren unterscheiden zu können, besteht die Möglichkeit, das Verhältnis des freien PSA zu dem gesamten PSA im Serum zu bestimmen. Da PSA im Serum langsam Komplexe bildet, kann das Verhältnis von freiem zu gesamtem PSA für die Differentialdiagnose gutartige/bösartige Prostatavergrößerung eingesetzt werden (PFLEIDERER, 1995). Der Quotient aus freiem PSA/gesamtem PSA ist bei gutartigen Prostatavergrößerungen signifikant höher als bei unbehandelten Prostatakarzinom-Patienten. Werte über 0,22 (22 Prozent) sprechen eher für eine gutartige Prostatavergrößerung, Werte kleiner 0,14 (14 Prozent) dagegen eher für eine maligne Prostatavergrößerung.

Lungenkarzinom

Für kleinzellige Lungenkarzinome (SCLC) eignen sich die Tumormarker NSE und DR-70 und für nicht-kleinzellige (NSCLC) die Marker CEA, SCC und CYFRA 21-1. CEA-Werte über 20 ng/ml werden in 60 Prozent der nichtkleinzelligen Bronchialkarzinome gefunden. Der neue Tumormarker DR-70 scheint für die Diagnostik sowohl der kleinzelligen als auch der nicht-kleinzelligen Lungenkarzinome geeignet zu sein.

Ovarialkarzinom

Der Tumormarker CA 12-5 ist für das seröse Ovarialkarzinom derzeit der Marker der ersten Wahl. Bei diesen Tumoren ist in 75-92 Prozent der Fälle der Marker erhöht (Sensitivität). Er korreliert gut mit der Regression oder Progression der malignen Erkrankung, die mit erhöhtem Serumspiegel einhergehen und ist somit zur Therapiekontrolle geeignet. Für muzinöse Ovarialkarzinome eignet sich besser der Tumormarker CA 72-4. Ein Ansteigen der Serumspiegel nach einer Operation, Bestrahlung oder Chemotherapie weist auf ein Rezidiv oder Metastasen hin.

Tumormarkerkinetik

Bei der Beurteilung eines malignen Geschehens ist nicht der Einzelmeßwert entscheidend, insbesondere nicht die Höhe, sondern die Entwicklung der Tumormarker in Abhängigkeit von der Zeit (Tumormarkerkinetik). Ein exponentieller Anstieg von Tumormarkern ist als verdächtig anzusehen. So ist es möglich, bereits mit drei bis vier Messungen einen Rückfall mit Tumorwachstum zu vermuten, selbst wenn diese sich noch im Normbereich befinden, aber der Anstieg einer Exponentialkurve gehorcht. Die Erfassung der Tumorkinetik erlaubt unter Umständen auch eine Abgrenzung gegenüber einer gutartigen Erkrankung bzw. Stillstand des Tumorwachstums.

Fazit

Die Tumormarker ermöglichen eine wichtige nichtinvasive Diagnostik-Überwachung von Tumoren. Bei richtiger Bewertung können Tumormarker in bis zu 50 Prozent der Fälle ein bis sechs Monate früher als andere diagnostische Verfahren auf eine Tumorprogression oder -remission hinweisen, das heißt klinisch manifest werden. Ein Anstieg von Tumormarkern nach einer Operation oder Chemo- bzw. Radiotherapie ist – je nach zeitlicher Kinetik – stark verdächtig auf ein Rezidiv bzw. eine Metastasierung.

Die Häufigkeit von Tumormarkerbestimmungen richtet sich nach den Umständen, insbesondere der Art der Therapie (Therapiekontrolle), Bedeutung einer Früherkennung (zum Beispiel Kolon) und den therapeutischen Möglichkeiten bei Entdeckung eines Rezidivs oder Metastasierung. Auf jeden Fall sollte vor einer ersten Therapie, insbesondere Operation, aber auch Chemo- oder Radiotherapie, eine Bestimmung erfolgen. Eine Kontrolle kann zehn Tage nach einer Therapie erfolgen. Wiederholungsbehandlungen sind im allgemeinen innerhalb eines Zeitraumes von vier Wochen nicht sinnvoll.

Im allgemeinen reicht die Bestimmung von ein bis zwei Tumormarkern zur Verlaufskontrolle. Normalisiert sich ein Tumormarker unter einer Behandlung, so sollten auch andere sinnvolle Tumormarker gemessen werden, da eine Selektion von Tumorzellen stattfinden kann, die andere Tumormarker freisetzen. Bei Keimzelltumoren sollte immer eine AFP und HCG kombiniert bestimmt werden, da unter der Therapie ein histologischer Typenwandel stattfinden kann.

Literatur

Klapdor, R.: Überlegungen zu einem sinnvollen Einsatz von Tumormarkern. Onkologe (1995) 1, 627-633

Pfleiderer, P.: Prostate-specific antigen – A status report 1995. Clin Lab (1995) 41, 635-642

Stieber, P.: Allgemeine Kriterien zum sinnvollen Einsatz von Tumormarkern. Klinikarzt (1994) 23, 406-418

Bücher

Fateh-Moghadam, A., Stieber, P.: Tumormarker und ihr sinnvoller Einsatz. Jürgen Hartmann-Verlag, Marloffstein-Rathsberg 1991

Biomarker

Eine zunehmende Rolle in der onkologischen Diagnostik spielen Biomarker. Sie ermöglichen neben Aussagen über Tumorgröße, histologischem Differenzierungsgrad und Lymphknotenbefall zusätzliche wichtige Informationen, die eine individuelle risikoadaptierte Therapieplanung und -überwachung ermöglichen.

Biomarker sind genetische Veränderungen bzw. deren Genprodukte als Folge von chromosomalen Mutationen, Deletionen, Amplifikationen oder Translokationen. Dazu gehören auch histopathologische Veränderungen (zum Beispiel Dysplasie), zytogenetische Marker und die Expression von Differenzierungsmarkern, Blutgruppenantigenen, außerdem nukleäre Retinoid-Rezeptoren und Proliferationsmarker sowie Sensitivitätsmarker wie die chromosomale mutagene Sensitivität (Tabelle 1).

Die chromosomalen Veränderungen spielen bei der Tumorentstehung eine herausragende Rolle. Diese Veränderungen der Erbsubstanz oder die dadurch bedingten Störungen beim Ablesen von Genen in einzelne Zellen sind häufig für die frühen Ereignisse (Initiation) bei der Krebsentstehung verantwortlich zu machen. Sie werden mit molekulargenetischen Methoden nachgewiesen.

Biomarker können in einzelnen Zellen durch Polymerase-Kettenreaktion (PCR) oder deren Genprodukte nachgewiesen werden. Die bisher vorliegenden Erkenntnisse geben zu der Hoffnung Anlaß, daß diese Biomarker geeignet sind, Krebs in einem viel früheren Stadium zu erkennen als etwa Tumormarker oder bildgebende Verfahren. Eine echte Krebsfrüherkennung scheint damit möglich zu sein. Außerdem können damit bereits anhand von Biopsieproben Risikofaktoren ermittelt und prognostische Aussagen gemacht werden, d.h. die Wahrscheinlichkeit von Rezidiven und Metastasierungen sowie die zu erwartende Überlebenszeit vorhergesagt werden.

Dies ermöglicht eine individuelle risikoadaptierte Therapieplanung und -überwachung. Durch eine biologische Therapie, insbesondere Chemoprävention und Immuntherapie, kann damit bei Risikopatienten eine Rezidiv- und Metastasenprophylaxe durchgeführt werden, die dem Patienten eine größere Überlebenschance bietet. Umgekehrt könnte Patienten mit niedrigem Rezidiv- oder Metastasierungsrisiko eine Überdiagnostik und Übertherapie erspart werden. Außerdem gibt es zunehmend Evidenzen dafür, daß durch Kenntnis über die Expression bzw. Suppression von Biomarkern, zum Beispiel des Tumor-Suppressorgens p53 oder von

Untersuchungen	Beispiele/Marker
Adhäsion	CD 44, E-Cadherin
Apoptose	CD 95 (APO-1/Fas), CD 95-L
Apoptose-Inhibition	bcl-2
Blutgruppen-Antigene	div.
Chromosomal mutagene Sensivität	AMES-Test
Differenzierungsmarker	CD, RARs, RXRs
Histologische Veränderungen	Dysplasie, Mitoserate
Hormonrezeptoren	ER, PR, pS2
Invasion	uPA
Onkogene	k-ras, c-myc, c-erbB-2, bcl-2, HER-2/neu
Proliferationsmarker	EGF, EGF-R, TGF-β, TGF-R, PCNA, Ki-67, bFGF, IGF-1
Proteinasen	Cathepsin D, Kollagenasen, uPA
Proteinkinasen u. -phosphatasen (PTK)	JAK, MAP, Bryostatine
Resistenz (MDR)	P-Glykoprotein, Thymidilat-Synthetase
Retinoid-Rezeptoren, nukleäre	RARs, RXRs
Strukturproteine	Keratin 18
Tumor-Suppressormarker	p53-Gen, BRCA-1, -2, nm23
Vaskularisation (Neoangiogenese)	CD 31, a/bFGF, VEGF
Zytogenetische Marker	CD-Antigene, S-Phase, DNA-Ploidie
Zytokinrezeptoren	CD-Antigene

Abkürzungen:

APO-1:	Apoptose-Antigen (CD 95)
BRCA:	Breast Cancer Gene
CD:	Cluster of Differentiation
EGF:	Epidermal Growth Factor (R-Rezeptor)
ER:	Östrogenrezeptor
FGF:	Fibroblast Growth Factor
IGF-1	Insulin-like Growth Factor
JAK:	Janus Kinase
MAP:	Mitogen-aktivierte Protein-Kinase
MDR:	Multi Drug Resistance
PCNA:	Proliferating Cell Nuclear Antigen
PR:	Progesteronrezeptor
PTK:	Proteinkinasen
TGF:	Transforming Growth Factor
uPA:	Urokinase-Typ Plasminogen-Aktivator
VEGF:	Vascular Endothelial Cell Growth Factor

Tab. 1: **Biomarker: Molekulargenetische Untersuchungen**

Apoptose-Genen, auch relevante Entscheidungen über eine Chemo- oder Strahlentherapie getroffen werden können, da diese Marker eine Vorhersagewahrscheinlichkeit des Ansprechens dieser Therapien ermöglichen. Tumoren, die p53-Gene exprimieren oder Apoptose zeigen, sprechen häufig auf eine Chemo- oder Strahlentherapie an, während umgekehrt Tumoren, die diese Eigenschaften nicht besitzen, meist resistent auf diese Behandlungen reagieren.

Eine wichtige Rolle scheint dabei die Mutation des p53-Gens zu spielen (GALLE und VOLKMANN, 1994), die in Geweben und Körperflüssigkeiten von Hochrisikogruppen gehäuft gefunden werden (Mutanten) oder fehlen. Auch ließen sich p53-Mutationen verschiedener Abstufung und Frequenz in Gewebsproben von Lungen nachweisen, noch bevor es zu einer invasiven Ausbreitung von Tumorzellen gekommen war.

Das Strukturprotein Kreatin 18 ist für die Prognose von Tumorpatienten ebenfalls von Bedeutung. So konnte gezeigt werden, daß, wenn in Mammakarzinomzellen das Protein gefunden wird, sich signifikant weniger Tochtergeschwülste bilden und die Lebenserwartung der Frauen deutlich höher ist als bei Frauen, bei denen der Nachweis negativ ausfällt (SCHMIDT et al., 1996). Auch die Expression des Östrogen-verwandten Proteins pS2 im Zytosol der Zelle geht mit einer erhöhten Frequenz früher Rezidiv- und Metastasierungsprozesse einher.

Die Biomarker werden zu einer Ergänzung und Neubewertung des histopathologischen Stagings führen. Die Identifizierung spezifischer Gen-Mutationen ist in Geweben und Körperflüssigkeiten zur Entdeckung verschiedener Tumorentitäten möglich. So wurden beispielsweise, um neoplastische Zellen im Sputum von Patienten mit Bronchialkarzinomen zu entdecken, ras-Onkogene und p53-Tumor-Suppressorgene als molekulare Targets benutzt. In einigen Fällen konnten so ein Jahr vor der Diagnose des Primärtumors klonale Zellpopulationen mit der später gefundenen identischen Mutation ausfindig gemacht werden, während sich zu diesem Zeitpunkt mit dem Lichtmikroskop noch keine Anzeichen von malignen Zellen erkennen ließen. Auch die Gegenprobe nach einer zweijährigen Beobachtungszeit zeigte, daß bei jenen Patienten mit negativer molekularer Analyse ein signifikant erhöhtes krankheitsfreies Überleben beobachtet werden konnte.

Fazit

Während bisher mit zytologischen und histologischen Methoden versucht wird, Krebszellen zu diagnostizieren, um ein besseres Verständnis für die Karzinogenese zu erlangen, gelingt es heute mit empfindlichen biochemischen und molekulargenetischen Techniken, die prämalignen und malignen Veränderungen auf molekularer Ebene aufzuspüren. Diese Marker ermöglichen eine bessere Differenzierung der unterschiedlichen Krebszellen von Einzelpersonen. Sie sind eine Weiterentwicklung der Gewebeanalyse.

Welche Bedeutung haben Biomarker in der Onkologie?

- Sie dienen als Prädiktoren für ein erhöhtes Rezidiv- und Metastasierungsrisiko und ermöglichen damit eine individuelle, risikoadaptierte antineoplastische Therapie (zum Beispiel adjuvante Chemotherapie, Strahlentherapie).
- Sie dienen zur Identifizierung von Hochrisiko-Patienten, so daß in einem sehr frühen Stadium Chemoprävention und Immuntherapie eingeleitet werden können.
- Es können damit Patienten für Interventionsstudien selektiert werden, und
- Effekte von Chemopräventions- und Immuntherapiestudien können damit innerhalb relativ kurzer Zeit festgestellt werden.
- Entscheidungen über eine Fortsetzung antineoplastischer Behandlungen (zum Beispiel Hormontherapie) können auch bei minimaler Tumorlast (Mikrometastasen) getroffen werden.
- Die Entwicklung prophylaktischer oder antineoplastischer Ernährungsformen, von Nahrungsergänzungsmitteln und Arzneimitteln kann beschleunigt werden.
- Risikofaktoren in der Ernährung und Umwelt können schneller als bisher ermittelt werden.

Literatur

Foekens, J.A. et al.: Prediction of Relapse and Survival in Breast Cancer Patients by pS2 Protein Status. Cancer Research (1990) 50, 3832-3837

Galle, P.R. und Volkmann, M.: p53 autoantibodies in malignant disease: significance and clinical relevance. Klin Lab (1994) 12, 1193-1197

Klapdor, R.: Überlegungen zu einem sinnvollen Einsatz von Tumormarkern. Onkologie (1995) 1, 627-633

Merkel, D.E. et al.: Ploidy, Proliferative Activity and Prognosis. Cancer (1990) 65, 1194-1205

Patrick, G.J. et al.: The Role of Thymidilate Synthase Expression in Prognosis and Outcome of Adjuvant Chemotherapy in Patients with Rectal Cancer. J Clin Onc (1994) 12, 2640-2647

Pfleiderer, P.: Prostate-specific antigen – A status report 1995. Clin Lab (1995) 41, 635-642

Schaller, G. et al.: Keratin 18 hemmt die Bildung von Metastasen. Ärztewoche, 26. Febr. 1996

Schmidt, R. et al.: pS2 Protein, EGFR and Cathepsin D in Association with Established Prognostic Factors in Early Recurrence of Breast Cancer. Onkologie (1996) 19, 176-180

Stieber, P.: Allgemeine Kriterien zum sinnvollen Einsatz von Tumormarkern. Klinikarzt (1994) 23, 406-418

Bücher

Fateh-Moghadam, A., Stieber, P.: Tumormarker und ihr sinnvoller Einsatz. Jürgen Hartmann Verlag, Marloffstein-Rathsberg 1991

Autologe Tumorvakzinen in der Onkotherapie

Spontanremissionen verschiedener Tumore begründen seit langem das wissenschaftliche Interesse an der Tumorimmunologie. Heute gilt die Immunogenese von Tumoren wie zum Beispiel dem Malignen Melanom oder dem Nierenzellkarzinom als wissenschaftlich belegt. Das immer bessere Verständnis von der Komplexität des immunologischen Netzwerks sowie vielfach nicht zufriedenstellende Behandlungsergebnisse konventioneller Therapiemöglichkeiten haben bei diesen Tumorarten zu neuen immuntherapeutischen Ansätzen geführt. Zunehmend größere Bedeutung wird dabei der Vakzinierung mit autologen Tumorzellen beigemessen.

Autologe Tumorvakzinen sind Präparate, die aus patienteneigenem (autologem), operativ entfernten Tumormaterial in vitro hergestellt werden und eben diesem Patienten nach der Operation in zeitlich definierten Abständen intrakutan oder subkutan appliziert werden. Autologe Tumorvakzinen werden dem Begriff der **Aktiv-Spezifischen-Immuntherapie (ASI)** zugeordnet.

Ursprünglich stammt der Begriff ASI aus dem Bereich der Infektionslehre und deutet auf eine aktive (antigene) Immunisierung hin, mit dem Ziel, das zelluläre Immunsystem zu stimulieren. Der Begriff ASI hat häufig zu Begriffsverwirrungen geführt, da unter diesem Sammelbegriff ganz unterschiedliche immuntherapeutische Ansätze zusammengefaßt werden, die mit autologen Tumorvakzinen wenig gemein haben.

Behandlungsmethode mit Geschichte

Die ersten dokumentierten Therapieversuche mit Tumorzellzubereitungen wurden bereits 1893 von COLEY vorgenommen. Zu dieser Zeit führten auch EHRLICH und sein Mitarbeiter SCHÖN experimentelle Untersuchungen mit Tumorzellsuspensionen durch. Doch erst in den 60er Jahren gab es systematische Untersuchungen auf der Basis immunologischer Forschung (SIR MACFARLANE BURNET, FOLEY, PREHN, KLEIN). Diese Arbeitsgruppen entdeckten erstmals Tumorabstoßungsantigene und die Bedeutung von T-Lymphozyten bei der Elimination abnormer Zellen. In den 70er Jahren wurden Transplantat-Abstoßungsmechanismen durch T-Lymphozyten sowie eine Immunsuppression bei spontan entstandenen Tumoren beschrieben. BOON et al. (1994) beschrieben ebenfalls in den 70er Jahren die Stimulation von Tumorabstoßungsantigenen und erkannten die Bedeutung dieser Antigene als immunologisches Angriffsziel. Wichtige systematische Arbeiten wurden von SEDLACEK et al. (1978) durchgeführt.

Tumorspezifische Oberflächenantigene

Beim Ansatz der Tumorvakzination geht man davon aus, daß Tumorzellen zwar andere antigene Strukturen als körpereigene Zellen aufweisen, diese Antigenität jedoch oft zu gering exprimiert ist, um von immunkompetenten Zellen erkannt zu werden. Das Ziel der Behandlung besteht darin, die tumorspezifische Antigenität zu verstärken, damit das Immunsystem den Tumor „erkennt" und bekämpfen kann.

Das Prinzip der ursprünglich angewandten Vakzinationsversuche bestand darin, einen immunologischen Reiz an einem anderen Ort des Körpers als dem Ursprung der Tumorerkrankung zu setzen – nämlich der Haut. Dazu wurden aus intraoperativ gewonnenem Tumormaterial Zellsuspensionen hergestellt, diese devitalisiert und mit oder ohne Zusatz mikrobieller Adjuvantien dem Patienten zurückinjiziert. Ziel war es, dem Immunsystem auf diese Weise antigene Strukturen der Tumorzellen kenntlich zu machen. Obwohl „Wirkungen" auch damals schon gesehen wurden, zeigten sich nur mäßige klinische Erfolge. Einer der klinischen Pioniere auf diesem Gebiet war der Göttinger Urologe ROTHAUGE (ROTHAUGE et al., 1990). Dem ursprünglich so hoffnungsvoll begonnenen immunmodulatorischen Konzept der Tumorvakzination wurde in den 70er und 80er Jahren daher eine relativ geringe wissenschaftliche Bedeutung beigemessen.

Tumorvakzination erlebt derzeit Renaissance

Die immunologische Grundlagenforschung, die sich erst in den letzten 15 Jahren als experimentelle eigenständige Wissenschaft etablierte, brachte eine Reihe weiterer Verfahrensansätze der Tumorimmuntherapie hervor (Übersicht siehe SCHIRRMACHER, 1989, 1990). Die Tumorvakzinierung erlebt seitdem eine Renaissance. Hierzu hat vor allem beigetragen, daß man die Bedeutung von MHC-I-Komplexen als Schlüsselmoleküle der Antigenerkennung durch T-Lymphozyten erkannte.

Antigenpräsentation durch MHC-Komplexe

MHC-Komplexe werden durch eine Gruppe von Genen kodiert, die man erstmals anhand ihrer starken Beeinflussung der Immunantwort gegen transplantierte Gewebe entdeckt hat. Zunächst wurden sie als „human-leucocyte-antigens (HLA)", später als 'Major Histocompatibility Complex' (MHC) bezeichnet. Zytotoxische T-Lymphozyten können Antigen nur dann erkennen, wenn es ihnen von einer antigenpräsentierenden Zelle in Verbindung mit einem MHC-I-Molekül präsentiert wird. Zur Antigenpräsentation ist jede Körperzelle – und damit auch jede Tumorzelle – fähig.

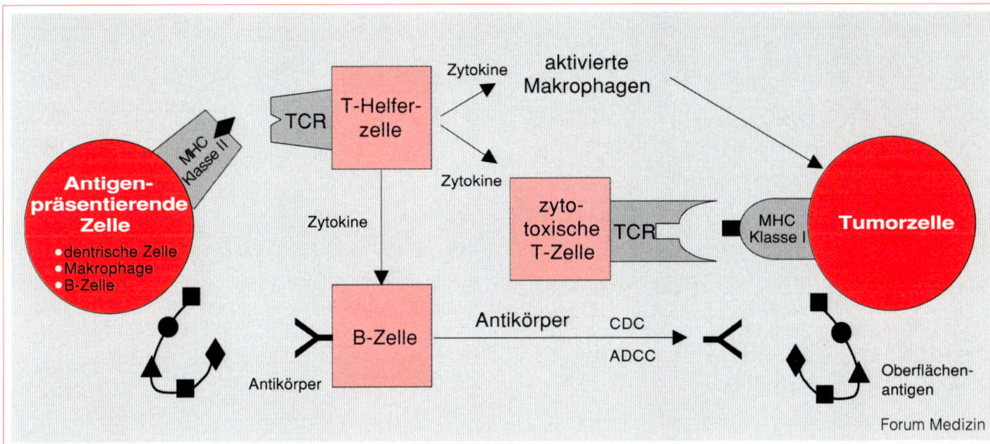

Mechanismen der Tumorerkennung und -abstoßung
TCR: T-Zellrezeptor; MHC: Major Histocompatibility Complex; ADCC: antikörperabhängige, zellvermittelte Zytotoxizität; CDC: komplementabhängige Zytotoxizität

Wie Tumorzellen der Immunüberwachung entgehen

Tumorzellen können der Immunüberwachung durch T-Zellen anhand mehrerer Mechanismen (Tumor-Escape-Mechanismus) entgehen. Eine zentrale Rolle spielen dabei neben anderen Faktoren die MHC-Moleküle. Tumorzellen exprimieren oft zu wenig oder überhaupt keine MHC-I-Moleküle. Daher können sie aus Mangel an präsentierten Antigenen offenbar nicht ausreichend von zytotoxischen T-Zellen erkannt und eliminiert werden. Das bedeutet aber auch, daß Tumorzellen vermutlich nicht grundsätzlich zu wenig tumorspezifische Antigene besitzen, sondern daß vor allem deren Präsentation durch MHC-I-Komplexe im argen liegt.

Prinzipiell hätte das Immunsystem zwar auch die Möglichkeit, bei fehlender MHC-I-Expression gegen Tumorzellen vorzugehen. In der Regel werden in einem solchen Fall Natürliche Killerzellen (NK-Zellen) aktiviert, die die Krebszellen eliminieren. Diesem immunologischen Angriff können sich Tumorzellen jedoch unter anderem durch die verstärkte Anlagerung von lipidgebundener Sialsäure (lipid-associated sialic acid/LSA) entziehen.

Methoden zur Steigerung der MHC-I-Expression

Aus den beschriebenen Gründen scheint also die Verstärkung der MHC-I-Expression und die damit verbundene Steigerung der Immunogenität von Tumorzellen ein interessanter Ansatz in der Krebstherapie zu sein.

Eine Steigerung der MHC-Expression kann in vitro zum Beispiel durch Stimulierung von Tumorzellen mit Interferon-γ (IFN-γ) oder durch Transfektion mit dem Interferon-γ-Gen erreicht werden. Aus der Grundlagenforschung ist bekannt, daß MHC-I- und MHC-II-Komplexe unter dem Einfluß von Interferonen verstärkt exprimiert werden.

Nachweisen läßt sich die verstärkte Expression der MHC-Komplexe auf Protein- und auf mRNA-Ebene. Als Nachweisverfahren der Expression von MHC-Komplexen haben sich besonders durchflußzytometrische Verfahren (zum Beispiel FACS-Analysen) etabliert. Mit der Polymerase-Ketten-Reaktion (PCR) läßt sich die messenger-RNA für MHC-Komplexe nachweisen. Daß die verstärkt exprimierten MHC-Komplexe auch tatsächlich Wirkung zeigen, konnte im Tiermodell nachgewiesen werden: Nach verstärkter Expression von MHC-Komplexen auf Tumorzellen waren bei vakzinierten Mäusen antitumorale Wirkungen festzustellen.

MHC-I allein ist nicht genug

Für die zytotoxische T-Zellreaktion wird neben der Antigen/MHC-I-Präsentation durch die Tumorzelle in der Regel ein kostimulierendes Signal benötigt (zum Beispiel Zytokine, B7-Moleküle). Konsekutiv zielen mehrere immuntherapeutische Ansätze darauf ab, die Expression von MHC-I-Molekülen und/oder B7 Molekülen in vitro zu stimulieren. Experimentell wurde gezeigt, daß bei erhöhter MHC-I- oder B7-Expression spezifische zytotoxische T-Zellklone aktiviert werden und dadurch in die Lage versetzt werden können, die ursprünglichen Tumorzellen zu vernichten.

Zusammensetzung autologer Tumorvakzinen

Die bisher klinisch eingesetzten autologen Tumorvakzinen lassen sich grundsätzlich in drei Gruppen unterteilen:

- Tumorzellsuspensionen
- Tumorzellysate
- Tumor-assoziierte Antigene

Weitere Unterscheidungsmerkmale sind:

- Art der Gewebeaufarbeitung
- Stimulationsmethoden
- Devitalisierungsverfahren
- Zusätze (Bakterien, Viren, Zytokine, Kryoprotektoren etc.)
- Applikation
- Begleittherapien
- Darreichungsform

Tabelle 1 gibt einen Überblick über die derzeit in Deutschland erhältlichen autologen Tumorvakzinen. Die Angaben basieren auf zugänglichen Informationen der einzelnen Herstellerlabors.

In vitro-Verfahren zur Herstellung autologer Tumorvakzinen

Es gibt verschiedene verfahrensmäßige Ansätze, die Antigenität bzw. Immunigenität von Tumorzellen zu erhöhen und damit ihre „Erkennbarkeit“ für immunkompetente Zellen zu verbessern.
Die wichtigsten sind:

- Stimulation von Tumorzellen mit Zytokinen mit dem Ziel der verstärkten Expression von MHC-I-Komplexen sowie der Präsentation sogenannter tumorassoziierter Antigene
- Infektion von Tumorzellen mit Viren (zum Beispiel Newcastle-Disease-Virus/NDV) zur Koexpression antigener Strukturen

Hersteller	Anzahl Tumorzellen/Aliquot		Inkubation mit			Adjuvantien/Zusätze pro Aliquot				Devitalisierung	Begleittherapien
	ganze Tumorzelle	Tumorzelllysat	IFN	NDV	Sonst.	IFN	IL-2	NDV	Sonst.		
Forschungslabor RWTH Aachen	20 Mio			X				X	DMSO	Bestrahlung 100 Gy	IFN-α, IL-2, Cyclophosphamid, Erubicin, Indometazin
Biovakzine Krefeld		X?							0,4 ml Tuberkulin	Einfrieren/ Auftauen	0,2 ml NaCl
Labor Dr. Ahlert Heidelberg	2-4 Mio			X				X		Bestrahlung 200 Gy	IL-2, IFN-α, Cyclophosphamid, Epirubicin, Cimetidin, Indometazin
Institut für Tumorimmunologie Duderstadt		5-10 Mio	IFN-α, IFN-γ		Vit. E CHS Vit. A	IFN-α, IFN-γ		X?		Einfrieren/ Auftauen	
ILH Hannover	5-20 Mio			X		IFN-α 1 Mio IE	1,8 Mio IE	160 E NDV 73 T	200 mg DMSO HA	Zytostatika	
Urol. Klinik Uni Heidelberg	30 Mio			X					DMSO HA	Bestahlung 200 Gy	IL-2, IFN-α, NDV
Frauenklinik Uni Bonn	x?			X				X		Bestahlung 200 Gy	Cyclophosphamid, IL-2, LAK, TIL
macropharm Hannover		5 Mio	IFN-γ		Vit. E					Einfrieren/ Auftauen	

Legende:
IL-2 = Interleukin-2; LAK = Lymphokine-activated killer cells; NDV = Newcastle Disease Virus; TIL = Tumor infiltrating lymphocytes; CHS = Cholesteroihemisuccinat; HA = Humanalbumin; Vit. = Vitamin; DMSO = Dimethylsulfoxid; IFN-α = Interferon-alpha; IFN-γ = Interferon-gamma

Tab.: **Überblick über die derzeit in Deutschland erhältlichen autologen Tumorvakzinen**

- Implantation von zumeist Zytokingenen in das Tumorzellgenom zur Verstärkung tumorzelleigener Zytokinproduktion.

Therapeutischer Nutzen autologer Tumorvakzinen

Die bis heute angewendeten Verfahren der Tumorvakzination unterscheiden sich bezüglich der Methodik der immunologischen Modifikation der Tumorzellen, der Verwendung von Adjuvantien und Begleitmedikation. Der Literaturvergleich gestaltet sich daher entsprechend schwierig. Zumeist liegen Anwendungsbeobachtungen bzw. Phase-II-Untersuchungen vor.

Positiver Effekt bei bestimmten Tumorentitäten

Trotz der zu recht bemängelten, uneinheitlichen Anwendung autologer Tumorvakzinen in puncto Zusammensetzung und Indikation zeigte sich jedoch in fast allen Veröffentlichungen ein positiver Effekt bei bestimmten Tumorentitäten (FRANCINI et al., 1993, GALLIGIONI et al., 1993, NEIDHARDT et al., 1980, TALLBERG et al., 1986, POMER et al., 1995, KIRCHNER et al., 1995, MCCUNE et al., 1981, SAHASRABUDHE et al., 1986, SCHÄRFE et al., 1989, REPMANN et al., 1995). Gezeigt werden konnte beispielsweise eine verbesserte Lebensqualität der Patienten, ein verringertes Auftreten von Metastasen und – nachgewiesen am Nierenzellkarzinom – eine verlängerte Überlebenszeit.

Um die Patientenversorgung zu verbessern, ist die Erarbeitung von Standards im Rahmen vergleichender kontrollierter Studien erforderlich. In Anbetracht der Tatsache, daß sich nur etwa ein Prozent aller eligiblen Patienten in solche Studien randomisieren lassen, wäre zu überlegen, ob hier alternative Untersuchungsdesigns, vergleichbar beispielsweise dem „outcome research" in den USA, anwendbar wären. Damit ließen sich schnellere Aussagen über die Therapie mit autologen Tumorvakzinen erzielen. Bevor jedoch multimodale Therapieansätze auf ihre Wirksamkeit hin untersucht werden, sollte zunächst die autologe Komponente eines Präparates in definierter Indikation möglichst prospektiv geprüft werden.

Risiken und Nebenwirkungen in der klinischen Anwendung

Autologe Tumorvakzinen gelten wegen der Verwendung patienteneigenen Ausgangsmaterials als relativ nebenwirkungsarm. Es wurde in vielen Untersuchungen über nur geringe Nebenwirkungsraten nach Tumorvakzination berichtet. Als Nebenwirkungen wurden grippale Symptome, Rötungen an den Injektionsstellen, Exantheme, Müdigkeit und in seltenen Fällen erhöhte Körpertemperatur beschrieben (KIRCHNER et al., 1995, POMER et al., 1995, GALLIGIONI et al., 1993, SCHÄRFE et al., 1986, REPMANN et al., 1995).

Im Vergleich zu anderen in der Tumortherapie zur Anwendung kommenden Substanzen stellt dies einen besonderen Vorteil autologer Tumorvakzinen dar, da die Risiko/Nutzenbewertung deutlich positiv ausfällt.

Vollständige Devitalisierung garantiert Sicherheit

Die Devitalisierung von Tumorzellen stellt einen essentiellen Schritt vor Applikation am Patienten zur Sicherung der Unbedenklichkeit dar. Bei unvollständiger Devitalisierung besteht zumindest theoretisch das Risiko einer Metastasenbildung (sog. Impfmetastasen) am Injektionsort. In der Literatur wurde bisher jedoch kein derartiges Phänomen beschrieben.

Mögliche Devitalisierungsverfahren sind:

- Einfrieren/Auftauen
- radioaktive Bestrahlung
- Zytostase

Zum Nachweis einer vollständigen Devitalisierung werden Färbemethoden wie zum Beispiel die Trypanblaufärbung sowie durchflußzytometrische Untersuchungen angewandt.

Arzneimittel- und leistungsrechtliche Problematik

Aufgrund des autologen Ausgangsmaterials ist es praktisch unmöglich, „die standardisierte Tumorvakzine" herzustellen. Es handelt sich arzneimittelrechtlich bei einer Tumorvakzine um ein Arzneimittel, jedoch nicht um ein Fertigarzneimittel. Die Durchführung der klinischen Prüfung nach §§ 40, 41 AMG mit dem Zwecke der Zulassung wird für die autologen Tumorvakzinen nach derzeitigem Recht somit nicht möglich sein.

Ein weiteres arzneimittelrechtliches Problem stellt das Inverkehrbringen radioaktiv bestrahlter Tumorvakzinen dar. Dies ist gemäß § 7 AMG in Verbindung mit § 1 AMradV untersagt. Leistungsrechtliche Fragen, welche sich aus dieser Problematik ergeben, werden bisher noch durch die Sozialgesetzgebung beantwortet. Es gibt jedoch Bestrebungen der Kostenträger sowie der kassenärztlichen Vereinigungen, durch den Ausschuß für neue Untersuchungs- und Behandlungsmethoden (NUB) eine Aufnahme der Therapie mit autologen Tumorvakzinen in die kassenärztliche Versorgung zu erreichen. Derzeit ist nicht absehbar, wann mit einem Ergebnis zu rechnen sein wird.

Literatur

Ahlert, T., Bastert, G., Schirrmacher, V.: Mamma- und Ovarialkarzinom mit autologen, virusmodifizierten Tumorzellen. Gynäkologie (1989) 2, 359-367

Arroyo, P.J., Bash, J.A., Wallack, M.K.: Active specific immunotherapy with vaccinia colon oncolysate enhances the immunomodulatory and antitumor effects of interleukin-2 and interferon α in a murine hepatic metastasis model. Cancer Immunol Immunother (1990) 31, 305-311

Baskar, S., Azarenko, V., Garcia Marshall, E., Hughes, E., Ostrand-Rosenberg, S.: MHC class II-transfected tumor cells induce long-term tumor-specific immunity in autologous mice. Cell Immunol (1994) 155, 123-133

Bellone, M., Iezzi, G., Manfredi, A.A., Protti, M.P., Dellabona, P., Casorati, G., Rugarli, C.: In vitro priming of cytotoxic T lymphocytes against poorly immunogenic epitopes by engineered antigen-presenting cells. Eur J Immunol (1994) 22, 2691-2698

Berd, D., Maguire Jr, H.C., McCue, P., Mastrangelo, M.J.: Treatment of metastatic melanoma with an autologous tumor-cell vaccine: Clinical and immunologic results in 64 patients. J Clin Oncol (1990) 8, 1858-1867

Boon, T., Cerottini, J.C., Van den Eynde, B., Van der Bruggen, P., Van Pel, A.: Tumor antigens recognized by T lymphocytes. Annu Rev Immunol (1994) 12, 337-365

Cassel, W.A., Murray, D.R., Torbin, A.H., Olkowski, Z.L., Moore, M.E.: Viral oncolysate in the management of malignant melanoma. Cancer (1977) 40, 672-679

Cassel, W.A., Murray, D.R., Phillips, H.S.: A phase II study on the postsurgical management of stage II malignant melanoma with a Newcastle disease virus oncocylate. Cancer (1983) 52, 856-860

Denfeld, R.W., Dietrich, A., Wuttig, C., Tanczos, E., Weiss, J.M., Vanscheidt, W., Schopf, E., Simon, J.C.: In situ expression of B7 and CD28 receptor families in human malignant melanoma: relevance for T-cell mediated antitumor immunity. Int J Cancer (1995), 259-255

Francini, M., Galligioni, E., Carbone, A., Trovo, M.G., Di Donna, D., Merlo, A., Dal Bo, V., Quaia, M., Spada, A., Crivellari, D.: Evaluation of the specific delayed cutaneous hypersensitivity response (DTCH) after specific active immunotherapy (SAI) using autologous tumor cells in patients operated upon for renal cell carcinoma. Arch Ital Urol Androl (1993) 65, 185-188

Galligioni, E., Francini, M., Quaia, M., Carbone, A., Spada, A., Sacco, C., Favaro, D., Santarosa, M., Carmignani, G., Di Donna, D. et al.: Randomized study of adjuvant immunotherapy with autologous tumor cells and BCG in renal cancer. Ann N Y Acad Sci (1993) 690, 367-369

Heike, M., Blachere, N.E., Wölfel, T., Meyer zum Büschenfelde, K.H., Störkel, S., Srivastava, P.K.: Membranes Activate Tumor- and Virus-Specific Precursor Cytotoxic T Lymphocytes In Vivo and Stimulate Tumor-Specific T Lymphocytes In Vitro: Implications for Vaccination. J Immunoth (1994) 15, 165-174

Hollinshead, A., Stewart, T.H.M., Takita, H., dalbow, M., Concannon, J.: Adjuvant specific active lung cancer immunotherapy trials. Cancer (1987) 60, 1249-1202

Hoover Jr, H.C., Surdyke, M.G., Dangel, R.B., Peters, L.C., Hanna Jr, M.G.: Prospectively randomized trial of adjuvant active-specific immunotherapy for human colorectal cancer. Cancer (1985) 55, 1236-1243

Hoover Jr, H.C., Brandhorst, J.S., Peters, L.C., Surdyke, M.G., Takeshita, Y., Madariaga, J., Muenz, L.R., Hanna Jr, M.G.: Adjuvant active specific immunotherapy for human colorectal cancer: 6.5-year median follow-up of a phase III prospectively randomized trial. J Clin Oncol (1993) 11, 390-399

Hoover Jr, H.C., Hanna Jr, M.G.: Active specific immunotherapy of colorectal cancer. In: Schirrmacher, V., Schwartz-Albiez, R. (Eds.). Cancer Metastasis. Springer Verlag, Berlin Heidelberg 1989

Kirchner, H.H., Anton, P., Atzpodien, J.: Adjuvant treatment of locally advanced renal cancer with autologous virus-modified tumor vaccines. World J Urol (1995) 13, 171-173

McCune, C.S., Schapira, D.V., Henshaw, E.C.: Specific immunotherapy of advanced renal cell carcinoma: Evidence for the polyclonality of metastasis. Cancer (1981) 47, 1984-1987

McCune, C.S., O'Donnell, R.W., Marquis, D.M., Sahasrabudhe, D.M.: Renal cell carcinoma treated by vaccines for active specific immunotherapy: correlation of survival with skin testing by autologous tumor cells. Cancer Immunol Immunther (1990) 32, 62-66

Neidhardt, J.A., Murphy, S.G., Hennick, L.A., Wise, H.A.: Active specific immunotherapy of stage IV renal carcinoma with aggregated tumor antigen. Cancer (1980) 46, 1128-1134

Pomer, S., Schirrmacher, V., Thiele, R. et al.: Tumor response and 4 year survival date of patients with advanced renal cell carcinoma treated with autologous tumor vaccine and subcutaneous r-IL-2 and INF-alpha2b. Intern J Oncol (1995) 6, 947-954

Rammensee, H.G.: Chemistry of peptides associated with MHC class I and class II molecules. Curr Opin Immunol (1995) 7, 85-96

Repmann, R., Wagner, S., Richter, A.: Adjuvant therapy of renal cell carcinoma with active specific immunotherapy (ASI) using autologous tumor vaccines. Anticancer Res (1995) 15(A), 2437

Restifo, N.P., Kawakami, Y., Marincola, F., Shamamian, P., Taggarse, A., Esquivel, F., Rosenberg, S.A.: Molecular mechanisms used by tumors to escape immune recognition: Immunogenetherapy and the cell biology of major histocompatibility complex class I. J Immunoth (1993) 14, 182-190

Rothauge, C.F., Altmannsberger, M., Jans, W., Kraushaar, J., Prinz, J.: 10 Jahre Erfahrung mit der Autovakzination metastasierender Prostata- und Nierenkarzinome. Urologe (1990) 30(B), 146-150

Sahasrabudhe, D.M., de Kernion, J.B., Pontes, J.E. et al.: Specific immunotherapy with suppressor function inhibition for metastic renal cell carcinoma. J Biol Response Modifier (1986) 5, 581-594

Schärfe, T., Becht, E., Klippel, K.F., Jacobi, G.H., Hohenfellner, R.: Active immunotherapy of stage IV renal cell cancer using autologous tumor cells. World J Urol (1986) 3, 245-248

Schirrmacher, V., Hoegen, P. v., Schlag. P., Liebrich, W., Lehner, B., Schumacher, K., Ahlert, T., Bastert, G.: Active specific immunotherapy with autologous tumor cell vaccines modified by Newcastle disease virus: Experimental and clinical studies. In: Schirrmacher, V., Schwartz-Albiez, R. (Eds.), Cancer Metastasis. Springer Verlag, Berlin Heidelberg 1989, 157-170

Schirrmacher, V.: Krebsimpfung mit Tumorzellen. Spektrum d. Wissenschaft, Jan. 1990, 38-50

Schlag, P., Manasterski, M., Gerneth, T., Hohenberger, P., Dueck, M., Herfarth, C., Liebrich, W., Schirrmacher, V.: Active specific immunotherapy with Newcastle-disease-virus-modified autologous tumor cells following resection of liver metastases in colorectal cancer. Cancer Immunol Immunother (1992) 35, 325-330

Sedlacek, H.M., Seiler, F.R.: Immunotherapy of neoplastic diseases with neuraminidase: Contradictions, new aspects, and revised concepts. Cancer Immunol Immunother (1978) 5, 153-163

Tallberg, T., Tykkä, H., Mahlberg, K., Halttunen, P., Lehtonen, T., Kalima, T., Sarna, S.: Active Specific Immunotherapy with Supportive Measures in the Treatment of Palliatively Nephrectomized, Renal Adenocarcinoma Patients. A thirteen-Year Follow-Up Study. Eur Urol (1985) 11, 233-243

Tallberg, T., Tykkä, H.: Specific active immurotherapy in advanced renal cell carcinoma. A clinical longterm follow-up study. World J Urol (1986) 3, 234-244

Tallberg, T., Kalima, T., Halttunen, P., Mahlberg, K., Tykkä, H., Seiro, J., Dabek, J.: Postoperative active specific immunotherapy with supportive biomodulating measures in patients suffering from malignant gastric tumours. TumorDiagnostik & Therapie (1987) 8, 49-53

Tallberg, T.: Effect of bio-therapy and specific active immunotherapy on malignant melanoma, and certain other forms of cancer. Dtsch Zschr Onko (1993) 25, 59

Bücher

Baenkler, H.-W. (Hrsg.): Medizinische Immunologie. Grundlagen, Diagnostik, Klinik, Therapie, Prophylaxe, Sonderbereiche. ecomed Verlagsgesellschaft, Landsberg/Lech 1995

Bystryn, J.-C., ferrone, S., Livingston, P.: Specific Immunotherapy of Cancer with Vaccines. Anals of the New York Academy of Sciences, (1990) Vol. 690

Janeway C.A. jun., Travers, P.: Immunologie. Spektrum Akademischer Verlag GmbH, Heidelberg Berlin Oxford 1995

Schirrmacher, V., Schwartz-Albiez, R. (Eds.), Cancer Metastasis. Springer Verlag, Berlin Heidelberg 1989

Rekombinante Zytokine in der Krebstherapie

Seit einigen Jahren stehen verschiedene Regulatorproteine des Immunsystems durch rekombinante Herstellung in großen Mengen für den klinischen Einsatz zur Verfügung. Erfolgversprechend sind hier vor allem Interleukin-2 und Interferon-α, die, alleine oder in Kombination mit Zytostatika, besonders in der Therapie des metastasierten malignen Melanoms und des Nierenzellkarzinoms wirksam sind.

Zytokine sind relativ kleine Glykoproteine, die von unterschiedlichen Zellen des Immunsystems, im Falle der Interferone auch von anderen Zellen nach deren Aktivierung, produziert und sezerniert werden, um als hormonähnliche Regulatorproteine die Funktionen des Immunsystems zu regulieren. Gemeinsam ist den Zytokinen, daß sie physiologischerweise nur als lokale Gewebshormone wirken und – von Ausnahmefällen abgesehen – nur in geringsten Mengen in der systemischen Zirkulation vorkommen. Zu den Zytokinen gehören auch die hämatopoetischen Wachstumsfaktoren (Erythropoietin, koloniestimulierende Wachstumsfaktoren, Tumornekrosefaktor), die hier aber nicht besprochen werden, da sie nicht oder kaum immunmodulatorisch wirken.

Ein weiter Weg bis zur Anwendung in der Krebstherapie

Die ersten Zytokine wurden vor circa 100 Jahren beschrieben – ihre Namen erhielten sie allerdings erst später. Das Erythropoietin wurde vor etwa 90 Jahren entdeckt und die Interferone 1957 von ISAACS und LINDENMANN. Sie hatten beobachtet, daß eine bestimmte, aus virusinfiziertem Gewebe freigesetzte Substanz für einen bestimmten Zeitraum vor anderen Virusinfektionen zu schützen vermag – und diesen Glykoproteinen den bis heute beibehaltenen Namen Interferon (IFN) gegeben. Heute unterteilt man α-, β- und γ-Interferone, wobei die α- und β-Interferone starke antivirale Eigenschaften haben. IFN-γ hingegen ist eher den Lymphokinen zuzuordnen, da es von T-Lymphozyten produziert wird und vor allem die Aktivität von Makrophagen stimuliert.

In den 60er Jahren wurden auch die koloniestimulierenden Wachstumsfaktoren entdeckt: Erythropoietin stimuliert die Erythropoese, G-CSF die Granulopoese, GM-CSF die granulozytare und monozytäre Reihe, M-CSF die Monozytenreihe und IL-5 die eosinophile Reihe. Eine andere Gruppe von Wachstumsfaktoren stimuliert die frühe Hämatopoese der nicht determinierten Stammzellen, vor allem IL-1, IL-3, IL-5 und Stammzellfaktor.

Interleukin-2: Erfolge in der Therapie des malignen Melanoms

Interleukin-2 (IL-2) wurde erst Ende der 70er Jahre entdeckt, als GALLO und Mitarbeiter beobachteten, daß der Kulturüberstand einer Tumorzell-Linie humane T-Lymphozyten gleichzeitig zur Proliferation anregen und in ihrer zytotoxischen Funktion stimulieren kann. Durch weitere Experimente wurde klar, daß für alle spezifischen immunologischen Vorgänge die Anwesenheit von IL-2 unabdingbar notwendig ist. IL-2 stammt primär aus T-Helfer-Zellen (CD4+) und induziert die Proliferation zytotoxischer T-Zellen, die zytotoxische Aktivität von T-Zellen und NK-Zellen sowie die Synthese von Sekundärzytokinen, vor allem IFN-γ durch T-Lymphozyten und NK-Zellen. Zusammen mit IFN-γ ist IL-2 auch in der Lage, Makrophagen zu aktivieren.

Wenn T-Lymphozyten ein Antigen erkennen, lysieren sie entweder die antigenproduzierende Zelle oder sie werden anerg. Bei zusätzlicher Anwesenheit von IL-2 führt dies zur Proliferation der T-Lymphozyten und startet damit die immunologische Kaskade gegen dieses Antigen.

In der Tumorbehandlung besteht die größte Erfahrung bei der Therapie des metastasierten malignen Melanoms und des Nierenzellkarzinoms. Außerhalb der Onkologie wird IL-2 bei hereditärem IL-2-Mangel eingesetzt. Therapiestudien laufen zur Zeit für

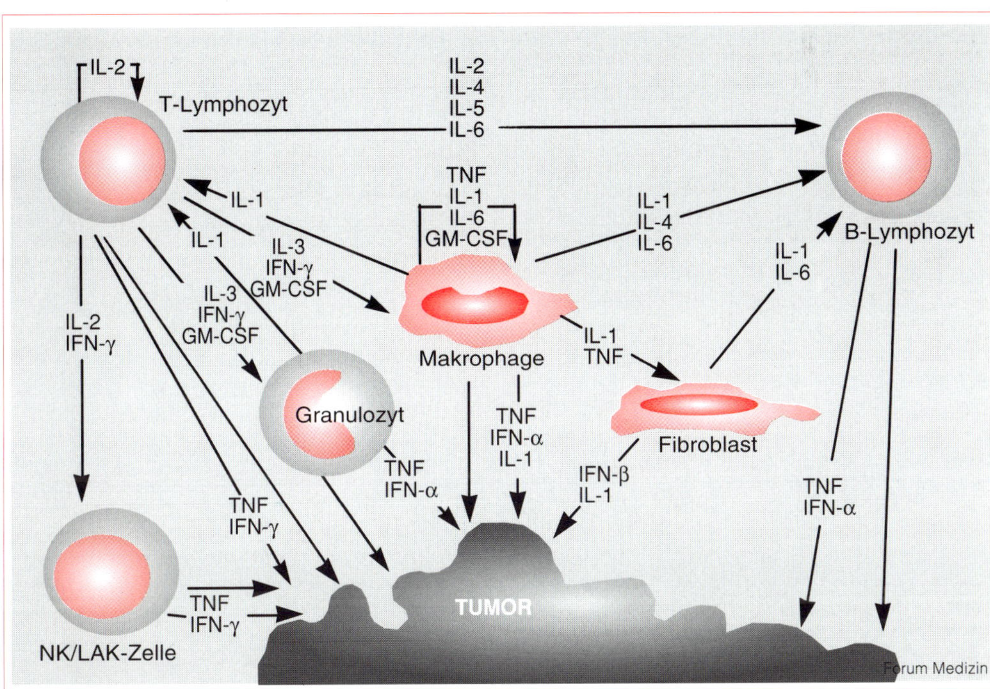

Zytokine im Verbund antineoplastischer Mechanismen

den Einsatz bei Viruserkrankungen wie Hepatitis, Herpes, Varizellen, Enzephalitis und HIV.

Interferone – nicht nur für die Virusresistenz

Interferone werden von verschiedenen Körperzellen produziert: IFN-α vor allem von mononukleären Phagozyten, IFN-β von Fibroblasten und IFN-γ von Lymphozyten. Auch zahlreiche andere Zellen können geringe Mengen IFN produzieren. Während IFN-β und IFN-γ Einzelsubstanzen sind, ist IFN-α eine Familie von zahlreichen Proteinen mit hoher Homologie. Obwohl IFN lokal wirkende Gewebshormone sind, findet man erhöhte Serumspiegel bei Virusinfektionen und einigen Autoimmunerkrankungen.

IFN-α und -β hemmen die Proliferation von zahlreichen Tumorzellen. Dieser Effekt kommt allerdings erst bei hoher Konzentration, die in vivo kaum erreichbar ist, zum Tragen. Die IFN sind ebenfalls in der Lage, T- und NK-Zellen zu stimulieren – wobei dieser Effekt allerdings stark hinter der Wirkung von IL-2 zurückbleibt.

Die für die Onkologie wichtigste Wirkung scheint zu sein, daß die IFN auf Tumorzellen MHC- und Adhäsionsmoleküle modulieren, wobei IFN-α vor allem MHC-Klasse-I- und IFN-γ MHC-Klasse-II-Moleküle induziert. Dies führt dazu, daß Tumorzellen von zytotoxischen T-Lymphozyten leicht erkannt werden können, aber auch dazu, daß T-Helfer-Zellen leichter aktiviert werden und die immunologische Kaskade in Gang setzen können.

Interferon-Typ	Antitumor-Effekte	Antivirale u. sonstige Effekte
Alpha	Haarzell-Leukämie Kaposi-Sarkom chronisch-myeloische Leukämie malignes Melanom[1)] Nierenzellkarzinom[1)] Karzinoid (symptomatisch) niedrig maligne Non-Hodgkin-Lymphome?	chronische Hepatitis B, C[1)] Papillomata
Beta	intratumoral Basalzellkarzinom?	Multiple Sklerose
Gamma	Nierenzellkarzinom? malignes Melanom?	Septische Granulomatose Leishmaniase

Kombinationen:

IFNα + IL-2 + 5-FU	Nierenzellkarzinom
IFNα + IL-2 + (Zytostatika[2)])	malignes Melanom?
IFNα + 5-FU	Kolonkarzinom?
IFNα + Tamoxifen	Mammakarzinom?

1) in Kombination mit Zytokinen und/oder Zytostatika; 2) Cisplatin, DTIC, BCNU

Tab. 1: **Indikationen der Interferon-Therapie**

Kolonie-stimulierende Faktoren – für die Leukozytenproliferation

Kolonie-stimulierende Faktoren (CSF) gehören neben einigen Interleukinen zu den hämatopoetischen Wachstumsfaktoren. CSF sind Glykoproteine, bestehend aus etwa 120-170 Aminosäuren, die die Granulopoese stimulieren und zur Mobilisation von hämatopoetischen Stammzellen beitragen.

Wirkung auf Granulozyten und Monozyten

Während G-CSF vor allem die Proliferation, Differenzierung und Aktivierung von Vorläuferzellen der neutrophilen Granulozyten stimuliert, wirkt GM-CSF auf die Vorläuferzellen der neutrophilen und eosinophilen Granulozyten sowie auf die Monozyten. Die in Deutschland zugelassenen Wachstumsfaktoren Filgastrim (G-CSF) und Molgramostim (GM-CSF) werden gentechnisch in Escherichia coli hergestellt. Die Indikationen für die Behandlung mit CSF sind der Tabelle 2 zu entnehmen.

- Sekundärprophylaxe (prä-emptiv)
- Unterstützung bei Hochdosischemotherapie
- Kongenitale Agranulozytose
- Mobilisierung von Stammzellen
- Knochenmark- und Stammzellentransplantation (bei Dosisintensivierung)

Tab. 2: **Indikationen für hämatopoetische Wachstumsfaktoren**

Therapie des malignen Melanoms mit IL-2 und IFN-α

Seit 1984 wird IL-2 in der Therapie verschiedener Malignome eingesetzt, wobei Erfahrungen besonders beim malignen Melanom bestehen. IL-2 ist in den für die Tumortherapie notwendigen hohen Dosierungen allerdings zu toxisch, um allein eingesetzt zu werden. Die Toxizität wird jedoch nicht durch IL-2 direkt hervorgerufen, sondern durch den Tumornekrosefaktor-α (TNF-α), der als Sekundärzytokin induziert wird. TNF-α verursacht ein grippeähnliches Symptom mit Fieber, Müdigkeit, Abgeschlagenheit und toxische Veränderungen in zahlreichen parenchymatösen Organen. IL-2 führt über Leukotrien-Induktion zusätzlich zu Kreislaufreaktionen, die ein Endotoxinschock-ähnliches Bild bieten.

Kombination verschiedener immunologischer Verfahren

Aus diesem Grund werden in den meisten Studien mehrere immunologische Prinzipien kombiniert. Zunächst versuchte man durch Aktivierung einer großen Zahl immunologischer Effektorzellen ex vivo (lymphokinaktivierte Killerzellen (LAK), lymphokinaktivierte tumorinfiltrierende Lymphozyten (TIL)) die Nebenwirkungen von IL-2 zu mindern.

Die Patienten erhielten IL-2 in hoher Dosierung zur Vorstimulation, dann wurden präaktivierte lymphatische Zellen entnommen und in vitro mit einer erheblich höheren Konzentration weiter aktiviert und dann retransfundiert, begleitet von einer erneuten IL-2-Infusion. Diese Form der Therapie nennt man „adoptive Immuntherapie", da immunkompetente Zellen übertragen werden.

Im Maussystem war dieses Prinzip durchaus wirksam, bei Tumorpatienten zeigte sich jedoch, daß die LAK-Zellen in der Lunge extravasieren und nicht an den Tumor gelangen. Es kam dadurch nicht zum erhofften Synergismus; die Therapie mit IL-2 allein war genauso wirksam wie die Kombination mit LAK-Zellen.

Regionaler Ansatz: Remissionen durch lokale Therapie

Lediglich in einer kleinen Studie, bei der Patienten mit Lebermetastasen in einem regionalen Ansatz behandelt wurden, zeigte sich durch die Kombination IL-2 + LAK-Zellen ein Unterschied. Die Leber wurde dabei über einen Katheter via V. portae oder A. hepatica mit LAK-Zellen durchspült, begleitet von einer regionalen oder systemischen IL-2-Infusion und es wurden eindrucksvolle Remissionen, vor allem bei Melanompatienten, beobachtet.

Die meisten Patienten mit metastasierten Melanomen haben jedoch eine systemische Metastasierung, so daß versucht wird, durch Kombination von Zytostatika mit Zytokinen die Wirksamkeit bei erträglicher Toxizität zu erhöhen. Als Kombinationspartner bieten sich hier vor allem IFN-α und IL-2 an, da IFN-α, wie beschrieben, die Immunogenität von Tumorzellen erhöht und IL-2 immunologische Effektorzellen stimuliert.

Verändertes Dosierungsschema bringt Erfolge

Bei Kombination von hochdosiertem IFN-α und IL-2 beobachteten KEILHOLZ et al, Heidelberg, wie andere Autoren auch, beim metastasierten malignen Melanom eine Ansprechrate von circa 18 Prozent bei allerdings hoher Toxizität. Eine entscheidende Weiterentwicklung war die Veränderung der IL-2-Dosierung: In einer zweiten Studie wurde bei gleichbleibender IFN-α-Therapie die Gesamtdosis von IL-2 in etwa beibehalten, die Dosisverteilung jedoch geändert. Durch vierfach erhöhte Dosis in den ersten sechs Stunden wird fast das Maximum der immunologischen Wirksamkeit erreicht, das anschließend durch eine niedrige Erhaltungsdosis (über 5 Tage) auf diesem Aktivitätsniveau gehalten werden kann.

Geringere Nebenwirkungen, höhere Ansprechrate

Die Nebenwirkungen waren nach dieser Dosismodifikation deutlich geringer, da weniger TNF-α induziert wurde. Die immunologische Wirksamkeit jedoch, gemessen an der Induktion des hochaffinen IL-2-Rezeptors auf Lymphozyten, war erheblich höher. Die Ansprechrate der Melanompatienten stieg auf 41 Prozent.

Es wurden insgesamt 45 Patienten mit diesem modifizierten Therapieschema behandelt und eine Remissionsrate von 33 Prozent erreicht. Hierbei ist zu bemerken, daß Patienten mit einem großen Metastasenvolumen (>250 cm^3) nur in Einzelfällen, Patienten mit kleinerem Metastasenvolumen in circa 40 Prozent ansprechen.

Interessant ist ferner die Beobachtung, daß bei bis zu 20 Prozent der Patienten die zuvor rasch progredienten Metastasen nicht weiter wachsen, obwohl keine objektive Remission erreicht wird. Die Langzeitprognose der Patienten, deren Metastasen zum Stillstand kamen, war nicht wesentlich schlechter als von den Patienten, die eine partielle Remission erreichten. Bei einigen Patienten mit partieller Remission oder auch stable disease wurden Restmetastasen operativ entfernt. Bei den Patienten mit stable disease zeigte sich histologisch häufig eine nahezu komplette Remission, die mit den bildgebenden Verfahren nicht erkennbar gewesen war und die beschriebenen Überlebensraten erklärt.

Nach wie vor liegt die mittlere Remissionsdauer bei Melanompatienten mit partieller Remission nur bei 5-9 Monaten. Die Prognose ist besser, wenn durch Zytokintherapie eine komplette Remission erreicht wird oder Restmetastasen operativ entfernt werden.

Zytokine plus Zytostatika: ein neuer Ansatz

In neueren Studien wird derzeit untersucht, ob die Kombination von Zytokinen und Zytostatika einen Vorteil für die Überlebenszeit bringt. So wird zum Beispiel zur Standardtherapie des Melanoms mit IFN-α/IL-2 zusätzlich Cisplatin in mittlerer bis hoher Dosierung gegeben und getestet, ob sich die Wirksamkeit dadurch verbessern läßt.

Beim metastasierten Nierenzellkarzinom konnte die Arbeitsgruppe um ATZPODIEN mit einem ähnlichen Ansatz bereits Erfolge verzeichnen. Unter 120 Patienten, die ambulant mit einer achtwöchigen Dreifach-Kombination aus subkutanen IFN-α, IL-2 und intravenösem 5-Fluorouracil behandelt wurden, erzielten 13 Patienten eine fortdauernde komplette und weitere 34 Patienten eine partielle Tumorrückbildung. In Rahmen eines prospektiv randomisierten Vergleichs erwies sich diese Chemo-Immuntherapie gegenüber einer alleinigen Tamoxifen-Behandlung als überlegen.

Insgesamt besteht ein Konsens, daß die Zytokintherapie als vierte Säule in der Therapie der malignen Tumoren wirksam ist, wenn auch nur bei einem kleineren Teil der Patienten. Die derzeitigen Bestrebungen gehen dahin, immunmodulierende bzw. -stimulierende Therapieverfahren mit den klassischen Verfahren zu verbinden. Von Interesse scheinen Kombinationen von IL-2 mit niedrig dosierten, biomodulierenden Zytostatika wie Cyclophosphamid, Cisplatin oder Efoposid zu sein.

Literatur

Atzpodien, J., Korfer, A., Palmer, P.A., et al.: Treatment of metastatic renal cell cancer patients with recombinant subcutaneous Interleukin-2 and Interferon-alpha. Ann Oncol (1990) 1, 377-378

Atzpodien, J., Kirchner, H.: The Out-Patient Use of Recombinant Human Interleukin-2 and Interferon Alfa-2b in Advanced Malignancies. Europ J Cancer (1991) 27, Suppl. 4, S 88-S 92

Bergmann, L., Weidmann, E., Mitrou, P.S., Runne, U., Keilholz, U., Bartsch, H.H., et al.:

Interleukin-2 in combination with interferon-alpha in disseminated malignant melanoma and advanced renal cell carcinoma: a phase I/II study. Onkologie (1990) 13, 137-140

Bukowski, R.M., Murthy, J., Sergi, J., Budd, G.T., McKeever, S., Medendorp, S.V., et al.: Phase I trial of continuous infusion recombinant interleukin-2 and intermittent recombinant interferon-α2a: clinical effects. J Biol Response Mod (1990) 9, 538-545

Cameron, R.B., McIntosh, J.K., Rosenberg, S.A.: Synergistic antitumor effects of combination immunotherapy with recombinant interleukin-2 and a recombinant hybrid alpha-interferon in the treatment of established murine hepatic metastases. Cancer Res (1988) 48, 5810-5817

Dorval, T., Fridmann, W.H., Mathiot, C., Pouillart, P.: Interleukin-2 therapy for metastatic uvealmelanoma. Eur J Cancer (1992) 28A, 2087

Dutcher, J.P., Creekmore, S., Weiss, G.R., Margolin, K., Markowith, A.B., Roper, M., et al.: A phase II study of interleukin-2 and lymphokine-activated killer cells in patients with metastatic malignant melanoma. J Clin Oncol (1989) 7, 477-485

Fidler, I.J., Heicappell, R., Saiki, I., Grutter, M.G., Horisberger, M.A., Nuesch, J.: Direct antiproliferative effects of recombinant human interferon-a: B/D hybrids of human tumor cell lines. Cancer Res (1987) 47, 2020-2027

Fisher, R.I., Coltman, C.A., Doroshow, J.H., et al.: Metastatic renal cell cancer treated with interleukin-2 and lymphokine-activated killer cells. Ann Intern Med (1988) 108, 518-523

Gemlo, B.T., Palladino, M.A., Jaffe, H.S., Espevik, T.P., Rayner, A.A.: Circulating cytokines in patients with metastatic cancer treated with recombinant interleukin-2 and lymphokine activated killer cells. Cancer Res (1988) 48, 5864-5867

Giacomini, P., Aguzzi, A., Pestka, S., Fisher, P.B., Ferrone, S.: Modulation by recombinant DNA leukocyte (alpha) and fibroblast (beta) interferons of the expression and shedding of HLA and tumor-associated antigens by human melanoma cells. J Immunol (1984) 133, 1649-1655

Hammer, S.M., Gillis, J.M.: Effects of recombinant interleukin-2 on resting human T lymphocytes. J Biol Response Mod (1986) 5, 36-44

Iigo, M., Sakurai, M., Tamura, T., Saijo, N., Hoshi, A.: In vivo antitumor activity of multiple injections of recombinant rIL 2 alone and in combination with three different types of recombinant interferon, on various syngeneic murine tumor. Cancer Res (1988) 48, 260-264

Keilholz, U., Schlag, P., Tilgen, W., et al.: Regional application of lymphokine activated killer (LAK) cells can be superior to i.v. application. A case report. Cancer (1992) 69, 2172-2175

Keilholz, U., Scheibenbogen, C., et al.: Interferon-α and interleukin-2 in the treatment of metastasic melanoma. Comparison of two phase II trials. Cancer (1993) 72

Keilholz, U., Scheibenbogen, C., et al.: Regional adoptive immunotherapy with interleukin-2 and lymphokine-activated killer (LAK) cells for liver metastases. Eur J Cancer (1994) 30, 103-105

Kim, B., Warnaka, P.: Indomethacin enhanced immunotherapy of pulmonary metastases using IL 2 and IFN-alpha. Surgery (1989) 106, 248-256

Konrad, M.W., Hemstreet, G., Hersh, E.M., et al.: Pharmacokinetics of recombinant interleukin 2 in humans. Cancer Res (1990) 50, 2009-2017

Kuppen, P.J.K., Marinelli, A., Camps, J.A.J., et al.: Biodistribution of lymphokine-activated killer (LAK) cells in WAG rats after hepatic-artery or jugular-vein infusion. Int J Cancer (1992) 52, 266-270

Lafraniere, R., Rosenberg, S.A.: Successful immunotherapy of murine hepatic metastases with lymphokine-activated killer cells and recombinant interleukin-2. Cancer Res (1985) 45, 3735-374 1

Lee, K.H., Talpaz, M., Rothberg, J.M., Murray, J.L., Papadopoulos, N., Plager, C., et al.: Concomitant administration of recombinant human interleukin-2 and recombinant interferon 2A in cancer patients: a phase I study. J Clin Oncol (1989) 7, 1726-1732

Lopez Hänninen, E.L., Kirchner, H., Atzpodien, J.: Interleukin-2 based home therapy of metastatic renal cell carcinoma: risks and benefits in 215 consecutive single institution patients. The Journal of Urology (1996) 155, 19-25

Lotze, M.T., Line, B.R., Mathiesen, D.J., et al.: The in vivo distribution of autologous human and murine lymphoid cells grown in T cell growth factor (TCGF): implications for the adoptive immunotherapy of tumors. J Immunol (1980) 125, 1487-2493

Lotze, M.T., Custer, M.C., Sharrow, S.O., Rubin, L.A., Nelson, D.L., Rosenberg, S.A.: In vivo administration of purified human interleukin-2 to patients with cancer: development of interleukin-2 receptor positive cells and circulating soluble interleukin-2 receptors following interleukin-2 administration. Cancer Res (1987) 47, 2188-2195

Mavligit, G.M., Zukiwski, A.A., Guttermann, J.U., et al.: Splenic versus hepatic artery infusion of interleukin-2 in patients with liver metastases. J Clin Oncol (1990) 8, 319-324

McIntosh, J.K., Mule, J.J., Krosnick, J.A., Rosenberg, S.A.: Combination cytokine immunotherapy with tumor necrosis factor alpha, interleukin 2, and alpha interferon and its synergistic antitumor effects in mice. Cancer Res (1989) 49, 1408-1414

Mier, J.W., Vachino, G., Klempner, M.S., Aronson, F.R., Noring, R., Smith, S., et al.: Inhibition of interleukin-2 induced tumor necrosis factor release by dexamethasone: prevention of an acquired neutrophil chemotaxis defec and differential suppression of interleukin-2-associated side effects. Blood (1990) 76, 1933-1940

Mitchell, M.S.: Relapse in the central nervous system in melanoma patients succesfully treated with biomodulators. J Clin Oncol (1989) 7, 1701-1709

Mule, J.J., Shu, S., Schwarz, S.L., Rosenberg, S.A.: Successful adoptive immunotherapy of established pulmonary metastases with lymphokine activated killer cells and recombinant interleukin-2. Science (1984) 225, 1487-1489

Rosenberg, S.A., Lotze, M.T., Muul, L.M., Leitman, S., Chang, A.E., Ettinghausen, S.E., et al.: Observations on the systemic administration of autologous lymphokine-activated killer cells and recombinant interleukin-2 to patients with metastatic cancer. N Engl J Med (1985) 313, 1485-1492

Rosenberg, S.A., Lotze, M.T., Muul, L.M., et al.: A progress report on the treatment of 157 patients with advanced cancer using lymphokine-activated killer cells and interleukin-2 or high dose interleukin-2 alone. N Engl J Med (1987) 316, 889-897

Rosenberg, S.A., Schwarz, S.L., Spiess, P.J.: Combination immunotherapy for cancer: synergistic antitumor interactions of interleukin 2, alfa interferon, and tumor-infiltrating lymphocytes. J Natl Cancer Inst (1988) 80, 1393-1397

Rosenberg, S.A., Packard, B.S., Aebersold, P.M., Solomon, D., Topalian, S.L., Toy, S.T., et al.: Special report: use of tumor-infiltrating lymphocytes and interleukin-2 in the immunotherapy of patients with metastatic melanoma. N Engl J Med (1988) 319, 1676-1680

Rosenberg, S.A., Lotze, M.T., Yang, J.C., Aebersold, J.C., Linehan, W.M., Seipp, C., et al.: Experience with the use of high dose interleukin-2 in the treatment of 652 Cancer patients. Ann Surg (1989) 210, 474-485

Rosenberg, S.A., Lotze, M.T., Yang, J.C., Aebersold, J.C., Linehan, W.M., Seipp, C., Calabro, S., et al.: Combination therapy with interleukin-2 and alpha-interferon for the treatment of patients with advanced cancer. J Clin Oncol (1989) 7, 1863-1874

Rubin, L.A., Kurman, C.C., Fritz, Biddison, W.E., Boutin, B., Yarchoan, R., et al.: Soluble interleukin 2 receptors are released from activated human lymphoid cells in vitro. J Immunol (1985) 135, 3172-3177

Sasaki, A., Melder, R.J., Whiteside, T., Herberman, R.B., Jain, R.K.: Preferential localization of human lymphokine-activated killer cells in tumor microcirculation. J Natl Cancer Inst (1991) 83, 433-437

Smith, K.A.: The interleukin 2 receptor. Annu Rev Cell Biol (1989) 5, 397-425

Sznol, M., Mier, J.W., Sparano, J., Gaynor, E.R., Weiss, G.R., Margolin, K.A., et al.: A phase I study of high-dose interleukin-2 in combination with interferon-α2b. J Biol Response Mod (1990) 9, 529-537

Tanaka, K., Yoshioka, T., Bieberich, C.H., Jay, G.: Role of the major histocompatibility complex class I antigens in tumor growth and metastases. Annu Rev Immunol (1988) 6, 359-380

Thatcher, N.: Recombinant interleukin-2 and other types of treatment of advanced malignant melanoma. Current Opinion in Oncology (1991) 3, 364-376

West, W.H., Tauer, K.W., Yanelli, J.R., Marshall, G.D., Orr, D.W., Thurman, G.B., et al.: Constant infusion recombinant interleukin-2 in adoptive immunotherapy of advanced cancer. N Engl J Med (1987) 316, 898-905

Bücher

Freund, M., Link, H., Schmidt, R., Welte, K. (Eds.): Cytokines in Hemopoiesis, Oncology, and Immunology, Vol. I-III. Springer Verlag, Heidelberg 1994

Marty, M.: Manual of GM-CSF. Blackwell Science, Oxford 1996

Niederle, N., Wussow, P. v. (Eds.): Interferone – Präklinische und klinische Befunde. Springer Verlag, Heidelberg 1990

Krebstherapie mit monoklonalen Antikörpern

1975 begann in der Immunologie eine neue Zeitrechnung. Den Wissenschaftlern G. KÖHLER und C. MILSTEIN gelang es, Antikörper mit definierter Spezifität zu erzeugen. Seit dieser Zeit haben die auf einen einzigen B-Lymphozyten zurückgehenden Antikörper – sogenannte monoklonale Antikörper – ihren Siegeszug in der medizinischen Diagnostik angetreten. Der ganz große Durchbruch in der Therapie, etwa in der Onkotherapie, steht allerdings noch bevor.

Die Untersuchung von Krebszellen mit Serumproben hat in der Medizin eine lange Geschichte. Erschwert wurde die serologische Tumorzell-Analyse allerdings dadurch, daß Serum stets eine Vielzahl von Antikörperspezifitäten enthält. Die Qualität der immunologischen Diagnostik änderte sich schlagartig mit KÖHLERs und MILSTEINs historischem Experiment. Der Trick der beiden Wissenschaftler bestand darin, einen B-Lymphozyten, der bekanntermaßen nur einen Typ von Antikörper bilden kann, durch Fusion mit einer Krebszelle zu immortalisieren. Das Ergebnis ist ein Hybridom – ein Klon, der sich in Kultur beliebig vermehren läßt und eine praktisch unbegrenzte Menge von Antikörpern mit definierter Spezifität, eben monoklonale Antikörper (MAKs), produziert.

Es gab bisher viele Ansätze, monoklonale Antikörper nicht nur diagnostisch, sondern auch therapeutisch einzusetzen. Weltweit wurden über 120 MAKs in klinischen Studien getestet. Trotzdem haben bisher nur drei die Hürden des Genehmigungsverfahrens für den Einsatz im klinischen Alltag bewältigt – darunter bisher nur einer für die Tumortherapie.

Tumortherapie mit unkonjugierten MAKs

Bei der Tumortherapie mit unkonjugierten MAKs werden native Antikörper eingesetzt, an die nicht sekundär eine andere Wirksubstanz gekoppelt wurde. Derzeit laufen eine Reihe von Phase-I- und -II-Studien bei Patienten mit Lymphomen/Leukämien und soliden Tumoren, wobei meist Antikörper eingesetzt werden, die gegen onkofötale Antigene (wie das carcino-embryonale Antigen / CEA), Differenzierungsantigene, normale Membrankomponenten oder Rezeptoren von Wachstumsfaktoren gerichtet sind.

Diese Antigene gibt es zwar auch auf normalen Zellen, doch treten sie auf Tumorzellen zum Teil stark ver-

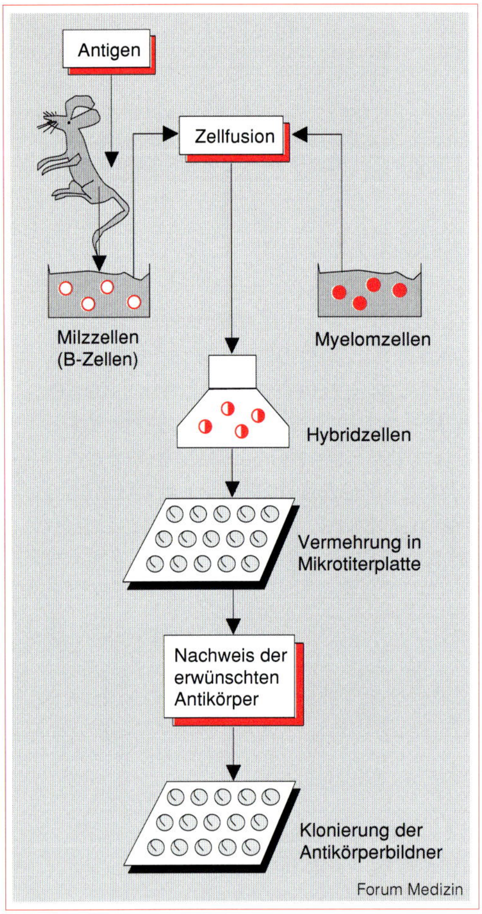

Abb. 1: **Verfahren zur Herstellung monoklonaler Antikörper** [nach ROITT]

mehrt auf. Wachstumsfaktor-Rezeptoren können auch in veränderter Form auf Krebszellen vorkommen. Ist die Veränderung derart, daß der Rezeptor sich nicht mehr abschalten läßt, also nicht mehr der zellulären Wachstumskontrolle gehorcht, geht dies mit einer onkogenen Aktivierung einher.

Bei der Therapie mit MAKs allein erfolgt die Zerstörung der Tumorzellen im wesentlichen durch immunologische Mechanismen. Die Mechanismen, die zum Tragen kommen, sind die ADCC (antikörperabhängige, zellvermittelte Zytotoxizität), die CDC (komplementabhängige Zytotoxizität), der programmierte Zelltod (Apoptose) sowie Spätwirkungen über Immunreaktionen im Rahmen des idiotypischen Netzwerkes. Doch auch eine direkte zytotoxische Wirkung, etwa über eine Rezeptorblockade, ist möglich.

Ist ein veränderter (mutierter) und dadurch onkogen aktivierter Wachstumsfaktor-Rezeptor am Tumorgeschehen beteiligt, kann dieser durch monoklonale Antikörper blockiert werden. Beim Mammakarzinom findet man beispielsweise häufig eine starke Expression des Onkogenprodukts HER2, einer veränderten und ständig aktivierten Form des Rezeptors für den Wachstumsfaktor EGF (epidermal growth factor). In einer Phase-II-Studie, die J. BASELGA, New York, durchführte, erhielten 46 Patientinnen mit

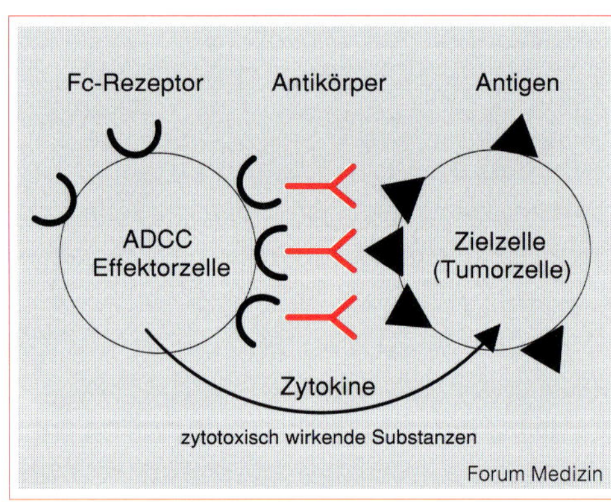

Abb. 2: **Prinzip der ADCC (antikörperabhängige, zellvermittelte Zytotoxizität)**
Der monoklonale Antikörper bindet an die Zielzelle und markiert sie dadurch. Die Zelle wird nun für immunologische Effektorzellen wie Monozyten, Makrophagen, Natürliche Killerzellen oder Granulozyten „sichtbar". Mit ihrem Fc-Rezeptor binden diese Zellen an die Tumorzelle und setzen daraufhin zytotoxisch wirkende oder lysierende Substanzen bzw. Zytokine frei. Letztendlich führt dies zum Untergang der Tumorzelle.

- Antikörperabhängige, zellvermittelte Zytotoxizität (ADCC)
- Komplementabhängige Zytotoxizität (CDC)
- Antikörperinduzierte Apoptose
- Rezeptorblockade
- Konjugierte* monoklonale Antikörper
- Idiotypische Antikörper

* Toxine, Zytostatika, Radionuklide, Zytokine

Tab. 1: **Antikörpervermittelte Mechanismen der Zell-Lyse**

fortgeschrittenem Brustkrebs einen MAK gegen das HER2-Onkogenprodukt (BÄUMLER, 1995). Von 44 auswertbaren Patientinnen zeigten eine eine komplette, vier eine partielle Response mit einer Tumorreduktion von über 50 Prozent. Wenn auch das Gesamtergebnis noch eher bescheiden ist, stellt diese Studie doch den ersten klinischen Nachweis einer Antitumor-Aktivität durch gezielte Beinflussung eines Onkogenproduktes dar.

Der bisher therapeutisch erfolgreichste Antikörper in der Tumortherapie ist der MAK 17-1A (Panorex®). Er ist der bisher einzige in Deutschland zugelassene MAK für die Tumortherapie. Der Antikörper ist gegen das 17-1A-Antigen gerichtet, ein ubiquitär vorhandenes Oberflächenantigen epithelialer Zellen. In besonders starkem Maße wird es von Tumorzellen kolorektaler Karzinome exprimiert ist und ist in 90 Prozent der Fälle nachweisbar. Insofern kann der MAK als weitgehend tumorspezifisch bezeichnet werden.

In einer randomisierten Studie von RIETHMÜLLER et al. (1994) waren 189 Patienten mit Kolon- oder Rektumkarzinom im Stadium Dukes C nach operativer Entfernung des Tumors über mehrere Monate mit dem murinen Antikörper behandelt worden oder blieben unbehandelt (Kontrolle). Durch die Immuntherapie konnte die Gesamttodesrate der mit 17-1A-Antikörper behandelten Patienten im Vergleich zur Kontrollgruppe um 30 Prozent gesenkt werden bei einer medianen Beobachtungszeit von fünf Jahren. Die mittlerweile bekannten 6-Jahres-Daten zeigen sogar noch bessere Ergebnisse. Hauptursache der Lebensverlängerung war offensichtlich ein signifikant vermindertes Auftreten von Fernmetastasen in der Therapiegruppe, wogegen kein Einfluß auf Lokalrezidive zu verzeichnen war.

Diese Studie hat der Tumorimmunbiologie mit nativen MAKs einen enormen Aufschwung verliehen, nachdem frühere Untersuchungen, die hier nicht erwähnt werden können, eher enttäuschend verlaufen waren.

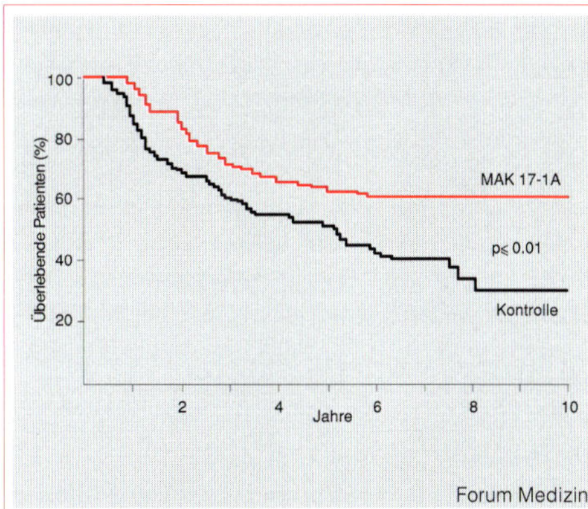

Abb. 3: **Reduktion der Mortalität (7 Jahre Beobachtungszeit) bei Patienten mit kolorektalem Karzinom durch eine adjuvante Therapie mit dem MAK 17-1A im Vergleich zur unbehandelten Kontrollgruppe** [nach RIETHMÜLLER et al.]

Therapie mit MAK-Konjugaten

Eine andere Möglichkeit, therapeutische Wirksamkeit von Antikörperpräparationen zu erzielen, ist die Kopplung von zytotoxischen Substanzen an den Antikörper. Bei den verwendeten Substanzen handelt es sich entweder um **Radionuklide** (Jod, Rhenium, Yttrium), um **Toxine** wie etwa das Ricinus-, das Pseudomonas- oder das Diphtherietoxin, um **Zytostatika** wie Adriamycin oder Doxorubicin oder auch um **Zytokine** wie den Tumornekrosefaktor (TNF). Im Tiermodell haben konjugierte Antikörper ihre Wirksamkeit bereits unter Beweis gestellt.

Radioaktive „Zauberkugeln" gegen Krebszellen

Derzeit laufen eine Reihe von Phase-I-/Phase-II-Studien am Menschen, wobei die bisherigen Ergebnisse insgesamt allerdings eher bescheiden sind. Vereinzelt gehen allerdings auch positive Meldungen in die Literatur ein. So berichten etwa die Arbeitsgruppen um O. PRESS (1993), Seattle, Washington, und M. KAMINSKI (1993), Ann Arbor, Michigan, von Erfolgen jodmarkierter MAKs bei B-Zell-Lymphomen, wobei ein Antikörper gegen das CD20-Antigen besonders gut abschnitt. Allerdings war – zumindest in der ersten Studie – die Knochenmarktoxizität so hoch, daß an die Hochdosis-Radioimmuntherapie eine autologe Knochenmarktransplantation angeschlossen werden mußte. In der KAMINSKI-Studie wurden dagegen erheblich niedrigere Strahlendosen eingesetzt. Die Suche nach der optimale Dosierung der Radioimmuntherapie scheint also noch nicht abgeschlossen.

Auch im Hinblick auf solide Tumoren gibt es vereinzelte erfolgversprechende Ergebnisse. So berichtete etwa M. JUWEID (1995), Newark, New York, der Patienten mit medullärem Schilddrüsenkarzinom mit verschiedenen radiomarkierten MAKs gegen das karzinoembryonale Antigen behandelte, von Remissionen, die bis zu zehn Monate anhielten. Eine direkte intratumorale Radioimmuntherapie bei 52 Patienten mit malignem Gliom mit einem jodmarkierten anti-Tenescin-MAK (Tenescin ist ein intra- und extrazelluläres Glykoprotein) führte P. RIVA (1995), Cesena, durch. Etwa 40 Prozent der Patienten sprachen auf die Behandlung an; war der Krankheitsverlauf der Patienten noch nicht so fortgeschritten, sogar 54 Prozent BÄUMLER, 1995).

Immuntoxine und Zytostatika-MAKs – noch kein Durchbruch

Antikörper, die an ein Toxin oder ein Zytostatikum gekoppelt sind, können nur dann ihre Wirkung entfalten, wenn sie von der Zielzelle, an die sie binden, aufgenommen (internalisiert) werden. Nicht alle Tumorzellen sind jedoch zu einer Internalisierung befähigt, was die Anwendung solcher Antikörper beschränkt.

Die Ergebnisse, die bisher mit Immuntoxinen erzielt wurden, sind widersprüchlich. Es wird von vereinzelten vollständigen Remissionen bei Krebspatienten berichtet. Andere Untersuchungen ergaben dagegen lediglich eine transiente oder überhaupt keine positive Antwort.

Bei MAK-Zytostatika-Konjugaten ist die Datenlage noch recht dünn. Einige Untersuchungen berichten von milden Therapieerfolgen. Als im Tiermodell sehr erfolgversprechend hat sich ein chimärer (d.h. aus tierischen und menschlichen Komponenten mit Hilfe gentechnischer Methoden hergestellter), an Doxorubicin gekoppelter MAK gegen eine tumorassoziiertes Antigen beim humanen Mamma-, Lungen- und Kolonkarzinom erwiesen.

Probleme bei der Tumortherapie mit MAKs

Wie effektiv die Antikörper Krebszellen zerstören können, hängt von verschiedenen Faktoren ab, etwa von der Art der Krebserkrankung (Leukämien, Lymphome oder solide Tumoren). Auch die allgemeine Immunitätslage des Patienten ist ein wichtiger Parameter für eine erfolgreiche Tumorimmuntherapie. Wie die Studie von RIETHMÜLLER et al. zeigt, sind MAKs offensichtlich besonders effektiv im Bekämpfen von Mikrometastasen, da in diesem Fall die Tumorzellen für den Antikörper besser zugänglich sind als in einem soliden Tumor. In einem soliden Tumor ist die Difussion der MAK in den Tumor viel zu gering.

Es gibt noch eine Reihe von Schwierigkeiten, die teilweise prinzipieller Natur sind, teilweise aber in Zukunft überwunden werden können. Die wichtigsten:

- *Tumorzellen sind heterogen*
  Ein Tumor ist nicht monoklonal. Nicht alle tumorassoziierten Antigene werden daher vom MAK erkannt. Abhilfe wäre durch einen MAK-Cocktail oder durch polyklonale Antikörper bzw. Induktion eines speziellen Antigens, etwa mit Hilfe von Zytokinen, denkbar.
- *Das Tumorantigen ist nicht erreichbar*
  Die Erreichbarkeit von Tumorzellen kann durch Art und Größe des Tumors und durch dessen Vaskularisierungsgrad eingeschränkt sein. Auch eine Antigen-Internalisierung durch die Tumorzelle (und eine dadurch bedingte Antigen-Negativität) ist möglich.
- *Das Tumorantigen markiert nicht immer die Tumorzelle*
  In vielen Fällen, etwa beim CEA, wird das Tumorantigen auch ins Serum des Patienten abgegeben werden. Das freie Antigen fängt den Antikörper ab und vermindert so die Bindung an die Tumorzellen.
- *Xenosensibilisierung*
  Murine MAKs induzieren im Menschen eine humorale Immunantwort, die im Laufe der Zeit deren Wirksamkeit vermindert. Es gibt aber heute Methoden, murine Antikörper zu „humanisieren", wodurch in Zukunft dieses Problem eine kleinere Rolle spielen sollte. Dabei wird der Fc-Anteil des Antikörpers durch humane Antikörperbestandteile ersetzt und nur der variable Teil durch murine MAKs zur Bindung an den Tumor benutzt.
- *Nebenwirkungen von MAK-Konjugaten*
  Konjugate von MAKs mit radioaktiven Nukliden, Toxinen oder Zytostatika induzieren selbst Nebenwirkungen, die nicht immer zu vernachlässigen sind. Langfristig wird hier das Ziel verfolgt, die Antikör-

perbindung effektiver zu gestalten und eine bessere Clearance zu ermöglichen. Auch bispezifische Antikörper (siehe unten) könnten hilfreich sein.

Zukunftsmusik: MAKs der zweiten und dritten Generation

Unter MAKs der ersten Generation versteht man solche Antikörper, die noch weitgehend „natürlich" aufgebaut sind bzw. durch äußere Eingriffe nur leicht verändert wurden. MAKs der zweiten und erst recht der dritten Generation sind dagegen Kunstprodukte.

Bispezifische, monoklonale Antikörper (bi-MAKs) sind Immunglobuline, die auf ihren beiden Armen unterschiedliche Bindungstellen haben und daher zwei Aufgaben gleichzeitig erfüllen. Diese Antikörper – man bezeichnet sie als Antikörper der zweiten Generation – werden durch eine Weiterentwicklung von Köhlers und Milsteins Hybridom-Technik hergestellt. Bispezifische Antikörper eignen sich deshalb gut für die Tumortherapie, da sie die Möglichkeit eröffnen, zytotoxische Zellen des Immunsystems (Natürliche Killerzellen, T-Zellen und Makrophagen) spezifisch an Tumorzellen heranzuführen. Dies geschieht dadurch, daß ein Arm des Antikörpers gegen ein tumorassoziiertes Antigen, der zweite gegen ein Triggermolekül einer immunologischen Effektorzelle gerichtet ist (Fanger und Guyre, 1991; Renner et al., 1994; Hartmann et al., 1996). Inzwischen sind bereits mehrere klinische Studien mit unterschiedlichen Effektorzellen und Tumoren angelaufen. Erste klinische Erfahrungen weisen auf eine sehr geringe Toxizität und eine deutliche antitumorale Wirksamkeit der bispezifischen MAKs hin (Hartmann et al., 1996).

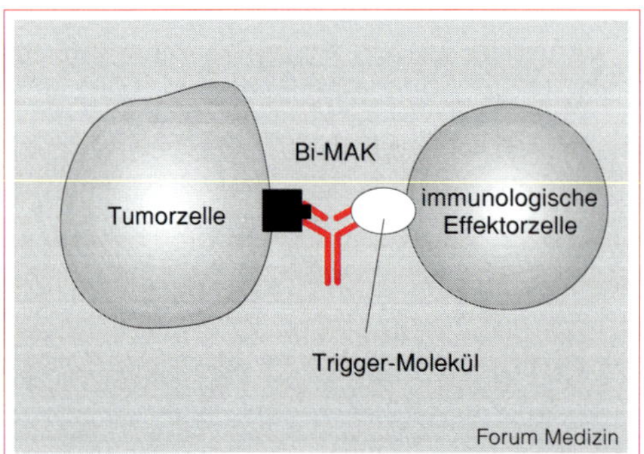

Abb. 4: **Bispezifische Antikörper (bi-MAKs) haben in der Tumortherapie den Vorteil, daß sie Tumorzelle und immunologische Effektorzelle räumlich zusammenführen**

Derzeit beschäftigt sich die Forschung damit, Antikörper der sogenannten dritten Generation herzustellen. Dazu werden die beiden Arme des bispezifischen Antikörpers von der Antikörperbasis getrennt und zusammengefügt. Das Produkt ist eigentlich kein Antikörper mehr, sondern ein bispezifisches Protein. Dieses Protein ist so klein, daß sich mehrere davon an eine Tumorzelle heften und immunkompetente Zellen heranwinken können. Inwieweit sich dieses brillante Prinzip auch in der Klinik bewährt, kann derzeit noch nicht beurteilt werden.

Die vorläufig höchste Stufe der Optimierung von Antikörpern ist die Erzeugung gezielter Mutationen in den Bindungsstrukturen. Mit Großrechnern werden Bindungsstellen der Antikörper ermittelt, die sich räumlich optimal an das gewünschte Antigen anlagern können. Durch einen gezielten Eingriff in die genetische

Bauanleitung werden die besonders effektiv bindenden Antikörper künstlich hergestellt.

Antikörper der höheren Generationen versprechen nach bisherigen Versuchen große Fortschritte in der Bekämpfung von Transplantationsreaktionen, Infektionskrankheiten und auch Tumorerkrankungen. Noch steht allerdings bei vielen Kandidaten die Übertragung vom Tiermodell auf den Menschen bevor.

Literatur

Bäumler, E.: Themen der Zeit. Deutsches Ärzteblatt (1995) 92,38, B-1827

Bohlen,H.: Medikamente nach Mass. Bild d. Wissenschaft, Heft 1 (1993), 35-39

Dillmann, R.O.: Antibodies as Cytotoxic Therapie. J Clin Oncol (1994) 7(12), 1497-1515

Dippold, W.G., Wittig, B., Bernhard, H., Meyer, K.-H.: Monoklonale Antikörper: Perspektiven zur Diagnose und Therapie von Tumorerkrankungen. Die gelben Hefte (1991) 31, 41-50

Fanger, M.W., Guyre, P.M.: Bispecific antibodies for targeted cellular cytotoxicity. Tibtech (1991) 9, 375-380

Goldenberg, D.M.: Monoclonal Antibodies. Cancer Magazine (1990), 12-18

Goldenberg, D.M., Larson, S.M., Reisfeld, R.A., Schlom, J.: Conference on Radioimmunodetection and Radioimmunotherapy of Cancer. Journal of Immunotherapy (1994) 16, 142-147

Goldenberg, D.M., Larson, S.M., Reisfeld, R.A. und Schlom, J.: Targeting cancer with radiolabelled antibodies. Immunol Today (1995) 16, 261-264

Hartmann, F., Renner, C., Pfreudschuh, M.: Tumor Immunotherapy with Bispecific Antibodies. Onkologie (1996) 19, 114-117

Kaminski, M.S. et al.: Radioimmunotherapy of B-cell lymphoma with (J 131) anti-B1 (anti-CD20) antibody. N Engl J Med (1993) 329, 459-465

Press, O.W. et al.: Radiolabeled antibody therapy of B-cell lymphoma with autologous bone marrow support. N Engl J Med (1993) 329, 1219-1224

Renner, C., Jung, W., Sahin, U. et al.: Cure of Xenografed Human Tumors by Bispecific Monoclonal Antibodies and Human T Cells. Science (1994) 264, 833-835

Riethmüller, G., Schneider-Gädicke, E., Schlimok, G., et al.: Randomised trial of monoclonal antibody for adjuvant therapy of resected Dukes'C colorectal carcinoma. Lancet (1994) 343, 1177-1183

Thuro, H.C.: "Tumor Targeting" bei Kolonkarzinom. Der Onkologe (1995) 1 (Suppl) 4

Bücher

Peters, J.H., Baumgarten, H. (Hrsg.): Monoklonale Antikörper. Springer Verlag, Heidelberg 1988

Sedlacek, H.H., Schulz, G., Steinstraesser, A., Kuhlmann, L., Schwarz, A., Seidel, L., Seemann, G., Kraemer, H.-P., Bosslet, K.: Monoclonal Antibodies in Tumor Therapy. Present Stage, Chances and Limitations. Karger Verlag, Wien 1988

Krebstherapie mit proteolytischen Enzymen

Aktive Enzympräparate werden in der Medizin seit Jahrzehnten erfolgreich angewendet. Nachdem der britische Embryologe JOHN BEARD bereits um die Jahrhundertwende mit Anwendungen wäßriger Extrakte aus frischem Pankreas neugeborener Ferkel, Kälber oder Lämmer bei Krebspatienten über erstaunliche Erfolge berichtete, wurde die Onkotherapie mit Enzymen Jahre später „wiederentdeckt".

FREUND und KAMINER hatten beobachtet, daß Karzinomzellen in vitro durch das Serum Gesunder zerstörbar waren, jedoch nicht durch das Serum Krebskranker. FREUND konnte nachweisen, daß diese fehlende zytolytische Aktivität des Serums Krebskranker auf einen spezifischen Hemmstoff („blocking factors") zurückzuführen ist.

WOLF stellte später fest, daß es sich bei der im Blut Gesunder vorkommenden Substanz um Hydrolasen handelt und es gelang ihm auch, die Blockierung dieser durch kleine Mengen von Chymotrypsin oder Trypsin zu beseitigen. Zusammen mit RANSBERGER testete WOLF zahlreiche Enzyme auf ihre zytolytische Potenz. Es stellte sich heraus, daß eine bestimmte Kombination aus tierischen und pflanzlichen Proteasen die beste Wirksamkeit zeigte. Diese Kombination proteolytischer Enzyme wurde zur Grundlage des Präparates Wobe-Mugos®, das zur Onkotherapie bei Mensch und Tier erfolgreich eingesetzt wird. Die Proteasen – obgleich Makromoleküle – werden zu einem bestimmten quantifizierbaren Prozentsatz im Darm resorbiert und können in der Folge im Organismus eine systemische Wirkung entfalten.

topisch	Bromelain Trypsin
oral	Bromelain Papain Trypsin, Chymotrypsin Lipase, Amylase
intravenös	L-Asparaginase Serrapeptase Hyaluronidase

Tab. 1: **Enzyme in der Krebstherapie**

Publikationen aus den 60er und 70er Jahren lieferten bereits erste Anhaltspunkte über den Wirkmechanismus von Proteasen. So konnte etwa gezeigt werden, daß die pflanzliche Protease Bromelain die Gewebepermeabilität für bestimmte Substanzen, hier für Antibiotika, erhöht. Erst neue Erkenntnisse der modernen Immunologie erlaubten jedoch tiefere Einblicke in die Wirkmechanismen von

Proteasen auf zellulärer und molekularer Ebene. So gelang in den 90er Jahren der immunologisch bedeutsame Nachweis, daß Bromelain an Metastasierungsprozessen beteiligte Oberflächenmoleküle (Adhäsionsmoleküle), in diesem Fall das Adhäsionsmolekül CD44 (siehe Tab. 2), hemmen kann. Gleichzeitig ist ein antiproliferativer, wachstumshemmender Effekt gegenüber Tumorzellen festzustellen.

Antiödematöse, antiinflammatorische und analgetische Wirkung

Therapeutisch bedeutsam sind zunächst primäre „sichtbare" Wirkungen der Enzymtherapie, die nicht nur in der Onkologie, sondern auch bei Entzündungserkrankungen zum Tragen kommen. Die Systemische Enzymtherapie unterstützt den physiologischen Entzündungs- und Regenerationsablauf. Die notwendige Entzündungsreaktion wird nicht unterdrückt. Die Systemische Enzymtherapie trägt dazu bei, Zelldetritus und in den interstitiellen Raum ausgewanderte Plasmaproteine sowie das Fibrin abzubauen. Zusammen mit der Stimulation der Phagozytose beschleunigt dies den Abtransport über das Blut- sowie das Lymphsystem. Das entzündliche Ödem wird schneller abgebaut und die Blutrheologie verbessert. Die Wiederherstellung der gestörten Mikrozirkulation gewährleistet eine adäquate Versorgung mit Sauerstoff und Nährstoffen. Aus der Ödemreaktion, verbunden mit einer verstärkten Elimination von Entzündungsmediatoren, ergibt sich ein sekundärer analgetischer und antiphlogistischer Effekt.

Die Systemische Enzymtherapie reguliert ferner das entzündliche Geschehen und mindert die Gefahr überschießender Reaktionen. Der beschleunigte Abbau physiologischer Stoffwechselverhältnisse trägt zudem zu einer verbesserten Immunabwehr und zur schnelleren Regeneration des geschädigten Gewebes bei.

Immunologie der Enzyme

Für die Onkologie sind jedoch andere Effekte der Enzyme noch wichtiger als die beschriebenen primären Wirkungen. Von entscheidender Bedeutung für die Behandlung von Tumorerkrankungen ist offensichtlich die Interaktion der Enzyme mit verschiedenen Komponenten des Immunsystems.

Die von FREUND entdeckten „blocking factors" sind ihren Eigenschaften nach mit Immunkomplexen identisch. Sie entstehen zum Beispiel durch Kopplung spezifischer Antikörper mit einem Überschuß an Tumorzellantigenen, welche nach Zerstörung von Krebszellen oder Veränderung der Tumorzellmembran freigesetzt werden. Immunkomplexe stellen in diesem Sinne einen Mechanismus dar, mit dem Tumoren das Immunsystem zu „beschäftigen" und damit von sich selbst abzulenken versuchen (Escape-Mechanismus). Bleibt die Zahl der gebildeten Immunkomplexe gering, sind Makrophagen in der Lage, diese zu eliminieren – die „Immune Surveillance" bleibt intakt. Übersteigt jedoch die Menge oder Größe der Tumorzellantigene und damit die Menge der Immunkomplexe das Abfangvermögen der Makrophagen, bleiben diese Immunkomplexe in

Wirkmechanismen der Systemischen Enzymtherapie

⇒ Die Systemische Enzvmtherapie erhöht die proteolytische Serumgesamtaktivität.
- Die Wiederherstellung der Immunhomöostase wird unterstützt bzw. die bestehende Homöostase stabilisiert.
- Es besteht eine Dosis-Wirkbeziehung.

⇒ Resorbierte Enzyme interagieren mit Antiproteinasen.
- Zielgerichtete Wirkung.
- Geringere Allergenität.

⇒ Die Systemische Enzymtherapie wirkt auch nach längerer Einnahme nicht immunsuppressiv.
- Die physiologische Abwehrreaktion bleibt möglich und wird unterstützt.

Antiödematös, antiinflammatorisch und analgetisch

⇒ Die Systemische Enzymtherapie
- baut extravasale Plasmaproteine und sich bildendes Fibrin ab
- baut Entzündungsmediatoren ab
- führt zur schnelleren Resorption von Hämatomen
- wirkt einer unphysiologischen Konzentrationserhöhung von Zelldetritus, Immunkomplexen, Zytokinkomplexen entgegen. Deren Abtransport über das Blut- und Lymphsystem wird erleichtert und unterstützt

⇒ steigert die Phagozytoseleistung der MPS-Zellen

⇒ stimuliert direkt die Zellen

⇒ erhöht die Kapazität der Immunkomplex-bindenden Fc-Rezeptoren auf Makrophagen, Neutrophilen und Erythrozyten

Verbesserung der Blutrheologie

⇒ Die Systemische Enzymtherapie verbessert die Durchblutung und Sauerstoffversorgung des Gewebes,
- verbessert die Blutfließeigenschaften
  - baut Fibrinogen und Fibrin sowie andere globuläre Serumproteine (α2-Makroglobulin) ab
  - verbessert die Erythrozytenverformbarkeit
- vermindert das Risiko thrombembolischer Komplikationen
  - beschleunigt die Fibrinolyse und vermindert die Thrombozytenaggregation
- hemmt überexprimierte Adhäsionsmoleküle
- senkt die Plasmalipide

⇒ hemmt die Metastasierung und erhöht die Immunogenität von Tumorzellen
- legt antigene Strukturen der Tumorzellen frei (Demaskierung)
- reduziert die fibrinabhängige „cancer-cell-stickiness“
- hemmt Adhäsionsmoleküle
- verbessert das Ansprechen der rezeptorspezifischen Therapien (z.B. Hormontherapie)

Regulation der Zytokine

⇒ Die Systemische Enzymtherapie stimuliert Immunzellen
- induziert verschiedene Zytokine

⇒ reguliert einen „entgleisten“ Zytokinhaushalt
- wirkt hohen Konzentrationen polymerisierter Zytokin- bzw. Zytokin-Rezeptor-Komplexen entgegen
- beschleunigt die α2-Makroglobulin-rezeptorvermittelte Zytokin-Clearence durch Aktivierung des nativen α2-Makroglobulins in die „Fast“-Form
- beseitigt verschiedene Ursachen einer gestörten Freisetzung von α2-Makroglobulin aus den Makrophagen

Regulation von Adhäsionsmolekülen

⇒ Die Systemisch Enzymtherapie aktiviert Immunzellen
- erhöht initial z.B. die ICAM-1-Expression

⇒ down-reguliert Adhäsionsmoleküle

Aktivierung und Regulation von Immunzellen

⇒ Die Systemische Enzymtherapie stimuliert verschiedene Immunzellein
- erhöht den „respiratory burst"
- steigert die Phagozytoseleistung

⇒ beseitigt Hemmsubstanzen der Immunzellen
- senkt erhöhte Konzentrationen von „Akute-Phase-Proteinen"
- erhöht die Kapazität des Fc-Rezeptors auf Neutrophilen und Makrophagen
- wirkt einer unphysiologischen Konzentrationserhöhung von Zelldetritus, Immunkomplexen, Zytokinkomplexen entgegen

Hemmung pathogener Immunkomplexe

⇒ Die Systemische Enzymtherapie verbessert die Clearance pathogener Immunkomplexe
- fragmentiert pathogene Immunkomplexe und andere „blocking factors"
- verbessert die Phagozytoseleistung der MPS-Zellen
  - erhöht die Kapazität des Fc-Rezeptors
  - stimuliert direkt die Makrophagen/Monozyten und Neutrophilen

⇒ reduziert das komplementaktivierende Potential pathogener Immunkomplexe

⇒ hemmt die Gewebeablagerung und Neubildung pathogener Immunkomplexe

der Peripherie, in Blut und Lymphe. Ein weiterer Escape-Mechanismus des Tumors besteht darin, daß vermehrt Fibrin gebildet wird.

Negative Korrelation zwischen Immunkomplexen und Prognose

Erhöhte Immunkomplexkonzentration in Blut, Lymphe und Tumorperipherie sind für zahlreiche Krebsformen des Menschen nachgewiesen. Es besteht eine negative Korrelation zwischen zirkulierenden Immunkomplexen und der Prognose. Besonders hohe Immunkomplextiter sind für Pankreas-, Mamma- und Magenkarzinome nachgewiesen.

In vitro – und durch In-vivo-Versuche bestätigt – ließ sich zeigen, daß sich Immunkomplexe mit Enzymkombinationen auflösen lassen. Proteasen hemmen auch die Neubildung und Ablagerung von Immunkomplexen. Auch eine immunkomplexbedingte pathogene Komplementaktivierung wird dadurch vereitelt.

Die übermäßige Fibrinbildung führt nach NIEPER (1976) zu einer Maskierung der Tumorzellantigene, die die Tumorzellen einer Erkennung durch immunkompetente Zellen entzieht. Durch Antikoagulantien und Fibrinolyse mittels Enzymen gelang tierexperimentell und in In-vitro-Versuchen die Demaskierung der Tumorzellantigene. Die Immunerkennung wird auf diese Weise gesteigert, invasives Wachstum und Metastasierung gehemmt.

Stimulation des mononukleären Phagozytosesystems und Zytokinfreisetzung

Ein wesentlicher Effekt der Enzyme liegt in der Stimulation des mononukleären, phagozytären Systems (MPS). In vitro konnte gezeigt werden, daß die Enzyme Trypsin, Chymotrypsin, Lipase, Papain und Bromelain die Aktivität von Makrophagen und Natürlichen Killerzellen steigern können, wobei die besten Ergebnisse mit Enzymkombinationen zu erzielen waren. Diese Stimulation wiederum hat direkten Einfluß auf die Freisetzung von Zytokinen. Werden mononukleäre Zellen des peripheren Bluts in vitro mit Enzymen behandelt, so kommt es dosisabhängig zu einer vermehrten Bildung von TNF-α, IL-1β und IL-6.

An gesunden Probanden wurden die In-vitro-Ergebnisse bestätigt. Allerdings ist die Situation im lebenden Organismus differenzierter zu betrachten. In vivo wirken die Proteasen nicht generell Zytokin-stimulierend, sondern Zytokin-regulierend. Dies ergibt sich aus klinischen Studien zum Multiplen Myelom sowie zur Bleomycin- oder strahleninduzierten Pulmofibrose.

In einem überstimulierten System beispielsweise überwiegen die gegenregulierenden Effekte der systemischen Enzymtherapie, so daß letztendlich die Auswirkungen der Zytokinüberexpression reduziert werden. Solche Gegenmechanismen bestehen beispielsweise darin, daß unter dem Einfluß der Enzyme vermehrt Zytokinrezeptoren abgeworfen („gesheddet") werden, die übermäßig freigesetzte Zytokine binden können.

Auch via α2-Makroglobulin (α2-MG), einem wichtigen Transport- und Regulatorprotein für Zytokine, wirken Enzyme regulierend auf den Zytokinhaushalt ein. Hintergrund ist, daß Enzyme im Serum Komplexe mit Antiproteinasen wie α2-MG bilden (die katalytische Aktivität der Enzyme geht durch die Bindung an α2-MG nicht verloren). α2-MG ist aber auch in der Lage, Zytokine zu binden und zu transportieren. Im Rahmen einer überschießenden Zytokinfreisetzung treten vermehrt solche Zytokin-α2-MG-Komplexe in der Blutbahn auf, deren Wirkung auf das Gesamtsystem negativ zu beurteilen ist. Eine Erhöhung der proteolytischen Serumaktivität durch die Enzymtherapie beschleunigt die Entsorgung von Zytokin-α2-MG-Komplexen.

Ferner können proteolytische Enzyme, durch Erhöhung der hydrolytischen Serumaktivität, polymerisierte TNF („TNF-Monstermoleküle") spalten. Derartige polymerisierte TNF-Moleküle (die für die Kachexie verantwortlich gemacht werden) bilden sich bei hohen Serumkonzentrationen. Die biologische tumorizide Wirkung des TNF geht dabei verloren.

Erwähnt werden sollte in diesem Zusammenhang auch, daß eine erhöhte proteolytische Serumaktivität durch Enzymtherapie erhöhte Antiproteinasetiter senken kann. Hohe Konzentrationen an freien Antiproteinasen wirken immunsupprimierend – vor allem auf das zelluäre Immunsystem wie etwa auf die Zellen des MPS.

Modulation von Adhäsionsmolekülen

Adhäsionsmoleküle sind Oberflächenmoleküle auf Körperzellen, mit deren Hilfe direkte Zell-zu-Zell-Kontakte vermittelt werden. Entsprechend der Aktivität und Funktion einer Zelle kann die Art und Dichte dieser Moleküle variiert werden. Immunzellen sind in dieser Hinsicht besonders flexibel und können ihre Adhäsionsmoleküle besonders schnell der jeweiligen Situation anpassen. Deshalb gehören Adhäsionsmoleküle zu den entscheidenden Regulatorproteinen des Immunsystems. Das korrekte Zusammenspiel dieser Moleküle ist für eine funktionierende Abwehr unverzichtbar.

In den vergangenen Jahren hat sich der Verdacht erhärtet, daß eine unkontrollierte Expression von Adhäsionsmolekülen bei unterschiedlichen Krankheitsbildern wie Krebs, Rheuma, Septischem Schock und Multipler Sklerose eine entscheidende, wenn auch nicht alleinige, Rolle spielt. Adhäsionsmoleküle – in der Onkologie spielen vor allem Moleküle aus vier Genfamilien eine Rolle – unterstützen beispielsweise die Metastasierung von Tumoren. Die wichtigsten bisher bekannten Zusammenhänge sind in Tabelle 2 angegeben.

Proteolytische Enzyme, so hat sich in verschiedenen In-vitro- und Ex-vivo-Untersuchungen gezeigt, können offensichtlich vor allem überexprimierte, metastasierungs- und entzündungsrelevante Adhäsionsmoleküle „down-regulieren“. So konnte beispielsweise die Arbeitsgruppe um

Maligne Erkrankung	Selektine	Integrine	Immunglobuline	Cartilage-Link
Malignes Melanom		Vitronektin	ICAM-1 Fibronektin	CD44
Gliom	I-, P-Selektine		CD44	
Lungenkarzinom		Vitronektin, Fibronektin, Laminin		CD44
Magenkarzinom			ICAM-1	CD44
Mammakarzinom		Laminin		CD44
Kolonkarzinom		Laminin		CD44
Pankreaskarzinom			ICAM-1	
Multiples Myelom		Vitronektin, Fibronektin		CD44
Lymphom				CD44
verschiedene	I-. P-Selektine		ICAM-1	

Tab. 2: **Korrelation überexprimierter Adhäsionsrezeptoren mit malignen Erkrankungen (unvollständige Auswahl)** [nach KLASCHKA, 1996]

DESSER (KROKON et al., 1992) zeigen, daß Enzyme das Adhäsionsmolekül Vitronektin auf Melanomzellen herunterregulieren. Vitronektin gilt als wesentlicher Faktor für die Metastasierungspotenz dieser Tumorzellen. KUNZE und Mitarbeiter (HARRACH et al., 1994) wiesen nach, daß Proteasen das tumorrelevante Adhäsionsmolekül CD44 modulieren. LEHMANN et al. (1996) konnten im Mausmodell zeigen, daß Enzyme die Zahl autoreaktiver T-Zellen – sie haben eine entscheidende Bedeutung bei der Pathogenese von Autoimmunerkrankungen – reduzieren und die Krankheitsaktivität vermindern. Auch dieser Effekt kommt durch eine Modulation von Adhäsionsmolekülen zustande.

Steigerung der Gewebspenetration

Oral verabreichte Enzyme steigern die Bindegewebspenetration und führen bei einer Therapie mit oral gegebenen Antibiotika und Zytostatika zu einer verbesserten Resorption und bei s.c. oder i.m. gegebenen Medikamenten zu einer Verbesserung der Diffusion. Es lassen sich dadurch höhere Serum- und Gewebekonzentrationen erreichen, und durch eine effizientere Therapie bei gleichbleibender Dosierung ist es möglich, Nebenwirkungen besser in den Griff zu bekommen.

Enzyme in der Onkotherapie

Die systemische Therapie mit proteolytischen Enzymen ist indiziert als Begleittherapie bei chirurgisch, strahlen- und chemotherapeutisch behandelten Tumoren sowie als Langzeit- und Palliativbehandlung mit Metastasenprophylaxe und bei malignen Höhlenergüssen.

Adjuvante Behandlung bei Chemo- und Strahlentherapie

Auch als Additivum zur Chemotherapie leisten die Enzyme ihren Beitrag. Eine grundsätzlich bessere Verträglichkeit der Chemotherapie unter dem „Schutz" einer Enzymtherapie ließ sich für verschiedene Tumorarten belegen. Bei Magenkarzinompatienten, die mit Polychemotherapie und Immunstimulanzien behandelt wurden, besserten sich klinische Parameter deutlich unter einer Zusatztherapie mit proteolytischen Enzymen. Die Pneumotoxizität von Bleomycin läßt sich verhindern und die Bleomycindosis kann auf das Zwei- bis Dreifache erhöht werden (SCHEDLER et al., 1990). Gleiches gilt für die Lebertoxizität des Carboplatins in der Therapie des Ovarialkarzinoms. Bei Patienten mit Kolonkarzinom können unter einer Enzymtherapie die Nebenwirkungen einer Chemotherapie mit 5-FU/Levamisol deutlich vermindert werden (POPIELA et al.)

Strahleninduzierte Entzündungen und Ödeme klingen rascher ab, die Verträglichkeit einer Radiatio wird verbessert und Zusatzmedikamente werden in geringerem Maße nötig (BEAUFORT et al., 1990, 1995).

In einer randomisierten, prospektiven klninischen Studie wurde beispielsweise die Wirksamkeit additiv eingesetzter proteolytischer Enzyme bei Abdominalkrebspatienten mit einer alleinigen Strahlentherapie vergli-

UICC-Stadium des Mammakarzinoms		UICC-I	UICC-II	UICC-III	UICC-I-UICC-III
	T	1a	2a – 3a	3b – 4	1a – 4
	N	0	0 – 1b	0 – 2	0 – 2
	M	0	0	0	0
Anzahl Patientinnen	mit*	18 (100%)	17 (100%)	15 (100%)	50 (100%)
	ohne*	12 (100%)	20 (100%)	18 (100%)	50 (100%)
rezidivfrei nach 10 Jahren	mit*	17 (97%)	15 (88%)	13 (87%)	45 (90%)
	ohne*	9 (75%)	14 (70%)	12 (67%)	35 (70%)
Rezidive in 10 Jahren	mit*	1 (6%)	2 (12%)	2 (13%)	5 (10%)
	ohne*	3 (25%)	6 (30%)	6 (33%)	15 (30%)

Tab. 3: **Auswirkung der prä-, intra- und postoperativen Enzymtherapie von Wobe-Mugos® auf die Rezidivhäufigkeit beim Mammakarzinom in einem Zeitraum von 10 Jahren.**
*** Die Patientinnen erhielten nur zum Teil die prä- und intra-operative Enzymtherapie (mit). Die übrigen Patientinnen wurden erst postoperativ mit dem Präparat behandelt (ohne).** [nach Rokitansky]

chen. Unter der Enzymtherapie war die strahlentherapiebedingte Verschlechterung des Allgemeinstatus und der Hautsymptomatik deutlich geringer als in der Vergleichsgruppe. Die Anzahl der Medikamente und die damit verbundenen Nebenwirkungen, die aufgrund der Strahlentherapie eingenommen werden mußten, konnte eingeschränkt werden (Stauder et al., 1991). Weitere abgeschlossene und laufende Studien zu dieser Thematik – letztere allesamt nach GCP-Kriterien – sind in den Tabellen 4 bzw. 5 zusammengefaßt.

Adjuvante Therapie bei chirurgischen Maßnahmen

Lokale Ödeme und Wundheilungsstörungen sprechen gut auf eine Therapie mit proteolytischen Enzymen an. Durch intra- und peritumorale Injektion erfolgt eine Monozyten- und Makrophageninfiltration des Tumorgewebes sowie eine vermehrte TNF-α-, IL-1- und IL-2-Freisetzung mit dem Ergebnis einer Kolliquationsnekrose des Tumorgewebes (in 50-60 Prozent der Fälle). Rokitansky nutzte diesen Effekt in der Therapie des Mammakarzinoms.

In einer offenen Langzeitbeobachtungsstudie konnte Rokitansky (1991) erstmals durch die prä-, peri- und postoperative Anwendung von Enzymen die Rezidiv- und Metastasenrate senken sowie das krankheitsfreie Überleben und die Überlebensrate im Vergleich zu historischen Kontrollen deutlich verbessern. So betrug in der mit Enzymen behandelten Gruppe von 193 Patientinnen mit Mammakarzinomen im Stadium T3 N1/2 M0 die 10-Jahres-Überlebensrate 75,6 Prozent. Im Vergleich dazu liegen die 10-Jahres-Überlebensraten bei diesen Patienten zwischen 25 und 50 Prozent, wie der internatio-

Autor	Diagnose	Studiendesign	Zahl n	Prüfmedikation	Therapiedauer Studiendauer	Zielkriterium, Ergebnis und Beobachtungen zu Wobe-Mugos®
Chemotherapie / adjuvante Behandlung mit Wobe-Mugos® Tabletten (D) und Dragees (A)						
Schedler et al. 1992	Kopf-, Hals-Karzinome	prospektiv randomisiert offen	32 versus 54	Standarddosis und von Bleomycin, Vindesin, Cisplatin versus zusätzlich 3x2 Tbl. WM® E/die	während der gesamten Chemotherapiedauer	verminderter Thrombozytopenie Erhöhung der Bleomycindosis (auf 105 mg) möglich keine Pulmotoxizität Hinweise auf In-vivo-Zytokinregulation (TNF)
Wrbka et al. 1978	Broncho-pulmonale Karzinome	prospektiv offen	51	jeweils erforderliche Standardchemotherapie zusätzlich 2x5 g WM® Klistier/die	14 Tage	verbesserte Lebensqualität Lebensverlängerung
Lahousen et al. 1996	Ovarial-Karzinom	dreiarmig prospektiv randomisiert einfachblind plazebokontrolliert	24 versus 12 versus 23	3x2 Tabl. WM® E/die versus 3x10 Drg. WM®/die versus Plazebo adjuvant zur Cisplatin-Standardtherapie	jeweils nach der Chemotherapie für jeweils 6 Tage bei 5 Zyklen 6 Monate	verminderte Lebertoxizität des Cisplatins verminderte Leberenzyme (z.T. um 25 %) Verbesserung des Blutbildes (Thrombos, Leukos)
Kim et al. 1980, 1981	Magen-Karzinom	dreiarmig prospektiv offen	89 versus 80 versus 76	3x2 Tbl. WM® E/die Standarddosis von MFC, MeCCNU, 5FU und Picibanil versus Standarddosis von Picibanil und MFC, MeCCNU, 5FU versus Standarddosis von MFC, MeCCNU, 5FU	6-12 Monate	verbesserte Lebensqualität Besserung von Immunparametern Steigerung der NK-Zytotoxizität
Popiela et al. 1996	Magen-Karzinom	prospektiv randomisiert doppelblind plazebokontroliert	30 versus 30	3x3 Tabl. WM® E/die versus Plazebo adjuvant zur Standarddosis von Adriamycin, 5FU, Mitomycin oder Etoposid, Adriamycin, Cisplatin	Dauertherapie 5 Jahre	signifikante Verbesserung der Lebensqualität geringere Nebenwirkungen Trend zur geringeren Relapsrate Studie nach drei Jahren zugunsten einer multizentrischen Studie mit größerer Patientenzahl vorzeitig beendet
Sakalova et al. 1993, 1995, 1996	Multiples Myelom	prospektiv randomisiert offen	25 versus 30 versus 19 versus 26	VMP-Standardschema versus zusätzlich 3x2 Tbl. WM® E/die versus MOCCA-Standardschema versus zusätzlich 3x2 Tbl. WM® E/die	6-36 Monate	64,5 % der Pat. überleben im genannten Zeitraum verbessertes Ansprechen der Chemotherapie geringere Nebenwirkungen verbesserte Lebensqualität Senkung der Paraproteinämie Besserung immunologischer Parameter (sTNF-R, β2-Mikrog.) Hinweise auf In-vivo-Zytokinregulation (IL-6)

Tab. 4: **Ausgewählte klinische Studien zum Einsatz von proteolytischen Enzymen in der Onkologie**

Autor	Diagnose	Studiendesign	Zahl n	Prüfmedikation	Therapiedauer Studiendauer	Zielkriterium, Ergebnis und Beobachtungen zu Wobe-Mugos®
Popiela et al. 1996	Kolon-Karzinom	prospektiv randomisiert doppelblind plazebokontrolliert läuft noch	30 versus 30	3x3 Tbl. WM® E/die versus Plazebo adjuvant zur Standarddosis von Levamisol und 5FU	Dauertherapie 5 Jahre	Zwischenauswertung nach 3 Jahren GCP signifikante Verbesserung der Lebensqualität geringere Nebenwirkungen
Strahlentherapie / adjuvante Therapie mit Wobe-Mugos® Tabletten						
Kesztele et al. 1976	inoperable Bronchial-Karzinome	prospektiv offen	73	keine Standardtherapie oder kombinierte Standardtherapie (Bestrahlung und Chemotherapie) zusätzlich 2x5 g WM® Klistier/die nach 3 Wochen Pause 2x3 g WM®/die	über 6 Wochen 3 Wochen Pause 3 Wochen	verbesserte Lebensqualität häufig röntgenologisch Tumorreduktion verzögerte Metastasierung
Vinzenz et al. 1992	Kopf-Hals-Tumore	prospektiv randomisiert offen	19 versus 20	3x2 WM® E/die Bestrahlung (kum. 15 Gy) versus Bestrahlung (kum. iv 15 Gy)	über den gesamten Zeitraum der Bestrahlung	signifikant weniger Schleimhautnekrosen verbesserte Lebensqualität
Beaufort et al. 1990, 1991, 1995	Abdominal Karzinome	prospektiv randomisiert doppelblind plazebokontrolliert	36 versus 32	3x5 WM® E/die Bestrahlung (Einzeldosis 2 Gy) versus Bestrahlung (Einzeldosis 2 Gy)	5 Wochen	verminderte Nebenwirkungen höhere Strahlendosis möglich
Kombinierte Therapie / Wobe-Mugos® Tabletten begleitend mit anderen Maßnahmen						
Hager et al. 1995	Pankreas-Karzinom	retrospektiv teils prospektiv	27	3x2 WM® E/die mit individueller Therapie: Chemotherapie, Cimetidin Mistel, Thymuspeptide	Dauertherapie	Lebensverlängerung Veringerung der Schmerzen verbesserte Lebensqualität
Stojanow et al. 1970	Zervix-, Uterus- und Mamma-Karzinome	offen	83	minimal 1 g WM®/die zusätzlich zur jeweils indizierten Standardtherapie	mindestens Dauer der Standardtherapie	verbessertes Ansprechen der Primärtherapie geringere Metastasierung verbesserte Lebensqualität kürzere Hospitalisierung
Rokitansky et al. 1993	Mamma-Karzinom	retrospektiv randomisiert	100	präoperativ 3-4 g WM® Tbl. od. Klistier intraoperativ Spülung mit WM®-Lsg. postoperativ 3-4 g WM® Tbl. od. Klistier nach einem Jahr Intervalltherapie zusätzlich A-Mulsin® (100.000 E/die)	3 Jahre 10 Jahre	deutlichere Lebensverlängerung deutlich längere Rezidivfreiheit

Tab. 4: *(Fortsetzung)*

Autor	Diagnose	Studiendesign	Zahl n	Prüfmedikation	Therapiedauer Studiendauer	Zielkriterium, Ergebnis und Beobachtungen zu Wobe-Mugos®
Maligne Ergüsse / Installation von Wobe-Mugo® Ampullen						
Kokron et al 1976	Pleuraerguß verschieden	offen	235	WM® je nach Punktatmenge 1-5 Ampullen gelöst in NaCl und Lidocain	volle Remission oder bis Erfolg stagniert	Reduktion des Ergusses bei 41 % völlige Rückbildung bei 42 % Verbesserung der Lebensqualität
Nietrost et al. 1995	Pleuraerguß verschieden	offen	20	WM® E s.o.	s.o. 3 Jahre	deutliche bis zufriedenstellende Rückbildung bei allen Patienten
Assoziierte Erkrankungen / Behandlung mit Enzymkombinationen						
Scheef et al. 1984	Lymphödem nach Mastektomie	prospektiv randomisiert plazebokontrolliert	30 versus 30	3x2 Tbl. WM®/die versus Plazebo	2 Jahre	97 % ohne Lymphödem in der Verumgruppe 71 % blieben ohne Lymphödem in der Kontrolle
Kleine et al. 1993	Herpes zoster	prospektiv randomisiert multizentrisch doppelblind		3x5 Tbl. WM®/die versus 400 mg Aciclovir/die	14 Tage	WM® E ist Aciclovir hinsichtlich der Wirkung vergleichbar Hinweis auf verminderte Postzosterneuralgien
Dittmar et al 1993	Mastopathie	prospektiv randomisiert multizentrisch doppelblind plazebokontrolliert	48 versus 48	2x10 Drg. Wobenzym® N versus Plazebo	6 Wochen	signifikante Verbesserung der Beschwerden (Schmerz, Schwellung, Spannung) signifikante Abnahme der Zystengröße

Tab. 4: *(Fortsetzung)*

nalen Literatur entnommen werden kann. Mittlerweile werden ROKITANSKYs Studien durch neuere Untersuchungen bestätigt.
Harnblasentumore, Pleura- und Peritonealkarzinosen sprechen ebenfalls gut auf Spülungen mit proteolytischen Enzymen an. Komplette Rückbildung von Pleuraergüssen von bis zu 70 Prozent wurden beschrieben.

Prophylaxe des Lymphödems und anderer Komplikationen

Das nach Ablatio mammae früher häufig aufgetretene Lymphödem läßt sich durch den assoziierten Einsatz von Enzymen unter anderem mit Rutin als Radikalfänger deutlich reduzieren. Die Wirkung beruht auf dem Abbau von Detrituseiweißkörpern, der Mobilisierung sedimentierter Proteine, der Viskositätsverminderung des Exsudates und offenbar einer Rekanalisation verschlossener Lymphgefäße. Rutin hemmt die Kapillarpermeabilität und verhindert so die Neubildung von Ödemen. Auch bei anderen Komplikationen wie Thromboembolien oder Viruserkrankungen (zum Beispiel Herpes zoster) hat sich die Enzymtherapie als assoziierte Behandlung bestens bewährt.

- **Zamboglou, Schneider et al.**, Städtische Kliniken, Offenbach, Wobe-Mugos® E begleitend zur Strahlentherapie des Mammakarzinoms
- **Popiela et al.**, Universität Krakau, Wobe-Mugos® E postoperativ begleitend zur Chemotherapie des Kolonkarzinoms
- **Popiela et al.**, Universität Krakau, Wobe-Mugos® E postoperativ begleitend zur Chemotherapie des Magenkarzinoms
- **Issing et al.**, LMU München-Großhadern, Wobe-Mugos® E und A-Mulsin®-Hochkonzentrat begleitend zur Therapie von Kopf-Hals-Tumoren
- **Ilberg et al.**, Universität Frankfurt, Wobe-Mugos® E begleitend zur Therapie von Plattenepithelkarzinomen im Kopf-Hals-Bereich
- **Lapes et al.**, Universität Prag, Wobe-Mugos® E begleitend zur Therapie des Mammakarzinoms
- **Metz et al.**, Dr.-Horst-Schmidt-Kliniken Wiesbaden, Wobe-Mugos® E in der Nachsorge des malignen Melanoms
- **Hoch et al.**, Universität Prag, Wobe-Mugos® E postoperativ begleitend zur Chemotherapie des Kolonkarzinoms
- **Hermann et al.**, Universität Dresden, Wobe-Mugos® E begleitend zur Strahlentherapie von Kopf-Hals-Tumoren
- **Beaufort et al.**, Universität Graz, Wobe-Mugos® E begleitend zur Strahlentherapie abdomineller Malignome
- **Knocke, Pitter et al.**, Universität Wien, Wobe-Mugos® E begleitend zur Therapie gynäkologischer Malignome
- **Hossfeld, Eckart et al.**, Universität Hamburg, Wobe-Mugos® E begleitend zur Therapie von Weichteilsarkomen mit vorbereitender Erhebung pharmakologischer Daten zu Wobe-Mugos® E
- **Nagel, Gastl et al.**, Tumorzentrum Freiburg, Wobe-Mugos® E begleitend zur Therapie des Ovarialkarzinoms

Tab. 5: **Studien nach GCP-Kriterien, die kurz vor dem Abschluß stehen, laufen oder initiiert sind**

Kombination mit anderen Biological Response Modifiers

In klinischen Studien wurde die Potenz proteolytischer Enzyme als Biological Response Modifiers (BRM) nachgewiesen. Verschiedene Autoren sehen in der gleichzeitigen Anwendung mehrerer BRMs ein erfolgversprechendes Therapiekonzept. Dies gilt ganz besonders für die Langzeit- und Palliativbehandlung.

Die Erfolge, die bislang durch klinische Studien und experimentelle Arbeiten für die Enzymtherapie belegt wurden, rechtfertigen den Einsatz in einer Reihe von Indikationen, besonders, da es sich bei den Enzymen um Arzneimittel handelt, die ohne Nebenwirkungen auch in hoher Dosierung und prinzipiell in jedem Stadium der Erkrankung gegeben werden können.

Literatur

Beaufort, F.: Reduzierung von Strahlennebenwirkungen durch hydrolytische Enzyme. therapeutikon (1990) 4(10), 577-580

Beaufort, F.: Reduzierung von Strahlennebenwirkungen durch hydrolytische Enzyme. Arzt & Praxis (1995) 49(727), 392-396

Bodi, T.: The effect of oral bromelains on tissue permeability to antibiotics and pain response to bradykinin: Double blind studies on human subjects. Clinical Medicine (1966), August, 61-65

Hager, E.D., Abel, U.: Persönl. Mitteilung, 1995

Hager, E.D., Kleef, R., Popa, C., et al.: Komplementärtherapie des nicht kurativ resektablen Pankreaskarzinoms – Eine retrospektive Beobachtungsstudie. Deutsche Zeitschrift für Onkologie (1995) 27(5), 115-123

Harrach, T., Gebauer, F., Eckert, K., Kunze, R., Maurer, H.R.: Bromelain proteinases modulate CD44 expression on human Molt 4/8 leukemia and SK-Mel 28 melanoma cells in vitro. International J Oncol (1994) 5, 485-488

Heumann, D., Vischer, T.L.: Immunomodulation by a2-macroglobulin and a2-macroglobulin-proteinase complexes: The effect of the human T-lymphocyte response. Eur J Immunol (1988) 18, 755-760

Kesztele, V., Hürbe, E., Wischin, W.: Erfahrungen mit proteolytischen Enzymen beim Bronchuskarzinom. Wiener Medizinische Wochenschrift (1976) 25, 412-414

Kim, J.P., Wa, W.S., Kim, S.J.: Effect on rosette forming T-lymphocyte level in immunochemotherapy using Picibanil and Wobe-Mugos® in gastric cancer patients. J Korean Surg (1981) 23, 12

Kim, H.K., Kim, C.C., Kim, D.J.: The alteration in cellular immunity following the enzyme therapy: The influence of Wobe-Mugos on the destructibility of NKMC (natural killer cell mediated cytotoxicity). 7th Korean Cancer Research Society at Seoul, National University Hospital, Oct. 4th 1980

Krokon, E. Rehberger, A., Desser, L.: Influence of cytokines and proteolytic enzymes on the expression of vitronectin-receptor (VNR) in human melanoma cells. J Cancer Res Clin Oncol 118, Suppl. (1992), R117

Lahousen, et al.: Reduktion der Cisplatin-induzierten Lebertoxizität mit Wobe-Mugos. Wiener Klin Wschr 1996

Lehmann, P.V.: Beeinflussung der autoimmunen T-Zell-Antwort durch hydrolytische Enzyme. In: Wrba, H., Kleine, M.-W., Miehlke, K., Dittmar, F.-W. Weissenbacher, R.E (Hrsg.): Systemische Enzymtherapie. MMW Medizin Verlag, München 1996

Luerti, M., Vignali, M.: Influence of bromelain onpenetration of antibiotics in uterus, salpinx and ovary. Drugs Exptl Clin Res (1978) 4(1), 45-48

Nieper, H.A.: Bromelain in der Kontrolle malignen Wachstums. Krebsgeschehen (1976) 8, 9-15

Popiela et al.: Mucos-Studien-Nr.: 691503

Rokitansky, O.: Die operative Behandlung des Mamma-Carcinoms mit adjuvanter Enzymtherapie. Dr. med. (1980) 1-2, 16-24

Rokitansky, O.: Brustkrebs – hilft nur die Radikaloperation? Apotheker Journal (1983) 10, 56-62

Rokitansky, O., Stauder, G., Streichhan, P.: Enzymtherapie als prä- und postoperatives Adjuvans bei der Brustkrebsbehandlung. Dtsch Zschr Onkol (1993) 25, 130-135

Sakalova, A. (ed): Multiple Myeloma and Paraproteinemias. SAP, Bratislava 1995

Sakalova, A.: Behandlung des Multiplen Myeloms mit Enzymen. In: Wrba, H. et al. (Hrsg.): Systemische Enzymtherapie. MMW Medizin Verlag, München 1996

Sakalova, A., Ransberger, K., Langner, D., et al.: Immunomodulatory effects of proteolytic enzymes combined with thymic factor im multiple myeloma, paraproteinemic vasculitis and solid tumors. Annals of Hematology (1993) 67, Suppl. II, A166

Schedler, M., Lind, A., Schätzle, W., Stauder, G.: Adjucant therapy with hydrolytic enzymes in oncology – a hopeful effort to avoid bleomycinum induced pneumotoxicity? J Cancer Res Clin Oncol (1990) 116, Suppl. I, 432

Seifert, J.: Resorption großmolekularer Proteine und deren Wirkung auf das Immunsystem. Allergologie (1983) 6, 4, 141-148

Seifert, J. et al.: Quantitative Untersuchungen zur Resorption von Trypsin, Chymotrypsin, Amylase, Papain und Pankreatin aus dem Magen-Darmtrakt nach oraler Applikation. Allgemeinarzt (1990), 132-137

Stauder, G., Beaufort, F., Streichhan, P.: Stahlentherapeutische Nebenwirkungen bei Abdominalkrebspatienten und deren Reduktion durch hydrolytische Enzympräparate. Dtsch Zschr Onkol (1991) 23, 7-16

Steffen, C., Menzel, J: Enzymabbau von Immunkomplexen. Z Rheumatol (1983) 42, 249-255

Stojanow, G.: Metastasierungsvorgang, Metastasenprophylaxe und Tumorbehandlung mit Enzymen aus der Sicht des Gynäkologen. Österr. Zschr. f. Erforschung und Bekämpfung der Krebskrankheit (1970) 25, 5

Vinzenz, K., Stauder, U.: Die Therapie der radiogenen Mukositis mit Enzymen. In: Vinzenz, K., Waclawicek, H.W. (Hrsg.): Chirurgische Therapie von Kopf-Hals-Karzinomen. Springer Verlag 1992, 300-314

Wrbka, E., Kodras, B.: Unterstützung der Chemotherapie inoperabler bronchopulmonaler Karzinome durch proteolytische Fermente. Wiener Medizinische Wochenschrift (1978) 128, 153-158

Bücher

Dressler, D., Potter, H.: Katalysatoren des Lebens. Struktur und Wirkung von Enzymen. Spektrum-Bibliothek Bd 33, Spektrum Akademischer Verlag, Heidelberg 1990

Gardner, M.L.G., Steffens, K.-J. (Hrsg.): Absorption of orally administered enzymes. Springer Verlag, Berlin Heidelberg 1995

Klaschka, F: Neue Perspektiven in der Tumortherapie. Immunologische Konzepte für Klinik und Praxis. Kombinierte Krebstherapie. Forum Medizin Verlagsgesellschaft, Gräfelfing 1996

Waldvogel, H.H.: Nausea und Emesis. Thieme Verlag, Stuttgart 1995

Waldvogel, H.H.: Analgetika. Springer Verlag, Heidelberg New York 1996

Wimpfen, H.H. von (Hrsg.): Wirkstoffe der Zukunft. Mit der Enzymtherapie das Immunsystem stärken. Orac Verlag, Wien München 1993

Wrba, H. (Hrsg.): Kombinierte Tumortherapie. Grundlagen, Möglichkeiten und Grenzen adjuvanter Methoden. 2. Aufl., Hippokrates Verlag, Stuttgart 1995

Wrba, H., Kleine, M.-W., Miehlke, K., Dittmar, F.-W. Weissenbacher, R.E (Hrsg.): Systemische Enzymtherapie. MMW Medizin Verlag, München 1996

Krebstherapie mit Mistelextrakten

Seit 1917 werden Injektionspräparate aus Viscum album, einem auf verschiedenen Bäumen wachsenden Semi-Parasiten, in steigender Frequenz bei Krebspatienten eingesetzt. Urheber dieser Therapie war R. STEINER, Begründer der anthroposophischen Medizin. Als Wirkungsweise beschrieb er die Erzeugung von Fieber und entzündlichen Prozessen in der Tumorumgebung, was mit den modernen immunologischen Forschungsergebnissen erstaunlich gut übereinstimmt.

Lange Zeit als Außenseitermedizin betrachtet, ist die Therapie mit Mistelextrakten inzwischen zur bekanntesten und meistverwendeten komplementären Methode in der Onkologie avanciert. Mit über 1.100 Publikationen zählt die Mistel zu den bestuntersuchten Heilpflanzen.

Zytotoxische und immunmodulierende Wirkung

Die experimentellen Effekte von Mistelpräparaten lassen sich in zytotoxische und immunmodulierende Wirkungen gliedern. Vier verschiedene Mistelinhaltsstoffe mit zytotoxischer Wirkung auf Zellkulturen konnten identifiziert werden: Mistellektine, Viscotoxine, Alkaloide (deren Existenz in europäischen Misteln umstritten ist) und neuerdings ein 5.000 D-Peptid. Für den zytotoxischen Effekt von Mistelextrakten sind hauptsächlich Mistellektine verantwortlich; dieser zytotoxische Effekt läßt sich durch Mistellektin-Antikörper, aber auch durch Zugabe der isolierten Zucker, an die die Mistellektine spezifisch binden, fast vollständig aufheben.

Man kennt heute drei verschiedene Mistellektine, die sich in ihrem Aufbau aus verschiedenen A- und B-Ketten und damit in ihrem Zuckerbindungsverhalten und Molekulargewicht unterscheiden: ML-1 (Gal spez.), ML-2 (GalNAC spez.), ML-3 (Isoform). Möglicherweise unterscheiden sich einige Mistellektine durch isoforme oder polymere Strukturen. Welches Mistellektin am stärksten wirkt, ist abhängig von Art und Zahl der Lektinrezeptoren an der Zellmembran und variiert von einer Zellart zur anderen. Obwohl maligne Zellen stärker gehemmt werden als benigne Zelltypen, läßt sich daraus keine tumorselektive Zytotoxizität ableiten.

Hier stellt sich die Frage, warum Mistelextrakte trotz ihres Gehaltes an zytotoxischen Lektinen keine toxischen Effekte auf den Organismus ausüben, aber auch selten Tumorremissionen induzieren. Die Antwort könnte in der Bildung von IgG1-Antikörpern gegen die stark antigenen Mistellektine zu suchen sein, die circa

Wirkungen der Misteltherapie

- Hemmung des malignen Wachstums ohne Beeinträchtigung gesunder Gewebe
- Steigerung der körpereigenen Abwehr- und Ordnungskräfte
- Anregung der Wärmeregulation
- Hebung von Allgemeinbefinden und Leistungsfähigkeit, auch unabhängig von der lokalen Tumorsituation
- Linderung tumorbedingter Schmerzen

Monographie Viscum album, Bundesanzeiger 38 (Nr. 99a) 55 (04.06.86)

zwei bis vier Wochen nach Therapiebeginn einsetzt. Hierdurch läßt sich verstehen, warum auch hohe Dosen von Mistelpräparaten ohne toxische Effekte vertragen werden, wenn die Therapie mit kleinen Dosen begonnen und schrittweise gesteigert wird. Nur in zwei Fällen ist ein direkter zytotoxischer Effekt in vivo nachweisbar: bei intratumoraler Injektion sowie bei intrapleuraler Instillation bei Pleuritis carcinomatosa, sofern noch keine Lektinantikörper gebildet wurden. Eine dritte Ausnahme könnte in der hochdosierten Mistelinfusionstherapie liegen. Mehrere gutdokumentierte Fälle mit Tumorremissionen lassen vermuten, daß auch hierbei direkte tumorhemmende Wirkungen auftreten, die eventuell nicht durch Lektine, sondern durch andere Inhaltsstoffe bedingt sind. Neuere Untersuchungen deuten zudem darauf hin, daß Mistelinhaltsstoffe – im wesentlichen Mistellektine – in der Lage sind, den programmierten Zelltod (Apoptose) auszulösen (BÜSSING et al., 1996). Auch dies könnte bei der Bekämpfung von Tumoren eine Rolle spielen.

Immunologische Effekte sind ebenfalls von mehreren Mistelinhaltsstoffen beschrieben worden: Am besten untersucht sind die Mistellektine, doch existieren Publikationen über die Steigerung der NK-Aktivität gegen Tumorzellen durch Mistel-Oligo- und -Polysaccharide. Auch Viscotoxin und das 5.000 D-Peptid haben immunmodulierende Effekte.

Wirkung auf zellulärer Ebene

Relevant für die klinische Anwendung sind folgende Wirkungen der handelsüblichen Mistelgesamtextrakte auf das Immunsystem. Im Vordergrund steht die Aktivierung der unspezifischen (natürlichen) Immunität via Makrophagen, neutrophile und eosinophile Granulozyten und NK-Zellen mit Anstieg der Akute-Phase-Proteine (zum Beispiel CRP), der zytotoxischen Komplementaktivität, Ausschüttung von TNF-α, GM-CSF und verschiedener Interleukine. Dabei scheint die Aktivierung der Makrophagen, zu denen die Lektin-Polysaccharid-Komplexe aus Mistelextrakten eine besondere Affinität besitzen, eine Schlüsselrolle bei der Induktion weiterer Reaktionen im Sinne einer Immunkaskade zu spielen.

Zwei Tatsachen sind freilich bei der Beurteilung immunologischer Reaktionen auf Mistelinjektionen zu beachten: Die Antwort des Immunsystems weist große quantitative und qualitative individuelle Unterschiede auf, d.h. nicht jeder Patient reagiert mit den gleichen Immunparametern, sondern zeigt ein individuelles Reaktionsmuster. Dieses ändert sich außerdem im zeitlichen Verlauf: Zu Beginn einer Misteltherapie steigen meist die Neutrophilen, Akute-Phase-Proteine und schließlich Eosinophile und B-Zellen an, während unter Langzeittherapie NK-Zellen und zytotoxische T-Zellen in den Vordergrund rücken.

Eine Besserung des Allgemeinbefindes wird induziert

Die jahrzehntelangen ärztlichen Erfahrungen mit der Misteltherapie wurden von der zuständigen Kommission C im ehemaligen Bundesgesundheitsamt ausgewertet. Dabei wurden in der „Monographie Viscum album" die in Abbildung 1 aufgeführten klinischen Wirkungen beschrieben. Während eine Hemmung des Tumorwachstums nur bei einem Teil der Patienten zu beobachten ist, tritt bei den meisten Patienten eine Verbesserung der Lebensqualität auf. Eine Besserung des Befindens in Form einer Steigerung von Appetit, Gewicht und Stoffwechselaktivität sowie einer Besserung von Schlaf, Leistungsfähigkeit und Stimmungslage wurden beschrieben. Auch eine geringere Infektanfälligkeit, verminderte Schmerzen sowie eine bessere Verträglichkeit der Chemotherapie sind bekannt. Dies dürfte außer in einer Stimulation des Immunsystems und damit Aktivierung der neuroendokrinoimmunologischen Achse auch in einer Freisetzung von β-Endorphinen, wie von HEINY et al. (1995) gezeigt, und damit einem verbesserten Wohlbefinden der Patienten begründet liegen.

Generell ist die Misteltherapie bei soliden Tumoren (Karzinomen, Sarkomen, Melanomen) wirksam und scheint unabhängig von Organlokalisation und Histologie zu sein.

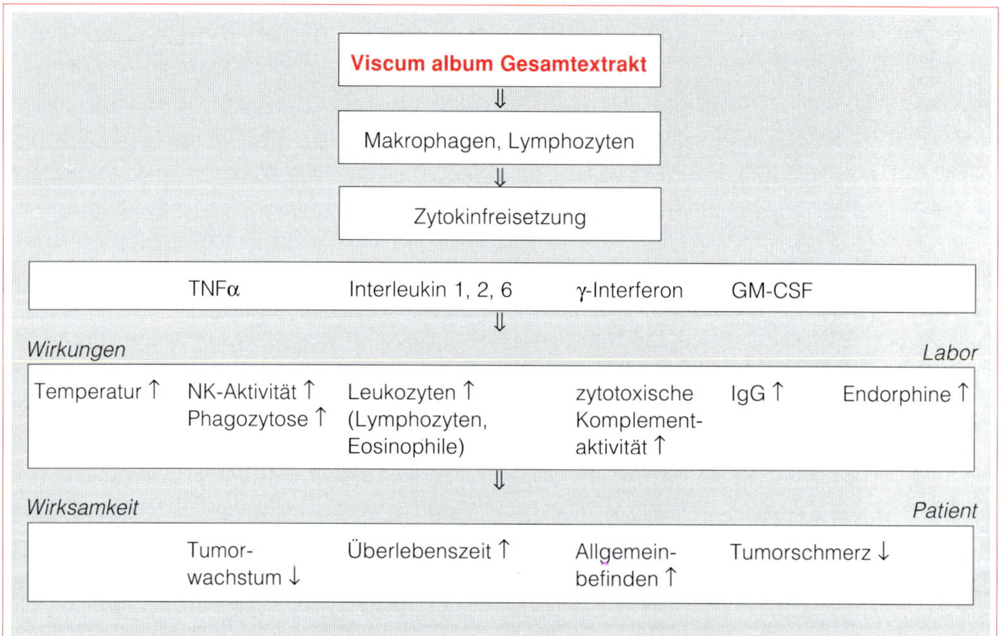

Abb. 1: **Wirkungsweise von Mistelgesamtextrakten**

Klinische Studien

Bislang sind mehr als 45 klinische Studien zur Wirksamkeit der Misteltherapie publiziert worden (mit über 10.000 Patienten). Nahezu alle diese Studien zeigen methodische Mängel, doch existieren vereinzelte prospektive Studien, in denen nach KIENE (1989) die Vergleichbarkeit von Mistel- und Kontrollgruppe nach hinsichtlich statistischer Signifikanz und Aussagekraft ausreichend nachgewiesen und der Überlebensvorteil der Mistelgruppe statistisch signifikant war. Allerdings konnte ABEL nachweisen, daß noch keine biometrisch nach neuestem Stand (Good Clinical Practice (GCP)) korrekt durchgeführte klinische Studie existiert.

In einigen Studien wurde eine Chemotherapie mit Mistelextrakten kombiniert und zeigte dabei bessere Ergebnisse als die alleinige Chemotherapie; auf jeden Fall war die Lebensqualität deutlich verbessert. Sowohl die palliative Misteltherapie inoperabler bzw. metastasierter Tumore als auch die adjuvante Therapie bzw. Rezidivprophylaxe nach Operation wird durch Studienergebnisse gestützt.

Eine Misteltherapie mit normierten (auf ML-1) Extrakten ist indikationsbezogen bei nahezu allen Karzinomen indiziert. Sie wird komplementär zu den üblichen Therapieverfahren eingesetzt. Einer Verwendung bei anderen Immunerkrankungen steht die noch unzureichende empirische Basis der Mistelpräparate entgegen.

Kontraindikationen

Kontraindikationen sind alle akut entzündlichen und hochfieberhaften Erkrankungen, deren Symptomatik durch die entzündungsstimulierende Wirkung der Mistel verschlimmert werden könnte. Nebenwirkungen der Misteltherapie sind nichts anderes als überschießende Ausprägungen des erwünschten entzündungs- und immunstimulierenden Effektes. Recht häufig kommen übermäßige entzündliche Lokalreaktionen an der subkutanen Injektionsstelle vor. Mäßige Lokalreaktionen zeigen eine optimale Dosierung an. Aber auch Fieber oder regionale Lymphknotenschwellungen sind möglich. In diesen Fällen ist nach dem vollständigen Abklingen eine Dosisreduktion notwendig. Echte Allergien (Urtikaria, Quincke-Ödem, Schock) sind sehr selten, vielleicht bedingt durch die Hemmung der Histaminfreisetzung durch Mistellektine.

Die übliche Anwendungsweise ist die subkutane Injektion. Durch eine intratumorale Injektion kann neben einer immunstimulierenden Wirkung der direkt zytotoxische Effekt ausgenutzt werden. Für alle anderen Applikationsweisen besteht noch keine amtliche Zulassung, auch wenn die intrapleurale Instillation bei malignen Pleuraergüssen wirksam und gut verträglich ist. Die intravenöse Infusion scheint eine stärker schmerz- und wohl auch tumorhemmende Wirkung zu haben und stellt eine Anwendung mit Zukunftsperspektive dar, die jedoch noch klinischen Studien vorbehalten sein sollte.

Die im Handel befindlichen Mistelpräparate unterscheiden sich in Herstellungsweise, Zusammensetzung und verschiedenen Konzentrationen und Wirtsbaumvarietäten. Der größte Unterschied scheint zwischen den Laubbaummisteln mit einer stärkeren

Zytotoxizität und Entzündungsstimulierung und den milderen Nadelbaummisteln, die in der palliativen Therapie weit fortgeschrittener Tumore und bei geschwächten oder empfindlichen Patienten von Vorteil sind, zu bestehen. Bei Unverträglichkeit oder unzureichender Wirksamkeit ist ein Wechsel der Mistelsorte meist vorteilhaft. Die Entwicklung standardisierter Präparate ist längst abgeschlossen. Diese Präparate werden bereits mit Erfolg in Klinik und Praxis eingesetzt.

Literatur

Beuth, J., Ko, H.L., Gabius, H.-J., Burrichter, H., Oette, K., Pulverer, G.: Behavior of lymphocyte subsets and expression of activation markers in response to immunotherapy with galactoside-specific lectin from mistletoe in breast cancer patients. The Clinical Investigator (1992) 70, 658-661

Beuth, J., Ko, H.L., Tunggal, L., Gabius, H.-J., Steuer, M., Uhlenbruck, G., Pulverer, G.: Das Lektin der Mistel in der adjuvanten Therapie beim Mammakarzinom – erste klinische Erfahrungen. Die Medizinische Welt (1993) 44 (3), 217-220

Beuth, J., Ko, H.L., Tunggal, L., Geisel, J., Pulverer, G.: Vergleichende Untersuchungen zur immunaktiven Wirkung von Galaktosid-spezifischem Mistellektin. Arzneimittel-Forschung/ Drug Research (1993) 43 (2)

Beuth, J.: Komplementärmedizin bei Krebspatienten. Forschung und Praxis (1996) 15 (216)

Büssing, A., Suzart, K., Schweizer, K., Schietzel, M.: Killing und Inflammation. Über die Apoptose-induzierende Potenz von Viscum album L.-Extrakten. Deutsche Zeitschrift für Onkologie (1996) 28 (1)

Gutsch, J., Berger, H., Scholz, G., Denck, H.: Prospektive Studie beim radikal operierten Mammakarzinom mit Polychemotherapie, Helixor® und unbehandelter Kontrolle. Deutsche Zeitschrift für Onkologie (1988) 20 (4), 94-101

Hajto, T., Hostanska, K., Frei, K., Rordorf, C., Gabius, H.-J.: Increased Secretion of Tumor Necrosis Factor α, Interleukin 1, and Interleukin 6 by Human Mononuclear Cells Exposed to β-Galactoside-specific Lectin from Clinically Applied Mistletoe Extract. Cancer Research (1990) 50, 3322-3326

Heiny, B.-M.: Additive Therapie mit standardisiertem Mistelextrakt reduziert die Leukopenie und verbessert die Lebensqualität von Patientinnen mit fortgeschrittenem Mammakarzinom unter palliativer Chemotherapie (VEC-Schema). Krebsmedizin (1991) 12, 3-14

Heiny, B.-M., Beuth, J.: Das Lektin der Mistel als Immunmodulator: Effektorwirkung auf β-Endorphin- und Zytokinfreisetzung bei Mammakarzinompatientinnen. Deutsche Zeitschrift für Onkologie (1994) 26 (4), 103-108

Kiene, H.: Klinische Studien zur Misteltherapie karzinomatöser Erkrankungen. therapeutikon (1989) 3, 347-353

Reich, G.: Mistellektine als Immunmodulatoren in der Onkologie. Deutsche Zeitschrift für Onkologie (1993) 25 (4), 98-100

Salzer, G.: Prospektiv randomisierte Studie: Operiertes Magenkarzinom. Adjuvante Behandlung mit Iscador. Deutsche Zeitschrift für Onkologie (1988) 20 (4), 90-93

Schlodder, D.: Sind Mistelpräparate bei malignem Lymphom und Leukämien kontraindiziert? Erfahrungsheilkunde (1994) 43 (2), 71-78

Bücher

Gabius, H.J., Nagel, G.A. (eds.): Lectins and Glycoconjugates in Oncology. Springer-Verlag, Heidelberg 1988

Leroi, R. (Hrsg.): Misteltherapie. Eine Antwort auf die Herausforderung Krebs. Verlag Freies Geistesleben, Stuttgart 1987

Organotherapie

Bei der Organotherapie werden Extrakte, Ultrafiltrate, Hydrolysate, Dialysate, säulenchromatographische Fraktionen oder hochgereinigte Faktoren menschlicher oder tierischer Herkunft therapeutisch eingesetzt.

Organotherapeutika sind „Arzneimittel, die Stoffe menschlicher oder tierischer Herkunft gemäß § 3 Nr. 3 des Arzneimittelgesetzes sind oder solche enthalten" (BMfG 08/1991). Es handelt sich dabei also um Extrakte, Ultrafiltrate, Hydrolysate, Dialysate, säulenchromatographische Fraktionen sowie hochgereinigte Faktoren. Die Arzneimittel können damit Peptid- bzw. Nukleotid-Gemische (Fraktionen) oder hochgereinigte Proteine, Enzyme, Peptide oder andere biochemische Substanzen sein. Sie sind meist xenogenen Ursprungs, wie zum Beispiel Thymuspeptide, Insulin, Heparin, oder allogenen Ursprungs, wie zum Beispiel Immunglobuline, natürliche Interferone, natürliche Zytokin-Gemische („Mixed Natural Cytokines", MNC). Peptide und Proteine animalischen oder humanen Ursprungs können auch synthetisch oder gentechnologisch hergestellt werden.

Indikations- oder Stoffgruppe	Organotherapeutika
Antidiabetika	Insulin
Antihypoglykämika	Glukagon
Antikoagulantien	Heparin
Antioxidantien	L-Cystein, Glutathion, Melatonin
Cholagoga	Fel tauri
Chondroprotektiva	Knorpelextrakt, Glykosaminoglykanpolysulfat
Durchblutungsfördernde Mittel	Hämodialysat, Milzdialysat, Anerod
Enzyminhibitoren	Aprotinin
Enzympräparate	Bromelain, Papain, Trypsin, Chymotrypsin, Kallidinogenase (Kallikrein), Hyaluronidase, Asparaginase
Fibrinolytika	Urokinase, Streptokinase, Anistreplase
Hilfsmittel	Gelatine
Immuntherapeutika	Thymosin α1, Thymostimulin, Thymopentin, Thymolin, TFX, Leber-, Milzpeptide, Immunglobuline, natürliche Interferone, natürliche Zytokinmischungen, Leukozytenultrafiltrate, Hämocyanin (KLH)
Immuntoleranzinduktoren (z.Z. noch in klinischer Erprobung)	α-Myelin, Knorpelextrakte, Gelatine, Insulin
Laxantia, Lebertherapeutika	Milzdialysat
Nootropika (Antidementiva)	Lactulose
Primer	Hämodialysat
Supstitutiva	Nukleotide, Ribonukleinsäuren
Transportproteine	Aminosäuren, Oligopeptide
	L-Carnitin

Organotherapeutika

Thymuspräparate in der Onkotherapie

Der Thymus spielt eine Schlüsselrolle im Immunsystem: Im Thymus reifen aus Stammzellen des Knochenmarks T-Lymphozyten heran. Als „Schule der zellulären Abwehr" stand der Thymus daher schon früh im Interesse der sich entwickelnden immunologischen Forschung.

Die Anatomie und Physiologie der Thymusdrüse wurden seit den zwanziger Jahren systematisch erforscht. Bis heute konnten über vierzig verschiedene Einzelfaktoren aus den Gesamtthymusextrakten isoliert werden, die die Differenzierung und Proliferation der hämatopoetischen Stammzellen und Vorläuferzellen der Lymphozyten induzieren und immunrestaurativ sowie immunmodulierend wirken. Therapeutisch werden sie bei primären und sekundären Immundefekten und als Adjuvans in der Onkotherapie eingesetzt.

Bereits 1913 veröffentlichte LAMPER eine Abhandlung über die Funktion der Thymusdrüse, in der er auch über erste Ergebnisse einer Therapie mit Thymusextrakten berichtete. 1922 beschrieb KNIPPING eine Zunahme der Lymphozytenzahl im peripheren Blut und eine erhöhte Resistenz gegenüber Erkältungskrankheiten nach Injektionen von Kalbsthymuspreßsaft. SANDBERG berichtete über die therapeutische Anwendung des Extrakts an Tieren und Menschen.

In den vergangenen 15 Jahren wurden die Extrakte und Hormone der Thymusdrüse systematisch wissenschaftlich untersucht. Über 10.000 experimentelle und klinische Berichte und Untersuchungsergebnisse liegen heute vor und über 40 hydrophile und lipophile Einzelfaktoren konnten isoliert, zum Teil analysiert und synthetisiert und auf ihre biologische Wirkung geprüft werden. Thymuspeptide und -lipide haben Einfluß auf verschiedene Reifungsstadien der Lymphozyten, einige, wie Thymosin α1 und Thymulin, bewirken die Reifung der Stammzelle zum funktionsfähigen T-Lymphozyten und fördern Synthese und Sekretion von Zytokinen. Auch endokrine Einflüsse von Thymusfaktoren sind bekannt, wie insbesondere für Thymulin und Thymosin α1 gezeigt wurde.

Die Funktion der Thymusdrüse

Die Thymusdrüse ist ein primär lymphoides Organ und enthält Thymozyten, die nach Auswanderung als reife T-Lymphozyten die thymusabhängigen Areale der sekundären lymphoiden Organe besiedeln und Träger der zellulären Immunität sind. Das Thymusepithelium spielt eine Hauptrolle in der frühen T-Zell-Differenzierung durch: a) Sekretion einer Vielzahl von Polypeptiden, wie Thymushormone, Interleukine 1, 3 und 6 und GM-CSF sowie b) durch Zell-zu-Zell-Kontakte über Adhäsionsmoleküle und MHC-Moleküle. Eine wesentliche Rolle bei der intrathymischen Reifung der lymphoiden Zellen spielen die Thymuspeptide. Der Thymus beeinflußt zudem die Hämatopoese im Knochenmark und die Entwicklung einer Immuntoleranz gegen körpereigenes Gewebe während der Ontogenese. Auch in der Neuroendokrinologie kommt dem Thymus und seinen Hormonen und Faktoren eine Bedeutung zu. Nervenendigungen wurden im Thymus nachgewiesen, was auf eine wichtige neuroimmunologische Rolle hinweist. Auch zeigen neuere Untersuchungen, daß das Neuroendokrinium einen Einfluß auf den Thymus hat. So regen Thyreoideahormone die Sekretion des Thymuspeptids Thymulin an, selbst im Alter.

Biologisch aktive Polypeptide, die von der Thymusdrüse sezerniert werden, sind heute hinsichtlich Größe, Sequenz und biologischer Eigenschaften zum Teil gut untersucht (Tab. 1).

Wirkungen einzelner Thymuspeptide

Thymuspeptide wirken auf die Differenzierung und Proliferation der lymphoiden Progenitorzellen aus dem Knochenmark (Tab. 2). Hohe Konzentrationen von Thymosin α1, β3 und β4 sowie Thymus-Fraktion 5 (TF5) führen zu einer Differenzierung der Stammzellen aus dem Knochenmark zu Prothymozyten. So reagieren CD4+CD8+-Thymozyten sensibel auf Thymosin α1, schon bevor sie im Thymus negativ oder positiv selektioniert werden. Thymosin α1, α7 und TF5 führen unter anderem zur Reifung von Thymozyten zu Lymphozyten im Thymus. Bereits niedrige Konzentrationen der TF5 und der α-Thymosine bewirken im peripheren Lymphgewebe die Differenzierung der Lymphozyten in T-Helfer- und T-Suppressor- sowie NK-Zellen. TF5 erhöht durch Aktivierung der zytotoxischen T-Lymphozyten die Resistenz gegenüber Virusinfektionen sowie allo- und xenogenen Tumoren.

Thymostimulin regt im Knochenmark die Differenzierung der Prä-T-Lymphozyten an, die Proliferation von peripheren T-Lymphozyten und deren Differenzierung in T-Helfer-, T-Suppressor- und T-Effektorzellen (zytotoxische Lymphozyten). Die Wirkung ist umso besser, je defizitärer die T-Lymphozyten-Situation ist.

Thymuspeptide verändern innerhalb weniger Sekunden die Eigenschaften der Zelloberfläche der T-Lymphozyten (Expression von Differenzierungsantigenen (CD) und Rezeptoren). Dieses „molecular imprinting" (LUCKEY) spielt nach Injektionen oder i.v.-Infusionen von Thymuspräparaten eine wichtige Rolle, da die Halbwertszeit der meisten Präparate nur wenige Sekunden bis Minuten beträgt. Dennoch ist eine langanhaltende Effektkinetik zu verzeichnen.

Durch den Kontakt der Thymuspeptide mit den T-Lymphozyten kommt es zu vermehrter Expression von Rezeptoren auf Monozyten und Lymphozyten (CD3/4/8) und veränderter Reaktionsbereitschaft auf bei-

	Molekulargewichte [D]	Bemerkungen	Referenz /Hersteller
A Komplexe Substanzen			
Thymusgesamtextrakt (THX)	kompl. Gemisch	enthält Proteine, Peptide, Aminosäuren, etc.	Sandberg
Thymex-L®	kompl. Gemisch	enthält Proteine, Peptide, Aminosäuren, etc.	/Thymorgan
Thymowied®	kompl. Gemisch	enthält Proteine, Peptide, Aminosäuren, etc.	/Wiedemann
B Hydrolysate, niedermolekulare Extrakte			
ThymUvocal®	Gemisch < 2.000	proteinfreie, heterogene Peptidfraktion	/Stroschein
NeyThymun®	Gemisch < 1 Mio	Proteinhydrolysat, heterogene Peptide	/Vitorgan
Thymoject®	Gemisch < 10.000	proteinfreies Ultrafiltrat, heterogene Peptide	/biosyn
Solcothymosin®	Gemisch < 10.000	proteinfreies Ultrafiltrat, heterogene Peptide	/Solco
Thymophysin®	Gemisch < 10.000	proteinfreies Ultrafiltrat, heterogene Peptide	/CytoChemia
C Fraktionen			
Thymosinfraktion V (TF 5)	Gemisch < 12.000	biochemisch charakterisiert	A. Goldstein
Thymostimulin (TP-1-Serono®)	Gemisch < 5.000	biochemisch charakterisiert	/Serono
Thymusfaktor X (TFX)	Gemisch < 5.000	biochemisch charakterisiert	/Polfa
Thymic Humoral Factor (THF)	Gemisch < 3.400	biochemisch charakterisiert	Trainin
D Definierte Peptide			
Prothymosin α (proTα)	12.000	Vorstufe von Thymosin α_1	A. Goldstein
Thymopoietin II	5.600	Polypeptid	G. Goldstein
Thymosin β_4 (Tβ_4)	5.000	Polypeptid aus 43 Aminosäuren	A. Goldstein
Thymosin α_1 (Tα_1)	3.100	Polypeptid mit 28 Aminosäuren	A. Goldstein
Thymulin (FT5-n)	1.000	Nonapeptid	Bach
Thymopentin (TP-5 Timunox®)	680	Pentapeptid	/Cilag

Tab. 1: **Biologisch aktive Thymusextrakte und -peptide**

Thymus-Peptid	Mol.-Gew. [D]	zelluläre Abwehr	Zytokine	Neuroendokrinum
Homöostat. Thymus-Hormon (HTHα, HTHβ)	15.000 16.000	kompensiert Immundefizienz; hat radioprotektive Eigenschaften	n.b.	wird beeinflußt
Prothymosin α (pro Tα)	12.000	Aktivierung von NK u. LAK-Zellen; Adhäsion von Ly u. Mo an Tumorzellen; LPR auf PHA verstärkt	IL-1β↑; IL-2↑; IFN-γ↑; TNF-α↑ PGE2↓	n.b.
Thymopoietin II	5.600	Reifung von Prothymozyten in Thymozyten; stimuliert T-Helfer-Zellen	n.b.	n.b.
Thymosin β_4 ($T\beta_4$)	5.000	Aktiviert Phagozytose der Mo, inhibiert freie Radikale u. Arachidonsäuremetabolite ($PGF1\alpha$, $TX\beta_2$)	IL-1↓, IL-6↓, TNF-α↓, PAF↓	LH↑, LH-RH↑, PRL↑, GH↑
Thymic Humoral Factor (THF)	3.400	Stimuliert intrathymische Reifung lymphoider Zellen	IL-2↑, IFN-α↑, CSF↑, MIF↑	n. b.
Thymosin α_1 ($T\alpha_1$)	3.100	Reifung und Differenzierung von Thymozyten (CD4+CD8+); Aktivierung CD2+-Zellen; antagonisiert steroid-induzierte Ly-Apoptose; Inhibition von NSCLC-Tumorzellwachstum	IL-2↑, IFN-α↑, IFN-γ↑, MIF	TSH↓, ACTH↓, PRL↓
Thymosin α_7 ($T\alpha_7$)	2.500	Aktiviert T-Suppressor-Zellen	n. b.	n. b.
Thymulin (FTS-Zn)	1.000	Differenzierung von Prothymozyten; Aktivierung von NK, CTL und T-Helfer-Zellen; Induktion von IgA; -G, -E; DTH↑	IL-2↑, CSF↑, CAMP↑, PG↑	GH↑, PRL↑, TSH↑, LH↑
Thymopentin-Pentapeptid (TP5)	680	Inhibition der T-Suppressor-Zellen	n.b.	ACTH↑, β-Endorphin↑, β-Lipotrophin↑

Tab. 2: **Immunologische und neuroendokrine Wirkungen von Thymuspeptiden**

Thymus-Peptid	Mol.-Gew. [D]	zelluläre Abwehr	Zytokine	Neuroendokrinum
Thymomodulin (TFX)	Gemisch	Reifung von Thymozyten und T-Zellen	IL-2↑, CSF↑, IFN-α↑, IFN-γ↑	n.b.
Thymus Fraktion V (TF5)	Gemisch	Reifung von Thymozyten und T-Zellen; Aktivierung von NK-, CTL-Zellen und CD2+-Zellen	IL-1, IL-2↑, IFN-α↑, IFN-γ↑, CSF↑, cGMP↑	n.b.
Thymostimulin (TP1)	Gemisch	Differenzierung und Aktivierung von T-Zellen	IFN-α↑, IFN-γ↑, CSF↑	n.b.

Abkürzungen:
n.b. = nicht bekannt; Ly = Lymphozyten; Mo = Monozyten; GH = Growth Hormone; PRL = Prolaktin; TSH = Thyreoidea-stimulierendes Hormon; ACTH = Adrenocorticotropes Hormon; LH = Luteinisierendes Hormon; LH-RH = LH-Releasing Hormon; CSF = Colony-stimulating Factor; IL = Interleukine; FN = Interferone; PAF = Platelet-activating Factor; PGE = Prostaglandin E; NK = Natural Killer Cells; CTL = Cytotoxic T-Lymphocytes; MIF = Makrophagen-Migrations-Inhibitions-Faktor; DTH = Delayed Type Hypersensitivity

Tab. 2: *(Fortsetzung)*

spielsweise IL-2 und IFN-γ. Die Aktivierung der T-Helferzellen regt andererseits die Produktion von IL-2 und IFN-γ an.

In In-vitro-Versuchen läßt sich durch Thymuspeptide die Zahl der rosettenbildenden T-Zellen (CD2+) und die Menge der zytotoxisch wirkenden T-Zellen sowie die Bildung des Makrophagen-Inhibitions-Faktors (MIF). Thymuspeptide sind ferner Induktoren für second messenger-Botenstoffe wie cAMP und cGMP.

Was geschieht bei einem Mangel an Thymushormonen?

Bei einem Mangel entsteht eine Verarmung an T-Lymphozyten im peripheren Blut und den lymphatischen Organen. Die „Nachproduktion" im Knochenmark bleibt aus. Als Folge sinken Antikörperproduktion und IL-2-Bildung und NK-Zellen; Makrophagen und Granulozyten sind in ihrer Funktion beeinträchtigt.

JANKOVIC et al. (1965) konnten an Mäusen den zellulären Immundefekt nach Thymektomie durch Thymusfaktoren beheben. Die anerge Reaktionslage der thymektomierten Mäuse konnte durch xenogene Thymusfaktoren in eine normale zelluläre Abwehrreaktion übergeführt werden.

New-Zealand-Black-Mäuse mit einem genetischen Defekt, demzufolge Reifungsstörungen der T-Lymphozyten auftreten – also auch T-Suppressor-Zellen fehlen –, entwickeln Lupus-erythematodes-ähnliche Symptome, die sich durch Gabe von Thymuspeptiden bessern lassen.

Ein Mangel an Thymuspeptiden kann verursacht werden durch Aplasie, Exstirpation, toxische und Strahlenschäden, Immunsuppressiva, Malnutrition, psycho-physischen Disstreß (Operationen, Unfall, Verbrennungen) und Alter (Abnahme der Thymushormonkonzentration auf unter acht Prozent bei 60jährigen).

Thymuspeptide regulieren das Immunsystem

Die adjuvante Anwendung der Thymuspeptide in der komplementären Onkologie ergibt sich aus deren immunrestaurativen und neuromodulierenden Wirkung. Sie werden im wesentlichen nach einer immunsuppressiven Chemo- und Strahlentherapie und bei fortgeschrittenen Stadien einer Krebserkrankung eingesetzt zur Vermeidung von Virusinfektionen, bakteriellen Begleiterkrankungen und systemischen Mykosen. Da in mehreren Arbeiten auch ein Zusammenhang zwischen der Zahl der Lymphozyten und der Rezidiv- bzw. Überlebensrate beschrieben wurde, ist durch therapeutische Intervention mit Thymuspeptiden ein Einfluß auch auf die mittlere Überlebenszeit von Krebspatienten zu erwarten.

Verlängerung des rezidivfreien Intervalls bei Lungenkarzinomen

Bei der Behandlung der nicht-kleinzelligen Lungenkarzinome, die bei Diagnosestellung meist bereits inoperabel sind, steht Bestrahlung an erster Stelle. In verschiedenen Studien konnte ein Rückgang der immunologischen Reaktivität durch die Radiatio festgestellt werden.

Bereits 1979 konnten COHEN und Mitarbeiter in einer randomisierten, plazebokontrollierten klinischen Langzeitstudie mit Thymosin Fraktion 5 bei Patienten mit kleinzelligen Bronchialkarzinomen in Kombination mit einer Chemotherapie eine statistisch signifikante Verlängerung der medianen Überlebenszeit zeigen. SCHULOF et al. zeigten 1983 in einer randomisierten, plazebokontrollierten klinischen Langzeitstudie mit Thymosin $\alpha 1$ eine signifikante ($p<0{,}002$) Verlängerung der Überlebenszeit von Patienten mit nicht-kleinzelligen Bronchialkarzinomen nach einer Strahlentherapie. Diese Ergebnisse konnten in einer multizentrischen, randomisierten, plazebokontrollierten doppelblinden Langzeitstudie der Radiotherapy Oncology Group, USA, bestätigt werden (CHRETIEN; 1980). Dabei zeigte sich, daß diejenigen Patienten den höchsten Nutzen aus der Therapie bezogen, bei denen der Tumor in einem fortgeschrittenen Stadium war und das Ansprechen auf die Radiatio gering war.

Mit Ausnahme von SCHER et al. (1988) konnten auch andere Prüfer mit Thymostimulin in randomisierten Studien die Überlebenszeit sowie das progressionsfreie Intervall verbessern und dabei die Verträglichkeit der konventionellen Tumorbehandlung deutlich bessern (IFFAIOLI et al., 1994; SALVATTI et al., 1995; GARACI et al., 1995).

Weniger Rezidive und Metastasen bei malignen Melanomen

BERNENGO et al. (1983) verglichen in einer offenen Studie die Inzidenz von Metastasen von Patienten mit malignen Melanomen im Stadium I und II in drei Gruppen: die erste Gruppe erhielt keine adjuvante Therapie, die zweite Gruppe wurde adjuvant mit DTIC behandelt und die dritte Gruppe mit Thymostimulin. Mit 2/8 Patienten, die Metastasen entwickelten, lag die thymustherapierte Gruppe deutlich unter der Häufigkeit von 7/8 bzw. 13/18 der Vergleichsgruppen. Die Behandlung mit Thymostimulin führte zu einer signifikanten Besserung der T-Rosettenbildenden Zellen, die eine prognostische Relevanz besitzen. Diese Ergebnisse an Patienten mit malignen Melanomen wurde 1984 von AZIZI et al. in einer randomisierten Studie mit Thymostimulin (TP-1-Serono®) bestätigt.

Erfolge bei Lymphomen

Bei Kindern mit Hodgkin- und Non-Hodgkin-Lymphomen berichten osteuropäische Autoren von signifikanten Verlängerungen des rezidivfreien Intervalls und der 5-Jahres-Überlebensrate, wenn die Chemotherapie mit einer Immuntherapie mit Thymuspeptiden kombiniert wird. In einer randomisierten Studie mit Thymostimulin in Kombination mit einer Chemotherapie konnten FREDERICO et al. (1995) eine höhere Rate an kompletten Remissionen und eine deutlich höhere 4-Jahres-Überlebensrate von 64,5 Prozent gegenüber 43 Prozent demonstrieren.

Thymuspeptide beim Mamma-Ca

Bei Patientinnen mit Mammakarzinom trat ein vergleichbarer Effekt ein: Bei adjuvanter Therapie mit Thymuspräparaten sank der CEA-Wert in 69

Autor/Design/Diagnose/Patientenzahl (N)	Peptid/Dosis/ Therapiedauer	Beobachtungen
Cohen et al. (1979); randomisierte plazebokontrollierte Langzeitstudie; N =55 Pat. mit kleinzelligem Bronchial-Ca; 3 Gruppen: Placebo, Thymosin, konstitutionsabhängig	Thymosin-Fraktion V (20 mg/m² u. 60 mg/m², s.c., 2x/ Wo über 6 Wo.) in Komb. mit CHT über 6 Wo	dosisabhängig mediane ÜLZ sign. (p<0,05) ↑, bei 60 mg/m² (33 % vs. 9 % bzw. 12 % nach 1 Jahr)
Bernengo et al. (1983); offene Studie mit 3 Gruppen (nach kurativer Operation); N = 32 Pat. mit malignem Melanom; Stad. I u. II	Gruppe A: ohne adj. Ther. Gruppe B: DTIC Gruppe C: Thymostimulin	A: 13/16, B: 7/8 und C: 2/8 Metastasen; T-Rosetten, IgM- u. IgD-Rezeptoren ↑
Azizi et al. (1984); N = 37 Pat. mit malignem Melanom; randomisierte Langzeitstudie mit 2 Gruppen; postop. adjuvante Behandlung	Thymostimulin (TP-1-Serono®) i.V. zu unbehandelte Kontrollgruppe	stat. sign. Verlängerung der ÜLZ und Verringerung der Rezidivrate
Schulof et al. (1985); randomisierte, plazebokontrollierte, doppelblinde Langzeitstudie; N=42 Patienten mit nichtkleinzell. Bronchial-Ca nach Strahlentherapie	Thymosin α1; 0,9 mg/m² s.c. tägl.; 12 Monate	ÜLZ sign. ↑ (p = 0,002); Reduzierung der Rückfallrate; Immunrestauration der T-Zell-Funktion
Iaffaili et al. (1988); randomisierte Studie, N 51 Pat., mit Mamma-Ca	Thymostimulin ± Chemotherapie	Infektionsrate (37 vs. 77%) u. Myelotoxizität während adjuvanten CHT reduziert
Scher et al. (1988); N = 91 Pat. mit kleinzelligem Lungen-Ca, randomisierte Studie (56 Pat. im fortgeschrittenen Stadium)	Thymus-FraktionV in Kombination mit Zytostatika u. Radiatio; 60 mg/m², s.c., 2x/Wo	kein sign. Effekt auf ÜLZ oder Toxizität
Macchiarini et al. (1989); randomisierte Studie mit N= 26 Pat. mit kleinzelligem Bronchial-Ca	Thymostimulin (1 mg/kg KG, 2x/Wo i.m.) mit CHT i.V. mit CHT allein	CR u. ÜLZ sign. ↑; Myelosuppression, Fieber u. Infektionen sign. ↓
Chretien (1990) multizentrische , randomisierte, plazebokontrollierte, doppelblinde Langzeitstudie, N = 87 Pat. mit nichtkleinzelligem Bronchial-Ca	Thymosin α1; (0,9 mg/m² s.c., 2 x wtl.) bis Progression, max. 12 Monate	ÜLZ sign. ↑ (p = 0,002); Rückgang der Rezidivrate
Lersch et al. (1992); offene Studie mit N=22 Pat. mit fortgeschrittenen Ösophagus-Ca u. kolorektalen Ca	Thymostimulin + Echinacea + CHT	Aktivität der NK u. LAK-Zellen ↑
Pavesi et al. (1993); randomisierte Studie N = 296 Pat. mit progressiv metastasierendem Mamma-Ca	Thymostimulin (1 mg/kg KG, 3 x wtl, i.m. über mehrere Monate) in Kombination mit Zytostatika (FEC) i.V. mit CHT allein	Hämatotox. ↓ bei gleicher Ansprechrate; Lebensqualität sign ↑; Schema der Chemotherapie konnte besser eingehalten werden
Mustacchi et al. (1994); multizentrische, randomisierte, kontrollierte klin. Studie; N = 211 Pat. mit metastasierendem kolorektalem Ca	Thymostimulin (1 mg/Kg KG; tgl., i.m.) in Kombination mit 5-FU und FA	PR u. CR sign. ↑; Inzidenz von Mucositis u. Diarrhöe infolge CHT sign. ↓
Iffaioli et al. (1994); randomisierte plazebokontrollierte Studie; N=69 Pat. mit nichtkleinzelligem Bronchial-Ca	Thymostimulin + Chemotherapie + Strahlentherapie	Pilzinfektionsrate ↓; NK-Zellaktivität ↑; Verträglichkeit der CHT u. RT ↑

Tab. 3: **Übersicht über klinische Studien mit Thymuspräparaten**

Autor/Design/Diagnose/Patientenzahl (N)	Peptid/Dosis/ Therapiedauer	Beobachtungen
SALVATTI et al. (1995); randomisierte kontrollierte Phase-II-Studie	Thymosin α1 + IFN α nach CHT (Ifosfamid)	PR + CR ↑ (33 vs. 10%); Zeitintervall bis Progression ↑ (p=0,0059); CD4+, CD8+ u. NK nicht supprimiert
FREDERICO et al. (1995); randomisierte multizentrische Studie; N=134 Pat. mit NHL	Thymostimulin (1 mg/kg KG i.m.) + CHT i.V. mit CHT allein	CR ↑ (p=0,05); 4-Jahres-ÜLR 64,5 vs. 43 %
GONNELLI et al. (1995); randomisierte Studie; N=40 Pat. mit ossär met. Mamma-Ca	Thymostimulin (1 mg/kg KG i.m.) + CHT i.V. mit CHT allein	Infetktionsrate ↓ (p>0,05); durchschnittl. CHT-Dosis ↑; Schmerzreduktion
GARACI et al. (1995); randomisierte Phase-II-Studie; N=56 Pat. mit nichtkleinzelligem Bronchial-Ca	Thymosin α1 + IFN α2a in Kombination mit CHT (Cisplatin, Etoposid)	mediane ÜLZ 12,6 Monate

Abkürzungen:
sign.: signifikant – Ca.: Karzinom – klin.: klinisch – CR.: komplette Remission – ÜLZ: Überlebenszeit – CHT: Chemotherapie – tägl.: täglich – Wo: Woche – Pat.: Patienten – met.: metastasierend – wtl.: wöchentlich – Mo: Monat – adj.: adjuvant – PR: partielle Remission

Tab. 3: *(Fortsetzung)*

Prozent deutlich ab (in der Kontrollgruppe in 40 Prozent) und auch das subjektive Befinden der Patientinnen besserte sich (REINCKE, 1984). Ähnliches ergab eine Anwendungsbeobachtung von HOLZHAUER (1994). Durch eine additive Immuntherapie zur Chemotherapie konnte die Infektionsrate und Myelotoxizität während einer adjuvanten Chemotherapie deutlich gesenkt werden (IFFAIOLI et al., 1988; PAVESI et al., 1993; GONNELLI et al., 1995).

Auch bei oraler Gabe wirksam

Der positive Einfluß auf T-Lymphozyten, T4-, T8-Subpopulationen und den T4/T8-Quotienten durch oral verabreichte Thymuspeptide ließ sich in einer randomisierten Doppelblindstudie (TRUTWIN, 1986) belegen. Bei 67 Patientinnen mit Mammakarzinom (drei Monate nach Chemotherapie) erbrachte ein Vergleich der Mittelwerte der Verum- und Kontrollgruppe signifikante Unterschiede für die T-Lymphozytenfraktionen ($p<0.008$) und den T4/T8-Quotienten ($p<0.007$). Auch die subjektiven Beschwerden, das Allgemeinbefinden und die Schmerzen besserten sich. In der Langzeitbeobachtung zeigte sich auch eine Verbesserung in der Überlebensrate (TRUTWIN, 1986).

Kürzlich konnte man zeigen, daß eine orale Therapie mit Thymuspräparaten auch die Frequenz und Intensität der Rekurrenzen von Herpes-labialis-Infektionen, die oft mit einer Chemo- oder Strahlentherapie einhergehen, reduziert (COEUGNIET, 1989).

Adjuvante Therapie: weniger Nebenwirkungen, weniger Mykosen

Die Nebenwirkungen einer Immunsuppression durch Chemotherapie lassen sich nach mehreren Untersuchungen (siehe Tabelle 3) durch eine Kombination der Zytostatikatherapie mit einem Thymusproteolysat signifikant verringern. Neben einer Besserung der Überlebenszeit, des rezidivfreien Intervalls und des Allgemeinbefindens lassen sich auch Begleiterkrankungen einer Onkotherapie wie opportunistische und systemische Mykosen beeinflussen. Nach COEUGNIET (1989) läßt sich das Auftreten einer Herpes-labialis-Infektion signifikant senken. Auch der Antibiotikabedarf ist bei einer adjuvanten Immuntherapie deutlich geringer.
LIBERATI et al. (1988) folgern aus einer Therapieprüfung an M. Hodgkin-Patienten, daß Thymustimulin einen spezifischen Reifungsprozeß auf einen Pool von sensitiven T-Zell-Vorläufern bei Patienten in kompletter Remission auslöst und damit Einfluß auf die rückfallfreie Zeit hat. CHISESI und Mitarbeiter zeigten signifikante Besserungen nach Gabe von Thymostimulin bzw. Thymopentin in einer Studie an Patienten mit M. Hodgkin (Ann-Arbor-Stadien IA bis IVA/B nach Radiatio und Chemotherapie).

Zahl der Infektionen sinkt

IAFFAIOLI et al. (1988) wiesen nach, daß Thymostimulin bei chemotherapierten Brustkrebspatientinnen die Myelotoxizität reduzieren und die Inzidenz von Infektionen deutlich senken kann. Das Chemotherapieschema konnte unter der adjuvanten Thymustherapie besser eingehalten werden, d.h. Verschiebungen der Zyklen aufgrund einer Leukopenie waren seltener nötig: in der Thymusgruppe nur in 21 Prozent, in der Kontrollgruppe in 77 Prozent ($p<0.0005$).

Literatur

Azizi, E., Brenner, H.J., Shoham, J.: Postsurgical Adjuvant Treatment of Malignant Melanoma Patients by the Thymic Factor Thymostimulin. Arzneimittelforschung (1984) 34, 1043-1046

Bernengo, M.G., Fra, P., Lisa, F., Meregalli, M., Zina, G.: Thymostimulin therapy in melanoma patients: Correlation of immunologic effects with clinical course. Clinical Immunology and Immunopathology (1983) 28, 311-324

Bernengo, M.G., Lisa, F., Puiatti, P., Meregalli, M., Berruto, G., Zina, G.: T-cell subsets in melanoma patients evaluated by anti-T-cell monoclonal antibodies. Thymus (1983) 5, 223-233

Chretien, P.B.: Thymosin alpha-1 after radiation therapy for non-small cell lung cancer:improved survival through treatment of iatrogenic immunosuppression. In: Zoch, E; Neumeyer, G (eds): Thymic factors and their influence on BRM. Int Symp Europ Academy (1990), biosyn Fellbach, 103

Chretien, P.B., Lipson, S.D., Makuch, R., Kenady, D.E., Cohen, M.H., Minna, J.D.: Thymosin in Cancer Patients: In Vitro Effects and Correlations with Clinical Response to Thymosin Immunotherapy. Cancer Treatment Reports (1978) 62, 1787-1790

Chretien, P.B., Lipson, S.D., Makuch, R.W., Kenady, D.E., Cohen, M.H.: Effects of thymosin in vitro in cancer patients and correlation with clinical course after thymosin immunotherapy. Ann NY Acad Sci (1979) 999, 135-147

Coeugniet, E.G.: Rezidivierende Herpes-labialis-Infektionen: Zellvermittelte Immunität und Immunomodulation. Onkologie (1989) 12, 48-55

Cohen, M.H., Chretien, P.B., Ihde, D.C., Fossieck, B.E., Makuch, R., Bunn, P.A., Johnston, A.V., Shackney, S.E., Matthews, M.J., Lipson, S.D., Kenady, D.E., Minna, J.D.: Thymosin Fraction V and Intensive Combination Chemotherapy. JAMA (1979) 241, 1813-1815

Federico, M., Gobbi, P.G., Mretti, G., Avanzini, P., Di Renzo, N., Cavanna, L., Ascari, E., Silingardi, V.: Effects of Thymostimulin with combination chemotherapy in patients with aggressive Non-Hodgkins Lymphoma. American Journal of Clinical Oncology (1995) 18 (1), 8-14

Garaci, E., Lopez, M., Bonsignore, G., Della Giulia, M., D'Aprile, M., Favalli, C., Rasi, G., Santini, S., Capomolla, E., Vici, P., Di Lauro, L.: Sequential Chemoimmunotherapy for Advanced Non-small cell Lung Cancer using Cisplatin, Etoposide, Thymosin-alpha1 and Interferon-alpha2a. European Journal of Cancer (1995) 31 A, 2403-2405

Gonnelli, S., Petrioli, R., Cepollaro, C., Palmieri, R., Aquino, A., Gennari, C.: Thymostimulin in Association with Chemotherapy in Breast Cancer Patients with Bone Metastases. Clin Drug Invest (1995) 9 (2), 79-87

Hager, E.D.: Bedeutung der Thymusdrüse in der Onkologie. Curriculum Oncologicum (1993) 02/3, 68-72

Holzhauer, P.: Immunologisches Profil eines biotechnologisch gewonnenen Immunmodulators aus Thymuspeptiden. Dtsch Zschr Onkol (1994) 26,5, 123-127

Iaffaioli, R.V., Caponigro, F., Facchini, G., Tortoriello, A., Panelli, G., Muto, P., Ferrante, G.: Immunological and clinical effects of Thymostimulin in patients with locally advanced non-small-cell lung cancer treated with combined chemoradiotherapy. Drug Invest (1994) 7, 209-214

Iaffaioli, R.V., Frasci, G., Tortora, G., Ciardiello, F., Nuzzo, F., Scala, S., Pacelli, R., Bianco, A.R.: Effect of thymic extract "thymostimulin" on the incidence of infections and myelotoxicity during agjuvant chemotherapy for breast cancer. Thymus (1988) 12, 69-75

Jankovic, B.D., Isakovic, K., Horvat, J.: Effect of a lipid Fraction from rat Thymus on delayed Hypersensitivity reactions of neonatally Thymectomized rats. Nature (1965) 208, 356-357

Liberati, A.M., Ballatori, E., Fizzotti, M., Schippa, M., Cini, L., Cinieri, S., Proietti, M.G., Di Marzio, R., Senatore, M., Grignani, F.: A randomized trial to evaluate the immunorestorative properties of thymostimulin in patients with Hodgkin's disease in complete remission. Cancer Immunol Immunother (1988) 26, 87-93

Luckey, T.D.: Review of Thymic Hormones. Microecology and Therapy (1981) 11, 125-130

Luckey, T.D., Cosma, J.: A Synergistic Effect of Thymic Preparations upon Growth Hormone. Thymus (1980) 2, 49-52

Pavesi, L.: Fluorouracil (F) with and without high-dose folinic acid plus Epirubicin and Cyclophosphamide: FEC versus HDFA-FEC plus or minus Thymostimulin in metastatic breast cancer: results of a multicenter study. European Journal of Cancer (1993) 29 A(Suppl. 6), 77

Reincke, A.: Thymostimulin bei der Behandlung onkologischer Nachsorgepatienten. In: Thymustimulin: Möglichkeiten bei der Behandlung sekundärer Immundefizienzen. (Eds: Loehr, G., Musil, J.) Editio Cantor, Aulendorf (1984) 115-120

Reincke, A.H.M.: Ca-Nachsorge: Immuntherapie bewährt sich! Ärztliche Praxis (1985) 45, 2098-2101

Salvatti, F., Rasi, G., Portalone, L., Antilli, A., Garaci, E.: Combined Treatment with Thymosin-alpha1 and Low-Dose Interferone-alpha after Ifosfamide in Non-small Cell Lung Cancer: A Phase II Controlled Trial. Anticancer Res (1995) 15, 1-5

Scher, H.I., Shank, B., Chapman, R., Geller, N., Pinsky, C., Gralla, R., Kelsen, D., Bosl, G., Golbey, R., Petroni, G., et al.: Randomized trial of combined modality therapy with and without thymosin fraction V in the treatment of small cell lung cancer. Cancer Res (1988) 48(6), 1663-1670

Schulof, R.S., Lloyd, M.J., Cleary, P.A., Palaszynski, S.R., Mai, D.A., Cox, J.W., Alabaster,

O., Goldstein, A.L.: A randomized trial to evaluate the immunorestorative properties of synthetic thymosin alpha-1 in patients with lung cancer. J Biol Resp Modif (1985) 4, 147-158

Trutwin, H.: Weiterführende Untersuchungen über klinische Erfahrungen im onkologischen Bereich mit peroral applizierten Thymusextrakt bei Mamma-Ca-Patientinnen. Krebsgeschehen (1986) 18, 1-11

Bücher

Goldstein, A.L.: Thymic Hormones and Lymphokines. Plenum Press, New York 1984

Hager, E.D. (Hrsg.): Thymusfaktoren – Thymuspräparate. Gustav Fischer Verlag, Stuttgart 1987

Maurer, R., Goldstein, A.L., Hager, E.D.: Update of Thymic Peptides in Preclinical and Clinical Medicine. W. Zuckschwerdt Verlag, München 1996

Zoch, E., Neumeyer, G. (Hrsg.) Thymic factors and their influence on BRM/CSF. International Symposium at the European Academy in Nonnweiler/Trier (Germany).

Tumortherapie mit niedermolekularen Milzpeptiden

Eine fast 50jährige Erfahrung bestätigt den positiven Effekt von niedermolekularen Milzpeptiden als Bestandteil einer komplementären Tumortherapie. Bei der Behandlung der Patienten kommt es zu einer Verbesserung des Immunstatus, des Appetits und des Körpergewichts und somit insgesamt zu einer Verbesserung des Allgemeinzustandes.

Mit der Diagnosestellung Krebs wird der Patient mit einer Situation konfrontiert, die für ihn eine mehr oder weniger starke Einschränkung seiner Lebenserwartung und Lebensqualität bedeutet. So ist zum Beispiel die Tumorkachexie mit Appetitmangel und Gewichtsverlust bei 30 bis 50 Prozent der Patienten schon bei Erstdiagnose sowie bei Patienten im fortgeschrittenen Stadium vorhanden. Die Kachexie führt zu einer starken Reduzierung des Allgemeinzustandes und der Lebenserwartung (DE WYS, 1979; DE WYS et al., 1980).

Immunlage durch Krankheit und Therapie geschwächt

Während der Tumortherapie kommt es unter Umständen therapiebedingt zu einer weiteren Verschlechterung des Allgemeinzustandes durch Appetitmangel, Übelkeit, Erbrechen und Müdigkeit (DREIZEN et al., 1990). Weiterhin kann es durch die Tumorerkrankung und -therapie zu einer Verminderung der Leistungsfähigkeit des Immunsystems kommen (ISHIKO et al., 1990), wie es sich zum Beispiel an der hohen Infektionsinzidenz bei Patienten nach Hochdosistherapie und Knochenmarktransplantation zeigt. Daher erhalten Krebspatienten neben der Operation, Bestrahlung und Chemotherapie häufig weitere ergänzende Behandlungsmaßnahmen, die unter dem Begriff der komplementären Krebstherapie bekannt sind.

Eines der zur komplementären Therapie verwendeten Präparate enthält ein Gemisch niedermolekularer – das heißt kleiner – Milzpeptide, das zur sogenannten supportiven Therapie bei Patienten mit soliden Tumoren zum Einsatz kommt.

Seit nahezu 50 Jahren werden diese Peptide als Polyerga® Injektionslösung und Dragees mit dem Ziel einer Vorbeugung und Linderung tumor- und therapiebedingter Beschwerden eingesetzt. Es kommt dabei zu einer Verbesserung des Immunstatus, einer Zunahme von Appetit und Körpergewicht sowie einer Steigerung der körperlichen Aktivität und der Stimmungslage.

Milzpeptide aktivieren die spezifische Immunantwort

Die Milz gehört zu den sekundären immunologischen Organen, in denen Reifungsvorgänge von Immunzellen ablaufen. Es liegt daher nahe, niedermolekulare Milzpeptide auf ihre immunologischen Wirkungen hin zu untersuchen. Umfangreiche präklinische Experimente zeigten, daß diese Peptide einen positiven Einfluß auf T-Lymphozyten-abhängige Immunreaktionen, also die spezifische Immunabwehr, besitzen. So ist zum Beispiel die Produktion von bestimmten Zytokinen (IL-2, IL-3, IFN-γ), die tumorlytische Aktivität der spezifischen zytotoxischen T-Lymphozyten und die Anzahl der antikörperproduzierenden Zellen signifikant gesteigert (BAIER et al., 1991, 1994; OJEDA et al., 1994; SATTAR et al., 1991; ZARKOVIC et al., 1990).

Diese Befunde sind insofern interessant, da Zytokine als wichtige Botenstoffe des Immunsystems für eine Koordination der Immunzellen sorgen und die zytotoxischen T-Lymphozyten für die Abwehr von Tumorzellen und virusinfizierten Zellen verantwortlich sind. Dies ist eine mögliche Erklärung für die Zunahme der Überlebensrate von Influenza-A-infizierten Mäusen und die Verminderung artifizieller Lungenmetastasen nach Milzpeptidbehandlung (JURIN et al., 1995, 1996; VEEN et al., 1996). Bezüglich der Anzahl der Lungenmetastasen konnte darüber hinaus ein synergistischer Effekt der Peptide in Kombination mit Zytostatika gemessen werden, was einen interessanten Aspekt für die gleichzeitige Anwendung von Zytostatika und Milzpeptiden darstellt.

Hervorzuheben ist außerdem, daß die Milzpeptide die spezifische Immunantwort positiv beeinflussen, was die Gefahr von unspezifischen Überreaktionen des Immunsystems niedrig hält. Dies ist ein wichtiger Aspekt in Hinblick auf die Verträglichkeit einer Therapie mit Immunmodulatoren.

Bessere Verträglichkeit der Chemotherapie

Neben dem Einfluß auf immunologische Parameter zeigen die Milzpeptide darüber hinaus positive Effekte auf den Allgemeinzustand von Tumorpatienten. In einer prospektiven, randomisierten Doppelblindstudie wurden 40 Patienten mit inoperablen, fortgeschrittenen Kopf-Hals-Tumoren während der dreizehnwöchigen Chemotherapie (Cisplatin/5-Fluorouracil) zusätzlich mit Polyerga® oder Plazebo behandelt (BORGHARDT et al., 1995).

Höhere Lebensqualität

Das Körpergewicht nahm in der Plazebogruppe deutlich ab, während es in der Verumgruppe konstant blieb. Darüber hinaus wurden die Befindlichkeitsparameter Müdigkeit, Tatendrang, Niedergeschlagenheit und Mißmut deutlich von der Chemotherapie beeinflußt. Es kam unter den einwöchigen Chemotherapiephasen jeweils zu einer signifikanten Verschlechterung der Befindlichkeitsparameter mit einer anschließenden Erholung während der dreiwöchigen Therapiepausen. Die mit den Peptiden behandelten Patienten zeigten jedoch im Vergleich zur Plazebogruppe statistisch signifikant weniger Mü-

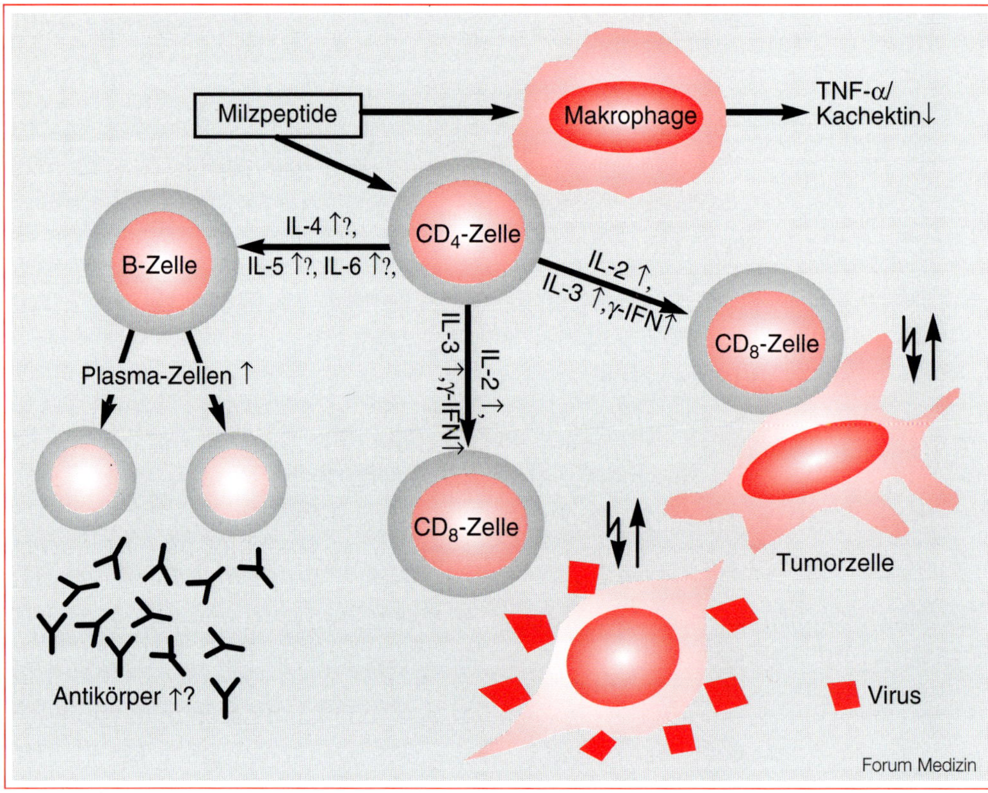

Zunahme der spezifischen Immunabwehr. ↑/↓ erhöht/erniedrigt durch Milzpeptide, ↑? möglicherweise erhöht durch Milzpeptide, ↯ Vernichtung.

digkeit sowie einen stärkeren Tatendrang. Darüber hinaus klagten die peptidbehandelten Patienten signifikant weniger über Übelkeit zu Beginn der Chemotherapie und signifikant weniger über Haarausfall nach Abschluß der Chemotherapie.

Dieses Ergebnis ist insofern bemerkenswert, da Patienten mit fortgeschrittenen Kopf-Hals-Tumoren häufig ein stark reduziertes Allgemeinbefinden aufweisen, das darüber hinaus durch die Cisplatintherapie zusätzlich beeinträchtigt wird. Dieses Studienergebnis spricht somit für eine bessere Verträglichkeit der Zytostatika unter Milzpeptidtherapie.

Unterstützung der Rehabilitationsmaßnahmen

Die obengenannten Peptide kommen auch direkt nach Abschluß der konventionellen Tumortherapie (Jayatilake et al., 1992) oder während der Rehabilitation zum Einsatz, um die Erholung der Patienten zu verbessern. In einer kontrollierten Untersuchung erhielten insgesamt 158 vorbehandelte Brustkrebspatientinnen in einer Rehabilitationsklinik die üblichen Mineralien und Vitamine oder Injektionen mit Milzpeptiden. Alle Patientinnen hatten Untergewicht, einen stark reduzierten Allgemeinzustand und eine verminderte zelluläre Immunreaktionsfähigkeit (Mérieux-Stempeltest) (BERRESSEM et al., 1995).

Nach der sechswöchigen Therapie kam es allein schon durch die Betreuung in der Klinik zu einer Verbesserung von Körpergewicht, Lymphozytenzahl, Aktivitätsstatus und Befindlichkeit. Die peptidbehandelten Patientinnen zeigten jedoch eine zusätzliche statistisch signifikante Verbesserung des Aktivitätsstatus und der Befindlichkeit, wobei es nur bei ihnen zu einer Normalisierung der zellulären Immunreaktionsfähigkeit (Mérieux-Stempeltest) kam. Aus diesen Ergebnissen wird der Stellenwert einer Rehabilitation, aber auch der zusätzliche Nutzen der Peptide deutlich.

Milzpeptide sind gut verträglich

In einer Anwendungsbeobachtung mit über 1.300 Tumorpatienten wurde die Wirkung und vor allem die Verträglichkeit der Milzpeptide bei der breiten Anwendung des Präparates durch den niedergelassenen Arzt untersucht (LANDGRAF, 1992). Nach einer durchschnittlich siebenwöchigen Therapie kam es bei der Mehrzahl der Patienten zu einer Erhöhung des Körpergewichts, einer Verbesserung der Stimmungslage und der zellulären Immunreaktionsfähigkeit (Mérieux-Stempeltest).

Darüber hinaus verminderten sich Häufigkeit und Intensität von Schmerzen, so daß etwa 60 Prozent der Ärzte den Therapieerfolg mit sehr gut und gut einschätzten. Die Verträglichkeit der Therapie war außerordentlich gut, denn es wurden keine schwerwiegenden unerwünschten Arzneimittelreaktionen beobachtet.

Verschiedene Einsatzmöglichkeiten

Zusammenfassend läßt sich feststellen, daß die niedermolekularen Milzpeptide zur komplementären Krebstherapie eingesetzt werden können:

- direkt zusammen mit der Chemotherapie, um die Nebenwirkungen zu vermindern und die Verträglichkeit zu steigern,
- direkt im Anschluß an eine konventionelle Tumortherapie oder im Rahmen einer Rehabilitation, um die Erholung zu verbessern,
- aber auch als Monotherapie in der täglichen Praxis, zum Beispiel bei Tumorpatienten, die nicht mehr auf eine Tumortherapie ansprechen und Anzeichen einer Tumorkachexie zeigen.

Als ein Wirkmechanismus dieser Peptide wird eine Immunmodulation angesehen. Da die Moleküle relativ klein sind und in erster Linie die spezifische Immunantwort beeinflußt wird, ist mit dem Auftreten unspezifischer allergischer Überreaktionen, zum Beispiel gegen Fremdeiweiß, nicht zu rechnen. Hervorzuheben ist außerdem, daß diese Milzpeptide nach einem standardisierten Schema appliziert werden und eine sehr gute Verträglichkeit besitzen.

Im Vordergrund der klinischen Wirkung stehen Verbesserungen von Immunstatus, Appetit und Körpergewicht. Als Folge davon kommt es zu einer deutlichen Verbesserung des

Aktivitätsstatus und der Stimmungslage. Insgesamt gesehen bieten niedermolekulare Milzpeptide eine gute Möglichkeit einer supportiven Therapie im Rahmen einer komplementären Krebsbehandlung.

Literatur

Baier, J.E., Neumann, H.A., Gallati, H., Ricken, D.: Improvement of impaired mitogen-induced interferon-gamma release of peripheral blood mononuclear cells derived from tumor patients by Polyerga®. Oncology (1991) 14 (Suppl), 7

Baier, J.E., Neumann, H.A., Taufighi-Chirazi, T., Gallati, H., Ricken, D.: Thymopentin, Factor AF2 and Polyerga® improve impaired mitogen induced gamma-IFN release of peripheral blood mononuclear cells derived from cancer patients. Tumordiagn Ther (1994) 15, 21-26

Berressem, P., Frech, S., Hartleb, M.: Additional therapy with Polyerga® improve immune reactivity and quality of life in breast cancer patients during rehabilitation. Tumordiagn Ther (1995) 16/2, 45-48

Borghardt, J.E., Rosien, B., Frech, S., Hartleb, M.: Polyerga® as supportive therapy could improve quality of life in head and neck cancer patients during chemotherapy. Supp Care Cancer (1995) 3 (5), 360

DeWys, W.D.: Anorexia as a general effect of cancer. Cancer (1979) 43, 2013-2019

DeWys, W.D., Begg, C., Lavin, P.T.: Prognostic effect of weight loss prior to chemotherapy in cancer patients. Amer J Med (1980) 69, 491-497

Dreizen, S., Mc Credie, K.B., Keating, M.J., Anderson, B.S.: Nutritional deficiencies in patients receiving cancer chemotherapy. Post Grad Med (1990) 87 (1), 163-167

Ishiko, O., Deguchi, M., Tatsuta, I., Naka, K., Hirai, K., Nakata, S., Honda, K., Sugawa, T.: Removal of immunosuppressive substances in cancer patient serum. Jpn J Cancer Res(1990) 81, 564-566

Jayatilake, R.S., Balawardena, J., Skiba, G., Hartleb, M.: Spleen peptides enhance body weight, subjective well being and appetite in cancer patients. J Canc Res Clin Oncol (1992) 118 (Suppl) R36

Jurin, M., Zarkovic, N., Borovic, S.: The influence of Polyergas preparations on experimental lung metastases. Period Biol (1995) 97 (1), 69-72

Jurin, M., Zarkovic, N., Zoran, I., Borovic, S., Hartleb, M.: Porcine splenic peptides (Polyerga®) decrease the number of experimental lung metastases in mice. Clin Exp Metastasis (1996) 15, 55-60

Landgraf, G.: Cancer therapy in daily practice. Allgemeinmed (1992) 68, 764-767

Ojeda, G., Diez-Orejas, R., Portoles, P., Ronda, M., Del Pozo, M.L., Feito, M.J., Hartleb, M., Rojo, J.M.: Polyerga®, a biological response modifier enhancing T-lymphocyte dependent responses. Res Exp Med (1994) 197 (4)

Sattar, N., Mihelic, M., Shekani, M.S., Hartleb, M., Folkers, K., Voelter, W.: A modified E-rosette assay as a semi-empirical tool in search of new T lymphocyte stimulants. Immunol Letters (1991) 27, 221-224

Veen, A. van't, Ruyter, H.A. de, Mouton, J.W., Hartleb, M., Lachmann, B.: Pretreatment with spleen peptides can enhance survival in influenza A infected mice. Forsch Komplementärmed (1996), accepted for publication

Zarkovic, N., Ilic, Z., Hrzenjak, M., Saric, T., Bogdanovic, M., Jurin, M.: Comparation of the effects of porcine spleenic peptides on the immune reactivity of normal and tumor bearing mice. Period Biol (1990) 92 Suppl. 3, 85

Tumortherapie mit niedermolekularen Extrakten aus Leber und Milz

Schon seit Jahrzehnten ist bekannt, daß Organextrakte aus Leber und Milz das Immunsystem auf unspezifische Weise stimulieren können. Neuere Untersuchungen belegen auch zytotoxische sowie proliferationshemmende Effekte gegenüber Tumorzellen. Diese Wirksamkeit konnte in klinischen Studien bestätigt werden.

Die immunstimulierende Wirkung von Leber-Milz-Extrakten in Form einer unspezifischen Immunstimulation ist seit den frühen 50er Jahren bekannt und belegt (WACHTER, 1954). GUARNIERI stellte ein Dialysat von Leber- und Milzextrakten (DLME / Faktor® AF2) her (BRACALI, 1966), das seit Jahren im klinischen Alltag eingesetzt wird. Als Wirkmechanismen kommen Interaktionen mit dem Immunsystem sowie tumorhemmende Effekte zum Tragen. Zusätzlich wirken Leber-Milz-Extrakte radioprotektiv und unterstützen die Regeneration von Geweben.

Unspezifische und spezifische Immunstimulation

In Untersuchungen mit xenogenen Spleniden (Milzwirkstoffen) konnte eine Stimulation von Makrophagen und eine Erhöhung ihrer Zellzahl nachgewiesen werden. Im Tierexperiment bewirkte die intraperitoneale Gabe des Milzextraktes unter anderem eine Erhöhung der Phagozytoseaktivität der Makrophagen. Gleichzeitig nahm der intrazelluläre Spiegel an Prostaglandinen ab. Auch dies geht, so weiß man, mit einer Aktivierung von Monozyten/Makrophagen einher (ASHORN, 1982).

Auch bei humanen Makrophagen war im In-vitro-Versuch nach Zugabe von DLME eine signifikante Erhöhung der Zellzahl nachzuweisen. Zudem wurde eine Differenzierung der Monozyten in Makrophagen beobachtet, was klinisch von Bedeutung sein könnte (BAIER et al., 1991; SPESOTTO et al., 1994). Nach einer Stimulation mit Polypeptiden aus Thymus und Milz waren humane Makrophagen außerdem – zumindest in vitro – in der Lage, T- und B-Vorläuferzellen zu induzieren (AUDHYA et al., 1984).

In einer experimentellen Untersuchung konnten CRAMER et al. (1993) die direkte Wirkung von DLME auf den Sauerstoffverbrauch und die

Phagozytoseaktivität humaner polymorphkerniger Leukozyten nachweisen. Die Leukozyten wurden stimuliert, was unter anderem zu einer Potenzierung des Respiratory Burst führte. Dieser Effekt, so die Wissenschaftler, könne im Hinblick auf die Bekämpfung von Tumorzellen von Bedeutung sein.

Neben den beschriebenen überwiegend unspezifischen Effekten konnten auch Wirkungen von Milzzellen oder Organextrakten auf spezifische immunologische Effektorzellen nachgewiesen werden. So konnte im Tiermodell eine Aktivierung zytotoxischer T-Lymphozyten nachgewiesen werden (FALK et al., 1983). In Studien mit murinen Lymphozyten wurden diverse stimulierende Wirkungen auf diese spezifischen Effektorzellen beschrieben (ZAGURY, 1975; BURTON, 1977: HURREL und ZARLING, 1983; ROSENSTEIN, 1984; HAMBURGER, 1963; NATHAN, 1980). Der Leber-Milz-Extrakt DLME ist zudem in der Lage, Milzzellen und Makrophagen von Mäusen gegen einen syngenen Tumor zu mobilisieren. DLME bewirkte in der Kokultur mit Milzzellen und Knochenmarkmakrophagen innerhalb von fünf Tagen eine völlige Zerstörung zugegebener syngener Tumorzellen.

Proliferationshemmung von Tumorzellen

Bereits DRUCKREY et al. (1958) konnten nachweisen, daß Krebszellen (Yoshida-Aszites-Sarkomzellen) durch Homogenate – unter anderem aus Leber und Milz – von gesunden Ratten inaktiviert wurden. Mit Hilfe des Kolonie-Inhibitionstest konnte bei einer Reihe von humanen Tumorzellen in vitro eine dosisabhängige, proliferationshemmende Aktivität von DLME nachgewiesen werden (LEDER et al., 1986). Unter anderem wurden menschliche kleinzellige und nicht-kleinzellige Bronchialkarzinome, Kolonkarzinome, Melanome, Mesotheliome, Magenkarzinome, Mammakarzinome, Nierenkarzinome, Hodenkarzinome und Sarkome untersucht. Der deutlichste Effekt wurde bei nicht-kleinzelligen Bronchialkarzinomen und Melanomen sowie Sarkomen beobachtet.

Strahlenschutz und Geweberegeneration

Leber-Milz-Extrakte zeigen radioprotektive Wirkungen. Diese xenogenen Peptide zeigten im Tierexperiment und in vitro immunrestitutive Wirkungen. Die Verabreichung von Peptidgemischen führte bei unterschiedlichen Versuchstieren nach der Verabreichung von zum Teil letalen Strahlendosen zu einer Verbesserung des Blutbilds (versus Kontrolle) sowie zu einer im einzelnen erheblich verlängerten Überlebenszeit (JACOBSON et al., 1949; THOM, 1960; OLONTSEVA, 1980; TURDYEV et al., 1986: IVANOV et al., 1987; VOLK, 1991). Durch die Gabe von Leber-Milz-Extrakten konnte zudem die Regeneration des Leberparenchyms bei partiell hepatektomierten Ratten gesteigert werden (ZIVNA et al., 1989).

Leber-Milz-Extrakt in der klinischen Anwendung

Aus klinischen Einzelfallberichten und Anwendungsbeobachtungen war bereits bekannt, daß sich unter dem Einfluß von DLME die Lebensqualität von Tumorpatienten unter Umständen deutlich besserte. In vielen Fällen konnte der Analgetikabedarf reduziert werden, die Nebenwirkungen einer Chemotherapie (zum Beispiel Emesis) waren weniger ausgeprägt (BORSCHEL und PORCHER, 1980; WEISE, 1985; REICH, 1993). Eine Reihe von nicht-kontrollierten Studien kam zu ähnlichen Ergebnissen (SCHWERDTFEGER und VON UEXKÜLL, 1952; HAMMER und HAMBSCH, 1959; STUHLFAULT, 1966). Neuere Studien belegen zudem eine deutliche Verbesserung der Immunitätslage der Patienten unter der Therapie (LAKENBERG, 1987, 1994; RÖHRER, 1987).

BRÜDIGAM und BRAUN (1960) führten eine der ersten klinischen Studien zur Wirkung von Organhydrolysaten auf strahlenbedingte Reaktionen durch. Von 35 Patienten, die einer therapeutischen Röntgenbestrahlung unterzogen wurden, bekamen 21 Patienten parallel zur Bestrahlung ein Leberhydrolysat parenteral verabreicht. Die Verumgruppe zeigte eine Verringerung der unter Bestrahlung auftretenden Veränderungen der Zusammensetzung des Serumeiweißes. Auch eine Abschwächung der radiologischen Nebenwirkungen (Erbrechen, Übelkeit) wurde beobachtet.

In einer randomisierten prospektiven Studie an 37 Mammakarzinom-Patientinnen der Stadien T_2-T_4, N_0-N_x, M_0 wurde der remissionserhaltenden Effekt von DLME überprüft. Nach onkologischer Primärtherapie (Chirurgie, Strahlentherapie, Chemotherapie) und bei positivem Rezeptorstatus (Antiöstrogentherapie) erhielten die Patientinnen 2mal wöchentlich DLME i.m. verabreicht. Die mittlere rezidiv-/metastasenfreie Zeit betrug in der Verumgruppe 33 Monate, in der unbehandelten Kontrollgruppe 12,5 Monate (OST, 1989).

In einer anderen randomisierten klinischen Studie wurde überprüft, ob DLME die Verträglichkeit des PE-Schemas (Epirubicin/Cisplatin) beim metastasierenden Prostatakarzinom verbessern kann (PAPADOPOULOS und WAND, 1989). Dieses Chemotherapieprotokoll ist häufig mit massiven Nebenwirkungen, vor allem gastrointestinalen Beschwerden (Emesis), sowie myelotoxischen Effekten assoziiert. Die Studie zeigte, daß die zusätzliche Gabe des Präparates das subjektive Befinden der Verumgruppe signifikant verbesserte. Es wurde eine deutliche antiemetische Wirkung (Redu-

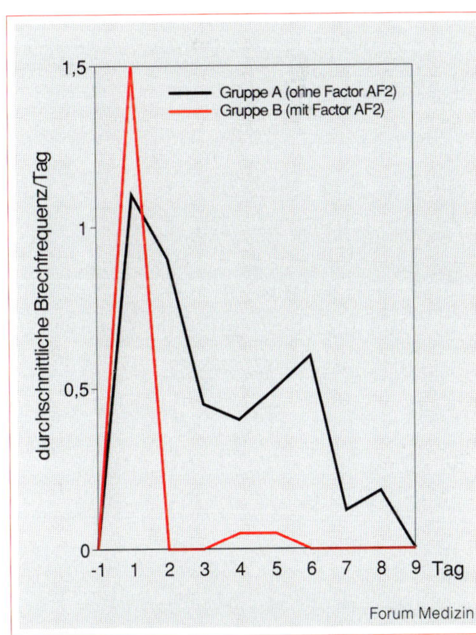

Abb. 1: **Reduktion der Emesis** (A) **und myeloprotektiver Effekt auf die Leukozyten** (B) **unter Faktor AF2 nach einer Chemotherapie mit Cisplatin und Epirubicin** [nach PAPADOPOULOS und WAND]

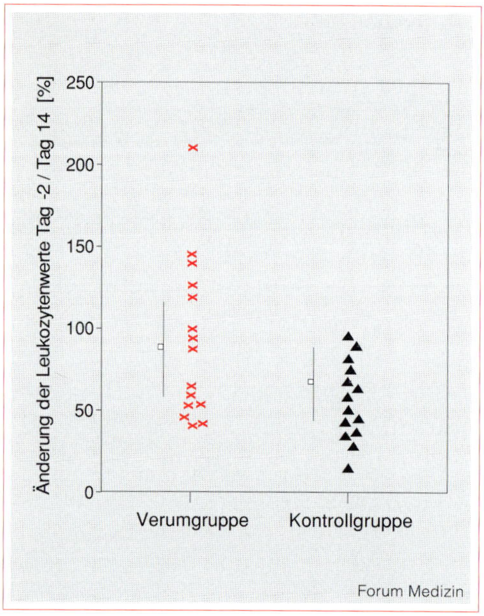

Abb. 2: **Verteilung der relativen Leukozytenwerte, bezogen auf den individuellen Ausgangswert Tag -2, in Verum- und Kontrollgruppe an Tag 14. Der Mittelwert der Verumgruppe unterscheidet sich vom Mittelwert der Kontrollgruppe signifikant (p<0,05)** [nach PAPADOPOULOS und WAND]

zierung der Brechfrequenz) festgestellt. Anhand der Meßparameter Leukozyten, Thrombozyten, Erythrozyten und des Hämoglobin-Wertes konnte zudem eine signifikante myeloprotektive Wirkung nachgewiesen werden. Die Verumgruppe zeigte insgesamt weniger Therapieabbrüche als die Kontrollgruppe; Dosismenge und die Dosisintensität der Chemotherapeutika konnten bei den Verumpatienten effektiver erreicht werden.

LANGE (1987) prüfte in einer randomisierten, plazebokontrollierten prospektiven Doppelblindstudie bei 50 Patientinnen mit metastasiertem Mammakarzinom die supportive Wirksamkeit von DLME. Plazebo- und Verumgruppe wurden nach dem modifizierten AC-Schema behandelt. Die zum Teil massiven Nebenwirkungen des AC-Protokolls wie Emesis, Nausea, vor allem aber die Toxizität auf Thrombozyten und Leukozyten, sind auch hier limitierende Faktoren dieser antitumoralen Therapie. Zielvariablen der Studie waren deshalb das subjektive Befinden der Patienten, Antiemetikaverbrauch und das Verhalten des Blutbildes (Thrombozyten, Leukozyten). Die statistische Auswertung der Studie ergab, daß die zusätzliche Behandlung mit DLME eine deutlich verbesserte Verträglichkeit des eingesetzten Therapieprotokolls bewirkte. Es wurden deutlich weniger Antiemetika eingesetzt. Der supportive Effekt war durch den Patienten subjektiv empfindbar und objektiv anhand von Labordaten erfaßbar. Insbesondere die statistisch signifikant (p<0,01) geringer ausgeprägte Leukopenie bei identischer Ansprechrate der Patienten war ein Effekt, der mit anderen antiemetisch wirksamen Substanzen nicht erzielt werden kann. Bemerkenswert war außerdem, daß kein Therapieabbruch unter der Zusatztherapie auftrat, während die Abbruchrate in der Kontrollgruppe bei rund 30 Prozent lag.

Eine aktuelle Anwendungsbeobachtung von KINDLER (1996) zeigt, daß DLME, begleitend zur Chemotherapie verabreicht, bei Krebspatienten den Antiemetikaverbrauch von 80 auf 13 Prozent zu senken vermag. Ebenfalls eröffnete die DLME-Behandlung ein Potential zur Einsparung von Leukozytopoese-stimulierenden Faktoren.

Derzeit läuft eine weitere prospektive randomisierte multizentrische Phase-II-Studie an mehreren deutschen urologischen Kliniken (Studienleitung Prof. Dr. RÜBBEN), in der der Effekt von DLME auf die unerwünschten Nebenwirkungen der Polychemotherapie (Cisplatin plus Methotrexat) in der Behandlung des Harnblasenkarzinoms überprüft wird.

Gut verträglich, breit anwendbar

Insgesamt hat sich hat sich die Verträglichkeit von DLME als supportives Therapeutikum in der Tumortherapie in über vier Jahrzehnten auch bei längerfristiger Anwendung (therapeutische Dosen) als gut erwiesen. Venenreizungen, auch bei maximalen Tagesdosen (40 ml i.v.), wurden nicht beobachtet. Nur bei wenigen Patienten traten leichte Nebenwirkungen auf, vorwiegend Hautrötungen an der Injektionsstelle und Fieber (GABRYS, 1988). Lediglich bei Patienten mit allergischer Reaktionsbereitschaft kann es zu Überempfindlichkeitsreaktionen kommen.

DLME wird in Klinik und Praxis im Rahmen der komplementären Tumortherapie eingesetzt:
Supportiv zur Chemo-/Strahlentherapie

- Myeloprotektion
- Senkung emetischer Nebenwirkungen (Chemo-, Strahlentherapie)

Supportiv in der Tumornachsorge

- Remissionserhaltung (Rezidiv-, Metastasenprophylaxe)
- Immunrestauration (Infektprophylaxe)

Palliativ in der Tumornachsorge

- Besserung des Allgemeinbefindens/ Lebensqualität

Literatur

Ashorn, R.: Immunomodulation in Guinea Pigs by Porcine Spleen Cell Dialysate. Acta path microbiol immunol scand Sect C (1982) 90, 339-345

Audhya, T., Scheid, M.P., Goldstein, G.: Contrasting biological activities of thymopoietin and splenin, two closely related polypetide products of thymus and spleen. Proc Natl Acad Sci USA (1984) 81, 2847-2849

Baier, J.E., Neumann, H.A., Gallati, H., Ricken, D.: Improvement of impaired mitogen-induced interferon-gamma release of peripheral blood mononuclear cells derived from tumor patients by Factor AF2. Res Exp Med (1991) 191, 281-289

Borschel, W., Porcher, H.: Erfahrungen mit Factor AF2 bei Karzinompatienten im terminalen Stadium. heilkunst (1980) 99 (2)

Bracali, R., Mazza, A., Valli, P.: Klinische Erfahrungen mit Factor AF2 bei Geschwulsterkrankungen in der Gynäkologie. Edizioni Minerva Med (1966) 18, 708-710

Brüdigam, B., Braun, H.: Klinische und tierexperimentelle Untersuchungen zur Wirkung von Leberhydrolysaten auf strahlenbedingte Reaktionen. Strahlentherapie (1960) 112, 1-8

Burton, R.C., Chism, S.E., Warner, N.L.: *In vitro* induction of tumor specific immunity. VII. Does autosensitization occur with *in vitro* culture of T lymphocytes? J Immunol (1977) 119 (4), 1329-1339

Cramer, R., Dri, P., Spesotto, P., Mittenzwei, H., Patriarca, P.: Potentiation of Human Polymorphonuclear Leukocytes Respiratory Burst and (1993) 43 (1) 6, 694-698

Druckrey, H., Schmähl, D., Rajewsky, M.: Inaktivierung von Krebszellen durch Homogenate normaler Organe bei Ratten. Naturwissenschaften (1958) 45, 16-17

Falk, W., Männel, D.N., Dröge, W.: Activation of cytotoxic T lymphocytes requires at least two spleen cell-derived helper factors besides Interleukin 2. J Immunol (1983) 130 (5), 2214-2218

Fetsch, J., Maurer, H.R.: Gluthathione: an in vitro granulopoiesis inhibitor at nanomolar concentration, isolated from calf spleen. Exp Hematol (1990) 18, 322-325

Gabrys, M.: Bericht über die Behandlung eines metastasierenden Coecum-Carcinoids mit Factor AF2. DZO (1988) 5, 133-134

Hamburger, R.N., Pious, D.A., Mills, S.E..: Antigenic specificities acquired from the growth medium by cells in tissue culture. Immunology (1963) 6, 439-449

Hammer, O., Hambsch, K.: Zur biologischen Therapie inoperabler Karzinome. Hippokrates (1959) 30, 489-495

Hurrel, S.M., Zarling J.M.: Ly-2^+ effectors cytotoxic for syngeneic tumor cells: Generation by allogeneic stimulation and by supernatants from mixed leukocyte cultures. J Immunol (1983) 131 (2), 1017-1023

Ivanov, V.I., Turdyev, A.A., Aleksandrova, J.A., Svidovaya, L.V.: Lipids of liver microsomes of irradiated mice treated with tortoise spleen extract. Radiobiologiia (1987) 27 (2), 257-264

Jacobson, L.O., Marks, E.K., Robson, M.J., Gaston, E., Zirkle, R.E.: The Effect of Spleen Protection on Mortality Following X-Irradiation. J Lab Clin Med (1949) 34, 1538-1543

Kindler, M.: Factor AF2 als Begleitmaßnahme zur Chemotherapie – myeloprotektive und antiemetische Wirkungen. Zschr Onkologie (1996) 28 (im Druck)

Lakenberg, G.: Stärkung der Immunabwehr bei metastasierendem Mamma- und Ovarial-Karzinom während der zytostatischen Chemotherapie. DZO (1987) 1, 2-5

Lakenberg, G.: Kombinierte Chemo- und Immuntherapie des metastasierten Mammakarzinoms. Forsch Komplementärmed (Suppl. 1) (1994) 57-59

Lange, O.F.: Supportive Therapie mit xenogenen Peptiden bei Patienten mit metastasiertem Mammakarzinom unter aggressiver Chemotherapie (modifiziertes AC-Schema): Eine prospektive, randomisierte Doppelblindstudie. Onkologie (1987) 10 (3), 40-43

Leder, G.H.: Die experimentelle sequentielle in-vitro und in-vivo-Wirksamkeitsprüfung, klinische Studie mit dem Leber-, Milzextrakt Factor AF2. Inaug.-Dissertation Med. Fakult. der Albert-Ludwig-Universität Freiburg i-Br. 1989

Leder, G.H., Leder, O.: Colony Inhibition of Human Tumor Xenografts in vitro by Factor AF2. J Cancer Res Clin Oncol (1986) 111, 49

Moretta, A., Colombatti, A.M., Chapuis, B.: Human spleen as a source of T cell growth factor. Clin exp Immunol (1981) 44, 262-269

Nathan, C.F., Murray, H.W., Cohn, Z.A.: The macrophage as an effector cell. N Engl J Med (1980) 303 (11), 622-626

Olontseva, O.I., Tikhomirova, M.V., Kerova, N.J., Pukhova, G.G.: Influence of purified I fraction of the spleen extract on survival of irradiated mice. Radiobiologiia (1980) 20 (6), 877-880

Olontseva, O.I., Drozhennikov, V.A., Lyashenko, V.A., Perevezentseva, O.S., Orlova, E.B., Kalistratov, G.V.: Biological activity of purified spllen extracts containing an inhibitor of DNAase I under the effect of radiation. Radiobiologiia (1983) 23(2), 259-263

Ost, B.: Remissionserhaltung nicht-metastasierter Mammakarzinome unter Factor AF2. DZO (1989) 4, 102-104

Papadopoulos, I., Wand, H.: Reduzierung der Nebenwirkungen aggressiver Chemotherapie (Cisplatin und Epirubicin) mit xenogenen Peptiden (Factor AF2) bei Patienten mit hormonrefraktärem progredienten Prostatakarzinom. Onkologie (1989) 12 (3), 26-31

Reich, G.: Ergebnisse einer retrospektiven Anwendungsbeobachtung mit xenogenen Peptidpräpraten. DZO (1993) 25 (4), 87-92

Röhrer, H.: Xenogene Peptide und Proteine in der Tumortherapie – Perspektiven ihrer therapeutischen Anwendungsmöglichkeiten. Krebsmedizin (1987) 8, 3-10

Rosenstein, M., Yvon, J., Kaufmann, Y., Rosenberg, A.: Lymphokine-activated killer cells: Lysis of fresh syngeneic natural killer-resistant murine tumor cells by lymphocytes cultured in Interleukin 2. Cancer Res (1984) 44, 1946-1953

Schwerdtfeger, H., von Uexküll, T.: Klinische Erfahrungen mit dem Präparat Factor AF2. Münch Med Wschr (1952) 94 (5), 212-220

Shinkai, K., Mukai, M., Komatsu, K., Ahedo, H.: Factor from rat liver with antiinvasive potential on rat ascites hepatoma cells. Cancer Res (1988) 48, 3760-3764

Spessotto, P., Bulla, R., Mittenzwei, H., Dri, P.: Effect of a standardized liver and spleen fraction of peptides on the differentiation of human monocyte-derived macrophages. Arzneimittelforschung/Drug Res (1994) 44 (1) 6, 770-773

Stuhlfault, K.: Allgemeinbehandlung beim Karzinom. Med Klin (1966) 61, 1983

Thom, H.J.: Die kombinierte Behandlung strahlenbedingter Blutbildungsstörungen mit Milzhomogenat und Adenosintriphosphorsäure im Tierversuch. Strahlentherapie (1960) 111, 26-39

Turdyev, A.A., Usmanov, R.B., Yukelson, L., Nigmatov, Z., Madzhidova, D.: The therapeutic effect of purified compounds of a tortoise spleen extract. Radiobiologiia (1986) 26 (5), 685-688

Volk, H.D., Herrmann, K.: Immunrestitutive Wirkung eines Hydrolysates bzw. Ultrafiltrates aus Rindermilz. Arzneimittelforschung/Drug Res (1991) 41, 1281-1285

Wachter, H.P.: Der Einfluß von Leberhydrolysat auf den Ablauf von Allgemein-Infektionen. Arzneimittelforschung/Drug Res (1954) 42, 201-203

Weise, H.: Ein 'Biological Response Modifier' in der Krebsnachsorge. EHK (1985) 11, 891-896

Zagury, D., Bernard, J., Thierneree, N., Feldmann, M., Berke, G.: Isolation and characterization of individual functionally reactive cytotoxic T-lymphocytes: conjugation, killing and recycling at the single cell level. Eur J Immunol (1975) 5, 818-822

Zivna, H., Zivny, P., Cech, K., Pekarek, J., Simek, J.: Course of liver regeneration after partial hepatectomy in rats treated with dialysates. Physiologia Bohemoslovaca (1989) 8, 349-357

Mikrobiologische Therapie

Rund 70 Prozent der erworbenen Immunität haben ihren Ursprung in einem Kontakt von Antigenen mit Immunstrukturen im Darm. Ein gut funktionierendes darmassoziiertes Immunsystem ist damit die Voraussetzung für eine qualitativ hochwertige körpereigene Abwehr. Neue Untersuchungen belegen, daß eine enge Interaktion zwischen Darm-Immunsystem und physiologischer Darmflora besteht.

Der Darm stellt mit einer Gesamtoberfläche von 200 m^2 die größte Grenzfläche zwischen Organismus und Außenwelt dar. Die Darmschleimhaut kommt daher ständig mit Antigenen in Kontakt: Nahrungsmitteln, Bakterien, Toxinen, Parasiten und Allergenen. Um diese potentielle Bedrohung beherrschen zu können, haben Wirbeltiere, so auch der Mensch, ein Mukosa-Immunsystem entwickelt.

Der Darm ist eines der vielseitigsten Organe überhaupt. Das Spektrum seiner Funktionen reicht von Transport, Sekretion, Aufspaltung und Absorption der aufgenommenen Nahrungsbestandteile über die Exkretion der unverwertbaren Reste bis hin zur wichtigen Funktion der Immunmodulation. Sämtliche Funktionen des Gastrointestinaltraktes werden vom Darminhalt mitbeeinflußt. Dieser besteht nicht nur – wie häufig angenommen – aus Nahrungsbestandteilen bzw. deren Überresten, sondern auch aus einer Unmenge von Darmbakterien. Die Bedeutung der physiologischen Darmflora wird erst seit einigen Jahren richtig gewürdigt. Die Mikroflora des Darms ist in der Lage, die Architektur des Organs sowie die Morphologie und die Funktion der Darmzellen zu modifizieren. Dies hat beispielsweise Auswirkungen auf die Sekretions- und Motilitätsfunktion des Darmes und kann sich sogar – über eine Freisetzung des Neurotransmitters Serotonin – stimmungsverändernd auswirken.

Die Zusammensetzung der Darmflora ihrerseits ist auch von der Art der Ernährung abhängig. Eine ballaststoffreiche Ernährung, die viele nichtlignifizierte Ballaststoffe wie etwa Pektine enthält, hat sich im Hinblick auf eine reichhaltige, stoffwechselaktive Darmflora als besonders günstig erwiesen.

Das darmassoziierte Immunsystem und die intestinale Mikroflora

Das schleimhautassoziierte Immunsystem des Darms, das GALT (gut associated lymphoid tissue) umfaßt ein breites Repertoire an spezifischen humoralen und zellulären sowie unspezifischen Abwehrmechanismen, wobei ein Teil der Reaktionen erst ansatzweise verstanden ist. Das GALT ist vor allem in der Lamina propria unterhalb des Darmepithels lokalisiert, wobei häufig regelrechte Nester (Peyersche Plaques) zu beobachten sind. Die Antigenaufnahme vom Darmlumen in das GALT erfolgt mit Hilfe spezialisierter Transportzellen, sogenannter M-Zellen, die zwischen den resorptiven Darmepithelzellen liegen.

Die M-Zellen, möglicherweise modifizierte Makrophagen, nehmen das Antigen, so es als „fremd" erkannt wird, via Endozytose in die Zelle auf. Während des Transports in basolateraler Richtung wird das Antigen prozessiert. Auf der lumenabgewandten Seite präsentiert die M-Zelle das veränderte Antigen benachbarten B- und T-Zellen, indem sie es ihnen, vergesellschaftet mit MHC Klasse II-Oberflächenmolekülen, wie auf einem Präsentierteller anbietet. Erkennen die

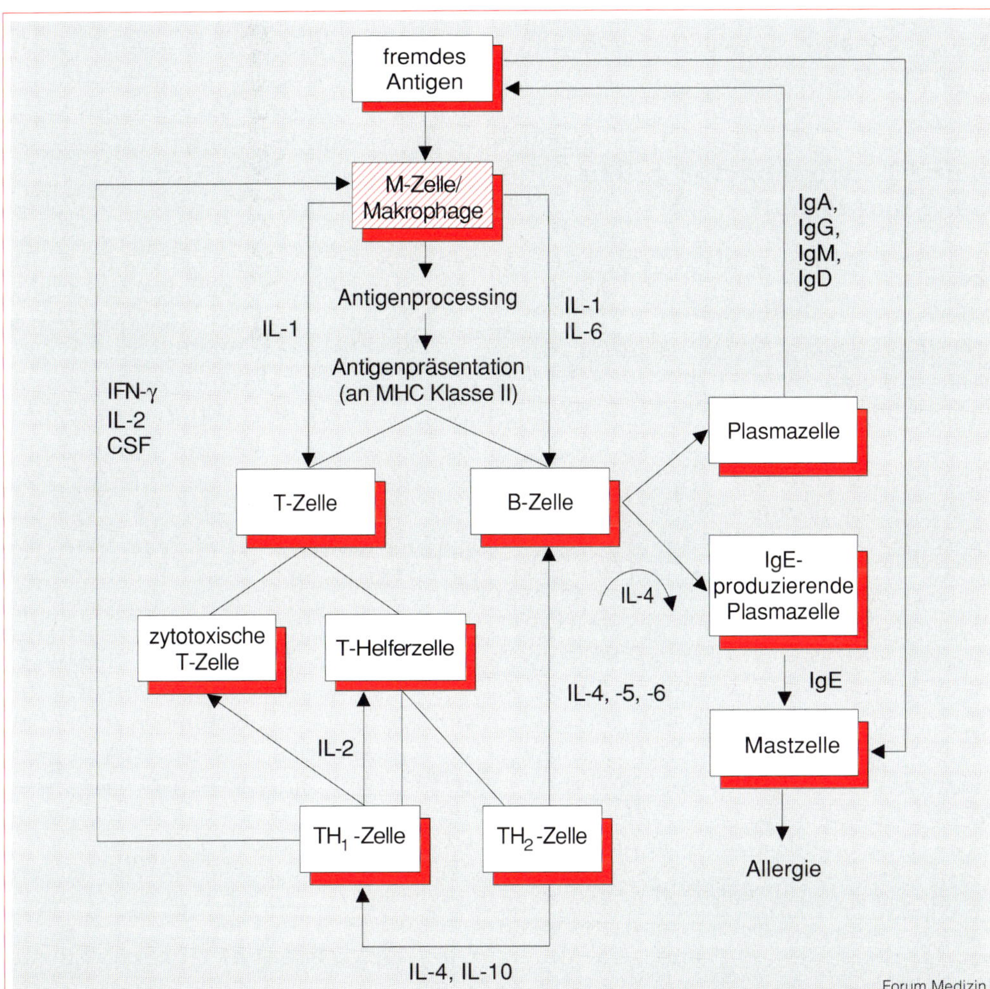

Abb. 1: **Die M-Zelle/der Makrophage der Darmschleimhaut im Zentrum des immunologischen Netzwerkes** [nach HOCKERTZ]

Lymphozyten das Antigen, wird eine hochkomplexe Reaktionskaskade in Gang gesetzt.

T-Helferzellen, die sich in die Subpopulationen T_{H1} und T_{H2} unterteilen, werden durch den Antigenkontakt zur Produktion von Zytokinen angeregt. Dies führt sowohl zur Aktivierung unspezifischer Abwehrmechanismen (Makrophagen, Granulozyten) als auch zur klonalen Vermehrung von zytotoxischen T-Lymphozyten. Auf der anderen Seite werden aber auch B-Lymphozyten aktiviert – vorausgesetzt, sie erkennen ebenfalls das präsentierte Antigen.

B- und T-Lymphozyten gehen auf Wanderschaft

Aktivierte B- und T-Zellen verbleiben häufig nicht in der Lamina propria. Sie wandern aus, gelangen über das lymphatische System in den Blutstrom und werden im Körper verteilt. Während ihrer Reise durch den Organismus machen die Zellen diverse Reifestadien durch, „legen sich ein immunologisches Gedächtnis zu" und siedeln sich schließlich wieder in der Darmschleimhaut oder anderen Schleimhautregionen an – genauer in den mit den Schleimhäuten assoziierten lymphatischen Geweben (MALT: mucosa-associated lymphoid tissue). Man geht heute davon aus, daß etwa 20 Prozent der ursprünglich aus dem Darm stammenden Lymphozyten nicht in ihre „Kinderstube" zurückkehren und sich stattdessen in den MALTs des Bronchialtraktes, des Urogenitaltraktes, der Speichel- und Tränendrüsen sowie in der laktierenden Brust stillender Frauen niederlassen.

Schutz der Schleimhäute

Erst wenn dieses „Homing" der Lymphozyten abgeschlossen ist, beginnen die mittlerweile zu Plasmazellen gereiften B-Lymphozyten mit der Produktion von Immunglobulinen, meist Typ IgA, die gegen das Antigen gerichtet sind. Die meisten der gebildeten IgA-Moleküle werden durch das Schleimhautepithel transportiert und auf der luminalen Seite – gebunden an eine sekretorische Komponente – wieder freigesetzt. Hier nehmen die IgA-Antikörper ihre Schutzfunktion wahr und greifen das Antigen, welches ursprünglich ihre Bildung ausgelöst hatte, an. Sie binden sich an das Antigen und „maskieren" es. Andere Komponenten des Immunsystems wie Komplement oder Makrophagen töten den entstandenen Komplex aus Antikörpern und Antigen dann gezielt ab.

Ist das entsprechende Antigen nicht mehr anwesend, nehmen die Lymphozyten eine Art Lauerstellung ein, damit sie bei erneutem Auftreten des Erregers sofort losschlagen können. Der Vorteil dieses Systems: Bei einem Zweitkontakt mit dem Antigen braucht die komplette immunologische Aktivierungskaskade nicht mehr abgerufen zu werden. Das stets in geringen Mengen vorliegende IgA und die Bereitschaft der spezifischen Gedächtnis-B-Zellen, dieses IgA bei Bedarf schnell nachzubilden, reicht in der Regel aus, erneut auftretendes Antigen weitgehend zu maskieren.

Das GALT braucht Unterstützung

Die Funktionstüchtigkeit des darmassoziierten Immunsystems ist von vie-

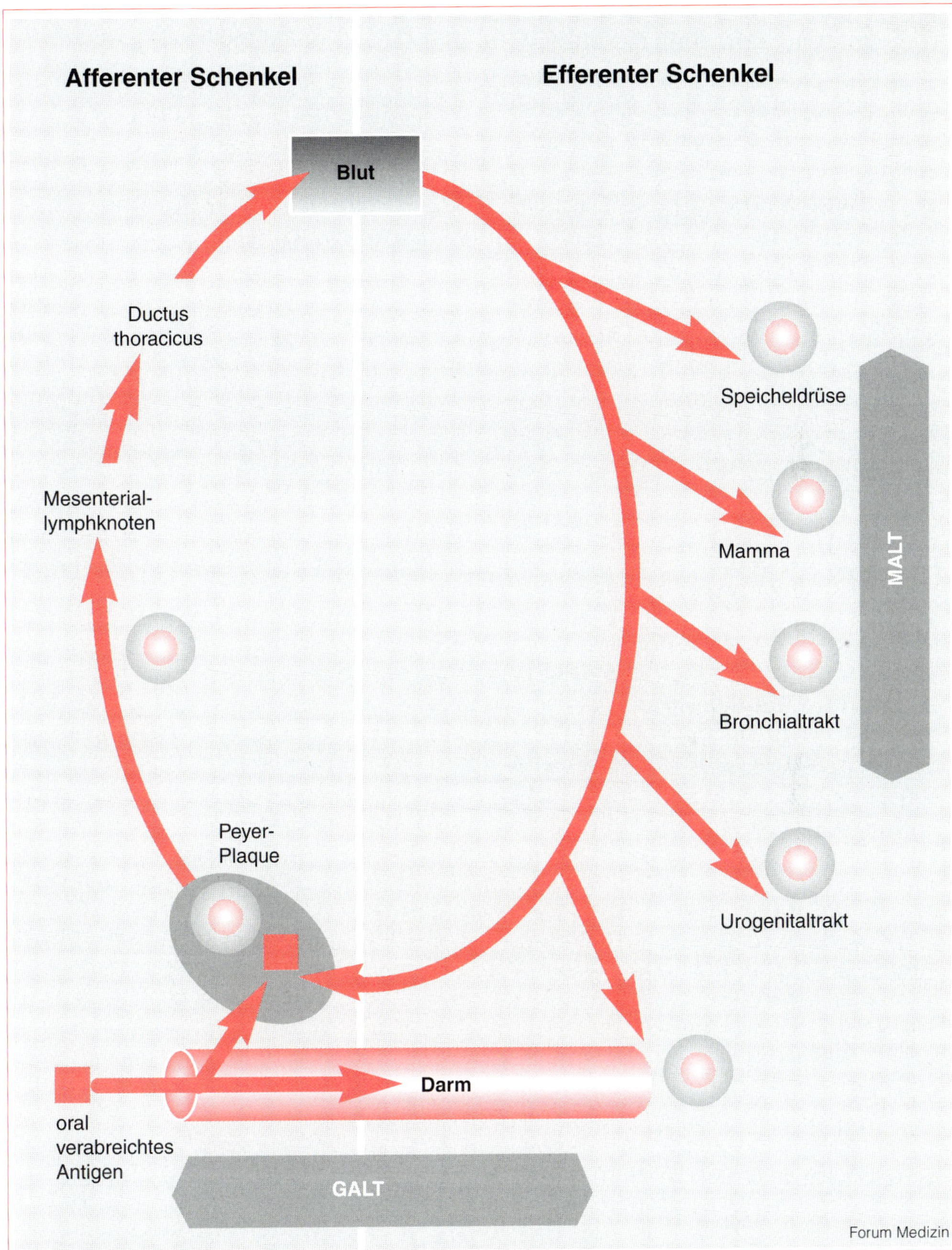

Abb. 2: **Das sekretorische Immunsystem. Ein oral zugeführtes Antigen dringt durch die Peyerschen Plaques des Dünndarms in das System ein und stimuliert Lymphozyten aus dem GALT. Antigenstimulierte B-Lymphozyten wandern über die Lymphe in die Mesenterial-Lymphknoten, wo sie proliferieren und sich differenzieren. Lymphoblasten, auf die Produktion von IgA festgelegt, gelangen mit der efferenten Lymphe ins Blut und differenzieren sich dabei zu Plasmazellen. Diese siedeln sich in spezifischen Organen und Geweben des MALT an und produzieren bei Bedarf IgA** [nach KLEIN]

len Faktoren abhängig, etwa von Art und Dosierung der applizierten Antigene, vom Alter und der physiologischen Konstitution des Individuums sowie von neuroendokrinen Faktoren. Eine ganz wesentliche Rolle spielt in diesem Zusammenhang die physiologische Darmflora, ein komplexes Ökosystem von etwa 100 Billionen (10^{14}) Bakterien. Dabei handelt es sich um etwa 400-500 verschiedene Bakterienarten (sie können sowohl einen aeroben als auch einen anaeroben Stoffwechsel besitzen), die die immense Oberfläche der Darmwand in unterschiedlicher Dichte und Zusammensetzung besiedeln. Vom Magen bis zum Dickdarm nehmen sowohl Keimzahl als auch Keimspektrum permanent zu. Erst im Dickdarm haben wir das ganze Konzert an physiologischen Darmkeimen.

Die Darmflora hemmt pathogene Keime ...

Die physiologische intestinale Mikroflora hat wichtige Funktionen inne. Sie schützt den Organismus beispielsweise vor Infektionen mit pathogenen Keimen, indem sie einerseits die potentiellen Bindungsstellen an der Darmwand besetzt und pathogene Eindringlinge zusätzlich mit antibiotischen Substanzen wie den Bakteriozi-

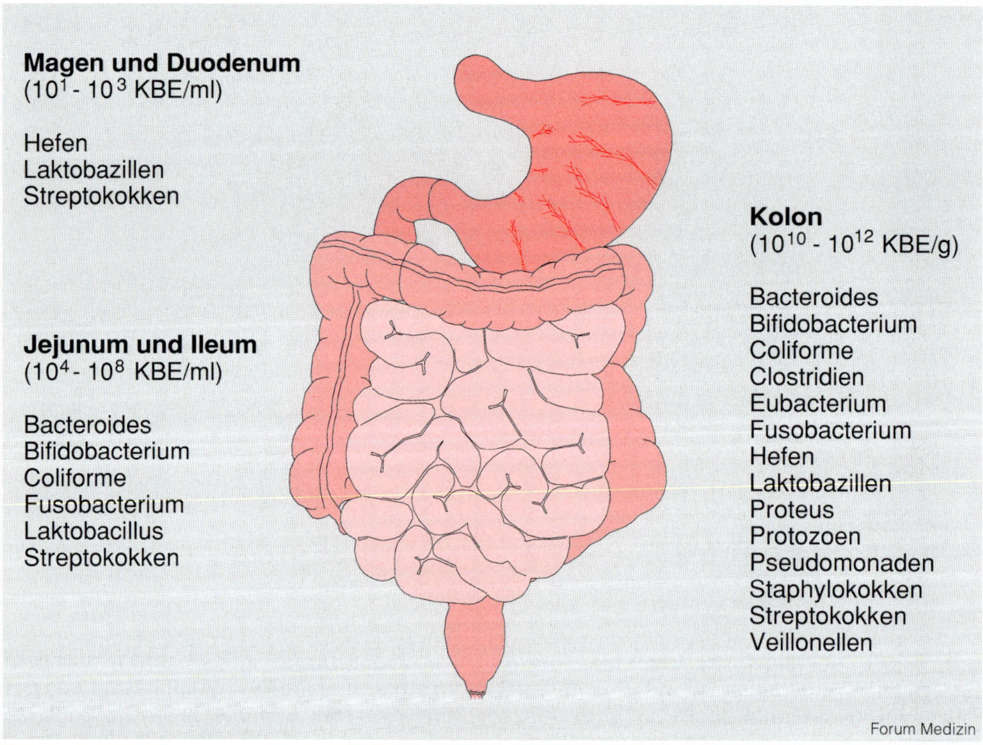

Abb. 3: **Mikroorganismen in den verschiedenen Abschnitten des Gastrointestinaltraktes. Angegeben ist die Zahl vermehrungsfähiger Keime (Koloniebildende Einheiten = KBE) pro ml Darminhalt bzw. pro g Fäzes** [nach SONNENBORN und GREINWALD]

nen bombardiert. Weiterhin unterstützt die Mikroflora den Energiestoffwechsel der Dickdarmschleimhaut, indem sie kurzkettige Fettsäuren produziert, die den Kolonozyten als Nahrung dienen. Den Dickdarmzellen stehen auf diese Weise bis zu 400 kcal pro Tag zusätzlich zur Verfügung. Auch die Motilität des Dickdarms wird durch die kurzkettigen Fettsäuren gesteigert.

... und moduliert das intestinale Immunsystem

Schließlich haben physiologische Darmkeime die wichtige Funktion der Immunmodulation inne. Sie stellen in diesem Sinne einen ständigen „Sparringspartner" für das Immunsystem dar. Es besteht eine „innige Interaktion" zwischen Darmflora und GALT. Die enge Zusammenarbeit beginnt bereits wenige Stunden nach der Geburt, wenn der zuvor keimfreie Darm des Neugeborenen von den ersten Bakterien besiedelt wird. Das noch unreife Immunsystem des Säuglings lernt die neuen Keime kennen, mit ihnen umzugehen und sie teilweise zu tolerieren. Dabei laufen nicht nur immunologische Aktivierungskaskaden, sondern auch Hemmungs- und Gewöhnungsprozesse ab.

Es handelt sich hier um die Entwicklung einer Toleranz im Sinne eines „Gleichgewichts zwischen Aktivierung und Hemmung". Es stellt sich ein „Steady state" ein, etwa auf der Basis sich gegenseitig aufhebender Immunbotenstoffe, welches verhindere, daß das GALT permanent durch die physiologischen Darmkeime aktiviert wird.

Bakterien und GALT interagieren auf zellulärer und molekularer Ebene

Der entscheidende Intestinalbereich für die Interaktion mit dem darmassoziierten Immunsystem ist (neben dem Zäkum) der terminale Dünndarm mit seiner im Vergleich zum Dickdarm nicht ganz so reichhaltigen Darmflora. Die Interaktion zwischen Bakterien und GALT auf zellulärer und molekularer Ebene läßt sich folgendermaßen vorstellen: Es lassen sich drei Gruppen von Keimen hinsichtlich ihrer Fähigkeit zur Immunaktivierung unterscheiden, wobei die Eigenschaften der Bakterien offensichtlich durch Oberflächenmoleküle bestimmt werden:

- **Physiologische Keime**
  Sie werden bereits im frühen Lebensalter vom Immunsystem als „nicht beachtenswert" eingestuft und rufen demzufolge keine Immunaktivierung hervor.

- **Klassische pathogene Keime**
  Sie werden vom Immunsystem als fremd erkannt und lösen eine starke Immunreaktion aus. Teilweise kommt es zu einer überschießenden Immunantwort mit den bekannten negativen Auswirkungen wie radikalbedingter Gewebezerstörung oder der Bildung von Granulomen.

- **Physiologische Keime mit speziellen Oberflächenstrukturen**
  Sie werden vom Immunsystem zwar als fremd erkannt, aktivieren die Immunkaskade aber nicht in voller Stärke. Stattdessen verset-

zen sie das Immunsystem in erhöhte Reaktionsbereitschaft, eine Art „Hab-Acht-Stellung" gegenüber pathogenen Keimen. Zu dieser Art von physiologischen Keimen gehören vermutlich auch einige therapeutisch genutzte Stämme.

Die M-Zelle trifft die Entscheidung über gut und böse

Wer bestimmt nun, zu welcher Kategorie ein Keim gehört? Wer entscheidet, ob ein spezieller Keim eine Immunantwort auslöst oder nicht? Der Makrophage bzw. die M-Zelle in der Darmwand ist der entscheidende Schalter. Der Makrophage hat nämlich, obwohl zum unspezifischen Immunsystem gehörig, durchaus ein gewisses Maß an Spezifität.

Bereits bei der Antigenaufnahme kann er – wenn auch auf sehr grobe Weise – verschiedene Keime differenzieren. Noch wichtiger scheinen zwei andere Steuermechanismen zu sein: die Menge und Zusammensetzung der vom Makrophagen freigesetzten Immunmediatoren sowie die Form und Art des Antigenprocessings (der Veränderung des Antigens in der Zelle). Diese beiden Steuerungsmöglichkeiten der M-Zelle entscheiden offensichtlich, ob die Anwesenheit eines Keimes zu einer starken, abgeschwächten oder überhaupt keiner Immunantwort führt.

Anders ausgedrückt: Physiologische Keime werden von der M-Zelle weder phagozytiert noch prozessiert. Die Immunkaskade ist damit bereits beim ersten Reaktionsschritt blokkiert. Pathogene Keime unterliegen im Gegensatz dazu einem ausgeprägten Processing in der M-Zelle und rufen nach ihrer Präsentation an MHC Klasse II-Molekülen eine starke, teilweise überschießende Immunantwort hervor. Interessant ist das Verhalten einiger therapeutisch genutzter Stämme. Diese Bakterien werden von der M-Zelle zwar phagozytiert und prozessiert – letzteres jedoch in einer Form, die zu keiner überschießenden Immunreaktion, sondern zu einer erhöhten Wachsamkeit des Immunsystems etwa gegenüber pathogenen Keimen führt.

Probiotische Therapie

Ein Probiotikum ist ein Ernährungszusatz, der aus lebenden Mikroben besteht, die über ihre günstige Auswirkung auf das mikrobiotische Gleichgewicht einen gesundheitlichen Benefit ausüben (FULLER, 1989). Probiotische Bakterien unterscheiden sich gegenüber anderen dadurch, daß ein adäquater Teil der konsumierten Kulturen lebend die Magen-Darm-Passage überwinden. In der Regel handelt es sich bei probiotisch wirksamen Bakterien um physiologische Darmkeime.

Vor allem die ausgeprägten immunmodulatorischen Eigenschaften bestimmter Bakterien macht man sich therapeutisch zunutze. Dabei kommen im wesentlichen zwei Wirkungen der probiotischen Bakterien zum Tragen:

- ihre immunmodulatorische Wirkung
- ihre antagonistische Wirkung gegenüber darmpathogenen Keimen.

Die Wirkung der verabreichten physiologischen Keime ist gewissermaßen die von „Starterkulturen". Durch ihre Ansiedlung im Darm wird ein Anstoß gegeben, der sich sowohl günstig auf die intestinale Mikroflora als auch auf das darmassoziierte Immunsystem auswirkt. So ist es zu erkären, daß man mit der Gabe einer oder mehrerer Keimarten das komplexe Ökosystem der Darmflora und ein angeschlagenes GALT gleichermaßen rekonstituieren kann.

Störungen der Darmökologie mit Krankheitsbildern assoziiert

Hintergrund des probiotischen Therapieansatzes ist die Beobachtung, daß bestimmte Krankheitsbilder – etwa die chronische Obstipation oder entzündliche Darmerkrankungen wie die Colitis ulcerosa oder Morbus Crohn – mit einer gestörten physiologischen Darmflora einhergehen können. Sowohl Keimzahl als auch Keimspektrum können bei diesen Patienten pathologisch verändert sein. Auch ein übermäßiger Befall des Darmes mit pathogenen Keimen wie Candida albicans und extraintestinale Erkrankungen wie manche Hauterkrankungen werden mit einer Störung der Darmökologie in Verbindung gebracht.

Es ist allerdings schwierig, die erwähnten Krankheitsbilder kausal auf eine Störung der Mikroflora zurückzuführen, da unklar ist, welche Effekte primär und welche sekundär seien. In der Praxis geht man daher den umgekehrten Weg: Nicht wissend, sondern nur vermutend, daß die veränderte Flora mit Schuld sein könnte am Krankheitszustand, leitet man in entsprechenden Fällen eine probiotische Therapie, etwa mit Mutaflor®- oder Symbioflor®-Präparaten, ein – und vielfach wird dieses Vorgehen durch den Therapieerfolg nachträglich gerechtfertigt.

Diverse Untersuchungen belegen Therapieerfolg

So ist etwa nach vorliegenden Untersuchungen bei Patienten mit chronischer Obstipation, die mit einem E.-coli-Stamm behandelt wurden, eine deutliche Verbesserung der Symptomatik zu verzeichnen. Auch Patienten mit entzündlichen Darmerkrankungen wie Morbus Crohn oder Colitis ulcerosa profitieren von einer Therapie mit dem physiologischen Darmkeim – im Sinne einer Rezidivverhütung bzw. einer Verlängerung des symptomfreien Intervalls. Eine ergänzende Therapie zu Mesalazin oder Kortison ist in diesen Fällen ebenfalls denkbar.

Mögliche Wirkmechanismen

Spezifische inhibitorische Effekte von Milchsäurebakterien (Lactic Acid Bacteria, LAB) gegenüber *Escherichia coli,* Salmonella typhimurium, Yersinia pseudo*tuberculosis* und *Shigella sonnei* wurden in vitro gezeigt. Nur lebende Keime bei einem pH-Wert von circa 4,5 waren wirksam. Über diesen antibakteriellen Effekt hinaus können die LAB in vivo die Aktivität und Zusammensetzung der Darmflora beeinflussen und somit die Invasion pathogener Keime limitieren („Barriere-Effekt"). Eine weitere Bedeutung haben die immunmodulierenden Effekte der LAB.

Auch niedermolekulare Extrakte (Peptide) und Stoffwechselprodukte von Darmbakterien haben immunmodulatorische Eigenschaften und können zum Beispiel zur Immunrestauration nach immunsuppressiv wirksamer Antibiotikatherapie angewendet werden (z.B. Colibiogen® (Extrakt aus *E. coli*); Hylak®N (Stoffwechselprodukt aus *L. helveticus*)). So konnten beispielsweise die Nebenwirkungen einer zytostatischen Chemotherapie durch die Gabe von Colibiogen® gesenkt werden; außerdem gibt es auch Hinweise aus ersten klinischen Untersuchungen, daß möglicherweise auch die chemotherapierefraktäre Entwicklung damit gehemmt werden kann.

Hilfreich nach Antibiotikatherapie

Ganz besonders ist die mikrobiologische Therapie, beispielsweise mit einem E.-coli-Stamm, bei Patienten zu empfehlen, deren Darmflora durch eine Antibiotikatherapie derart in Mitleidenschaft gezogen ist, daß die Darmschleimhaut von pathogenen Keimen wie etwa Clostridium difficile überwuchert werden konnte.

Bei Darmerkrankungen, welche die oberen Darmabschnitte betreffen, ist auch der Einsatz anderer physiologischer Darmkeime wie beispielsweise des Dünndarmkeims Lactobacillus acidophilus sinnvoll. Die Applikation von Laktobazillen hat sich vor allem hinsichtlich der Prophylaxe von Diarrhöen bewährt. Eine Therapie mit physiologischen Darmkeimen kann auch prophylaktisch wirksam sein. Nach Untersuchungen von LODINOVA-ZADNIKOVA kann bei Neugeborenen durch Gabe eines E.-coli-Stamms die Ansiedlung hospitaltypischer Keime im Darm verhindert werden (SCHÖLLMANN, 1995).

So konnte die Inzidenz, Frequenz und Dauer von akuten und persistierenden Diarrhöen durch die Gabe von Milchsäurebakterien, am besten in Form von fermentierten Milchprodukten, gesenkt werden. Chemotherapeutika können empfindliche Keime im Darm (zum Beispiel Bifidobakterien und Lactobacillen) reduzieren, während sich gleichzeitig etwa antibiotikaresistente Keime (Enterococcen, coliforme Bakterien) überproportional vermehren, was gastrointestinale Störungen wie Diarrhöe und Meteorismus zur Folge haben kann.

In Studien wurden positive Effekte von *Bifidobacterium longum* (COLOMBEL et al., 1987) und *Lactobacillus casei* (SIITONEN et al., 1990) bei der Erythromycin-induzierten Diarrhöe gezeigt. Eine Zubereitung von Lactobacillus casei in Milch unterstützte nach einer Untersuchung von GORBACH et al. (1987; 1990) erfolgreich die Behandlung der durch Antibiotikagebrauch ausgelösten rezidivierenden *Clostridium-difficile*-Colitis. Auch Diarrhöen, die als Folge von Mukosaschäden, zum Beispiel nach einer Bestrahlung auftreten, konnten durch die Verabreichung von L. casei reduziert werden (SALMINEN et al., 1988).

Die Experten sind sich einig, daß der Darm mehr Aufmerksamkeit verdient, als ihm die Medizin bisher zugesteht. Besonders die Immunfunktion des Darmes und ihre Beziehung zur physiologischen Darmflora sollte wegen ihrer Bedeutung für die Immunität des Gesamtorganismus endlich mehr Beachtung finden.

Literatur

Colombel, J.F., Cortot, A., Neut, C., Romond, C.: Yoghurt with Bifidobacterium longum reduces erythromycin-induced gastrointestinal effects. Lancet (1987) 24, 43

Fuller, R.: Probiotics in man and animals. J Appl Bacteriolog (1989) 66, 365-378

Gorbach, S.L.: Lactic acid bacteria and human health. Ann Med (1990) 22, 37-41

Gorbach, S.L., Chang, T.W., Goldwin, B.: Sucessful treatment of relapsing Clostridium difficile colitis with Lactobacillus GG. Lancet (1987) 26, 1519

Salminen, E., Elomaa, I., Minkkinen, J., Vapaatola, H., Salminen, S.: Preservation of intestinal integrity during radiotherapy using live Lactobacillus acidophilus cultures. Clin Radiol (1988) 38, 435-437

Schöllmann, C.: Das Immunorgan Darm und seine Beziehung zur intestinalen Mikroflora. Forum Immunologie (1995) 4, 5-10

Siitonen, S., Vapaatola, H., Salminen, S., Gordin, A., Saxelin, M., Wikberg, R., Kirkkola, A.L.: Effect of Lactobacillus GG yoghurt in prevention of antibiotic associated diarrhea. Ann Med (1990) 22, 57-59

Bücher

Irrgang, K., Sonnenborn, U.: Beziehung zwischen Wirtsorganismus und Darmflora. Schattauer-Verlag, Stuttgart 1988

Nolting, S.: Mykosen des Verdauungstraktes. Medi-Verlag Dr. B. Guzek, Hamburg 1994

Schöllmann, C., Zimmermann, K.: Intestinale Mikroflora und Immunsystem. Forum Medizin Verlag, Gräfelfing 1996

BCG-Therapie

Die Immuntherapie mit dem Bacillus-Calmette Guérin (BCG) gilt heute in den USA als Standard-Behandlungsmethode beim oberflächlichen Harnblasenkarzinom. In Deutschland hat sie trotz vielfach in Studien belegter Wirksamkeit bisher noch keine breite Akzeptanz gefunden.

Im Jahre 1976 veröffentlichte MORALES aus Kanada seine Therapieergebnisse mit dem Bacillus-Calmette-Guérin bei neun Patienten mit oberflächlichen Harnblasentumoren in den Stadien Ta und T1. Während vor der BCG-Therapie diese neun Patienten 22 Tumorrezidive entwickelten (Beobachtungszeit: 77 Patientenmonate), konnte nach der BCG-Therapie bei denselben Patienten nur ein Rezidiv festgestellt werden (Nachbeobachtungszeit: 41 Patientenmonate). Dies war der Beginn der BCG-Immuntherapie zur Rezidivprophylaxe bei oberflächlichen Urothelkarzinomen der Harnblase. Die ersten klinischen Ergebnisse von MORALES konnten in den nachfolgenden 20 Jahren weltweit bei Tausenden von Patienten in nichtkontrollierten und kontrollierten, randomisierten klinischen Studien bestätigt werden. Die BCG-Instillationstherapie bei oberflächlichen Blasenkarzinomen in den Stadien Tis, Ta und T1 aller Grade ist heute weltweit etabliert. In Deutschland hat die intravesikale Immuntherapie mit BCG allerdings noch nicht die breite Akzeptanz wie etwa in den USA erreicht.

Indikation für eine intravesikale Rezidivprophylaxe mit BCG

Zum Zeitpunkt der Erstdiagnose haben 70 Prozent der Patienten ein oberflächliches Harnblasenkarzinom (Sta-

Stadium	Diff.Grad	Primär/Rezidiv	Therapieempfehlung
pTa	G1	Primär	keine Prophylaxe
	G1	Rezidiv	BCG/Chemotherapie
	G2	Primär/Rezidiv	BCG/Chemotherapie
	G3	Primär/Rezidiv	BCG/Chemotherapie
pTis	alle	Primär	BCG/Chemotherapie
pT1	G1	Primär/Rezidiv	BCG/Chemotherapie
	G2	Primär/Rezidiv	BCG/Chemotherapie
	G3	Primär	BCG/Chemotherapie
	G3	Rezidiv	Zystektomie

Tab. 1: **Anerkannte Indikation für die intravesikale Rezidivprophylaxe oberflächlicher Harnblasenkarzinome**

dien Tis, Ta und T1); 30 Prozent leiden an einem muskelinvasiven oder metastasierenden Tumor. Die radikale Zystektomie ist wegen der schnellen Metastasierung dieser Tumorart beim muskelinvasiven Harnblasenkarzinom das Therapieverfahren der Wahl. Bei den oberflächlichen Harnblasentumoren (Ta G2-3, T1 und CIS) rezidivieren circa 70 Prozent nach einer transurethralen Resektion (TUR). Diese sind zur Rezidivprophylaxe mit BCG-Instillationstherapie geeignet. Die derzeit anerkannte Indikation für die intravesikale Rezidivprophylaxe oberflächlicher Harnblasenkarzinome ist in Tabelle 1 dargestellt:

Aufgrund des niedrigen Rezidiv- und Progressionsrisikos bedürfen primäre, monofokale pTaG1-Tumore keiner Prophylaxe. Die rezidivierenden pT1G3-Tumore sollten am besten radikal behandelt werden, da hier die Progressionsneigung und Gefahr einer Metastasierung sehr hoch ist. Bei pT1G3-Primärtumoren ist eine erfolgreiche intravesikale Rezidivprophylaxe mit BCG möglich. Alle zwischen diesen Extremen liegenden oberflächlichen Blasentumoren sollten nach TUR einer intravesikalen Rezidivprophylaxe unterzogen werden.

Wirkmechanismus

Der genaue Wirkmechanismus der BCG-Therapie ist trotz vielfältiger Untersuchungen bislang noch nicht restlos geklärt. Im Rahmen einer komplexen lokalen Immunantwort mit Beteiligung des humoralen und zellulären Immunsystems werden die Zytokine IL-1, TNF-α und IL-2 gebildet, welche im Gegensatz zur unspezifischen Entzündung mit einer spezifischen Antigenerkennung einhergehen. Der starke Anstieg dieser Zytokine im Urintest weist auf den immunologischen Charakter der BCG-induzierten Reaktion hin. Im Verlauf dieser Reaktion werden möglicherweise Tumorzellen spezifisch oder unspezifisch erkannt und durch zelluläre immunologische Vorgänge eliminiert.

Darüber hinaus weiß man heute, daß es für BCG spezifische Bindungsproteine, unter anderem das Fibronektin gibt. Im Tiermodell wurde belegt, daß diese Bindung für die Antitumorwirkung notwendig ist. In einer klinischen Untersuchung konnte gezeigt werden, daß keine Wunde für diese Bindung vorhanden sein muß, sondern daß aus BCG-aktivierten Granulozyten Enzyme freigesetzt werden, die die Blasenwand "andauen" und auf diese Weise eine bessere Bindung von BCG an diese Proteine ermöglichen. Bei keinem anderen Keim außer BCG wurde bisher eine solche Antitumorwirkung beobachtet.

Weiterhin wurde beobachtet, daß BCG nicht nur adhärent ist, sondern von den Tumorzellen auch phagozytiert wird (FLAD, 1996). Entweder werden die Mykobakterien in den Endosomen zerkleinert und durch MHC-Klasse-II-Moleküle auf der Zelloberfläche präsentiert, oder die Bakterien verweilen unversehrt im Zytosol. Durch den Stoffwechsel werden in diesem Falle somatische Proteine freigesetzt, die dann via endoplasmatisches Retikulum ebenfalls an die Zelloberfläche gelangen und auf Transplantationsantigenen präsentiert werden können. Die BCG-aktivierte Killerzelle (BAK-Zelle) kann zwischen maligner und benigner Zelle unterscheiden. BAK-Zellen wirken genauso wie die LAK-Zellen zytotoxisch gegen die Blasenkarzinomzellen. Neben der unspezifischen Immunstimulation existiert offenbar auch ein spezifischer Effektorarm, wodurch eine spezifische Erkennung der Tumorzelle durch ein "targeting" mit Mykobakterien möglich ist.

Wirksamkeit

Die BCG-Therapie zeigt ihre Wirksamkeit unter folgenden Voraussetzungen: Verwendung lebender BCG-Keime, direkter Kontakt mit den Tumorzellen, Kontaktzeit von mindestens zwei Stunden, Dosis von mindestens 10^5 Keimen und funktionierendes Immunsystem.

Die Wirksamkeit der BCG-Instillationstherapie bei oberflächlichen Harnblasenkarzinomen ist in verschiedenen randomisierten, kontrollierten Studien nachgewiesen. Die Therapie bietet den bisher höchstmöglichen Rezidivschutz, längere Tumorfreiheit, vermindert die Tumorprogression und verbessert die Überlebensrate. In der Tabelle 2 sind verschiedene vergleichende randomisierte Studien zusammengefaßt, in denen BCG versus Chemotherapeutika getestet wurde:

MORI et al. (1986) konnten in einer Multicenter-Studie der SWOG (South-West Oncology Group, USA) eine sta-

Autor	Therapie	Anzahl der Patienten	CR (%)	Signifikanz der Differenz
Mori et al. 1986	BCG	88	81	
(SWOG)	ADM	83	46	p<0,001
Khanna et al., 1990	BCG	118	71	
	ADM	37	54	nicht randomisiert
Martinez-Pineiro et al.	BCG	67	87	
1990	ADM	53	57	p<0,002
	BCG	67	87	
	Thiotepa	56	64	p<0,003
v.d. Meijden et al.	BCG-RIVM	170	67	
1990	MMC	167	71	nicht signifikant
Rintala et al., 1989	BCG	40	97	
(Finnbladder I)	MMC	36	91	p<0,001
Lamm et al., 1991	BCG	63	37	
(SWOG) (pTa, pT1)	ADM	68	17	p<0,015
(Cis)	BCG	64	45	
	ADM	67	18	p<0,001
Lamm et al., 1995	BCG	191	54	
(SWOG 8795) (pTa, pT1)	MMC	168	43	p=0,017

Tab. 2: **Vergleichende, randomisierte Studien: BCG-Therapie vs. Chemotherapie**

tistisch signifikante Überlegenheit von BCG vs. Adriamycin (ADM) feststellen ($p<0{,}001$). Auch in der Behandlung der CIS waren die Ergebnisse der BCG-Therapie denen einer ADM-Behandlung signifikant überlegen (85 Prozent vs. 39 prozent Vollremission (complete remission, CR)).

KHANNA et al. (1990) konnten in einer ebenfalls multizentrischen Studie (allerdings nicht randomisiert) den Vorteil einer BCG-Therapie gegenüber einer Behandlung mit Adriamycin nachweisen. MARTINEZ-PINEIRO et al. (1990) verglichen die Behandlung von 202 Patienten mit BCG, Adriamycin und Thiotepa. Auch hier zeigte sich ein statistisch signifikanter Vorteil von BCG gegenüber jedem der beiden Chemotherapeutika.

BCG, etwa ImmuCyst® oder Immun BCG-Pasteur F®, wurde bisher in drei Studien mit Mitomycin C verglichen:

VAN DER MEIJDEN et al. (1990) verwendeten einen frisch etablierten niederländischen Stamm (BCG-RIVM) und konnten im Vergleich mit MMC allerdings keinen Behandlungsvorteil erkennen. Aufgrund der noch unklaren therapeutischen Potenz des verwendeten BCG-Stammes war eine weitere Überprüfung der Resultate vorgesehen. Eine finnische Arbeitsgruppe konnte – bei insgesamt auffallend niedriger Rezidivrate in der untersuchten Population – einen signifikanten Vorteil für BCG erkennen. Bei einer multizentrischen, prospektiven, randomisierten SWOG 8795 Studie von LAMM et al. (1991) wurden 469 pTa, pT1 und CIS Patienten mit BCG bzw. Mitomycin C behandelt. 1992 wurde die Studie aus ethischen Gründen wegen der Überlegenheit von BCG abgebrochen (Rezidivrate BCG = 19,4 Prozent; MMC = 32,6 Prozent). Nach einer medianen Nachbeobachtungszeit von 913 Tagen ergab sich 1995 bei 377 auswertbaren Patienten weiterhin ein Vorteil für die BCG behandelten Patienten in Hinsicht auf das rezidivfreie Überleben ($p=0{,}017$).

LAMM und Mitarbeiter wiesen schon 1991 in einer multizentrischen randomisierten SWOG Studie auf die langanhaltende therapeutische Überlegenheit von BCG auch gegenüber Adriamycin sowohl für die oberflächlichen Blasenkarzinome als auch für das Carcinoma in situ hin. Die mittlere tumorfreie Zeit bis zum Rezidiv nach BCG lag bei 22,5 Monaten für pTa- und pT1-Tumoren und bei 39 Monaten für das CIS (gegenüber nach ADM: 10,4 resp. 5,1 Monate).

Gleich gute Therapieerfahrungen findet man weltweit auch in zahlreichen nichtkontrollierten oder nicht randomisierten Studien. Uns sind keine Untersuchungen bekannt, bei denen im direkten Vergleich beim oberflächlichen Blasenkarzinom eine intravesikale Chemotherapie bessere therapeutische Wirkung gezeigt hätte als eine BCG-Therapie.

Da die Senkung der Rezidivrate oberflächlicher Tumoren zwar ein wichtiges, für das Überleben der Patienten jedoch möglicherweise untergeordnetes Kriterium darstellt, untersuchten HERR et al. (1988) in einer Langzeitstudie die Auswirkung einer BCG-Therapie auf prognostisch relevante Faktoren wie Tumorprogression und Überlebenszeit. In einer Hochrisikogruppe mit 95 Prozent Rezidiven in der lediglich mit TUR behandelten Kontrollgruppe konnte die Rezidivrate in der BCG-behandelten Patientengruppe auf 53 Prozent signifikant gesenkt werden. Eine radikale Zystektomie aufgrund einer Tumorprogression war bei 42 Prozent der Kontrollgruppenpatienten und bei 26 Prozent der BCG-behandelten Patienten nötig. Die Zeit bis zur radikalen Therapie konnte von 8 Monaten auf 24 Monate in der BCG-Gruppe verlängert werden. Bei einer durchschnittlichen Nachbeobachtungszeit von sechs Jahren war die mittlere Überlebenszeit der BCG-behandelten Patienten statistisch signifikant verlängert (p=0,032). Die 10-Jahres-progressionsfreie Rate war mit 62 Prozent in der BCG-behandelten Gruppe vs. 37 Prozent in der Kontrollgruppe signifikant höher. Die krankheitsspezifische Überlebensrate lag bei 75 Prozent im Vergleich zu 55 Prozent in der mit TURB allein behandelten Gruppe.

Kontraindikationen

Da es sich bei der BCG-Therapie um eine Immuntherapie mit lebenden Keimen handelt, müssen folgende Kontraindikationen beachtet werden.

- **Offene Gefäße** (Cave: Makrohämaturie) als Folge nicht abgeheilter Verletzungen oder verursacht durch Traumatisierung während der Katheterisierung: Deshalb sollte die BCG-Instillationstherapie nicht früher als 10-14 Tage nach TUR beginnen und bei traumatischer Katheterisierung ausgesetzt werde.
- **Immunschwäche:** Patienten mit Immunschwäche, insbesondere bei primären oder sekundären Defekten der zellulären Immunabwehr dürfen mit BCG wegen der Gefahr systemischer Nebenwirkungen und potentieller Unwirksamkeit nicht behandelt werden.
- **Akute Infektionskrankheiten** (insbesondere der Harnwege). Ein Harnwegsinfekt soll vor jeder Instillation ausgeschlossen werden. Bei positiver HIV-Serologie darf kein BCG angewendet werden.
- **Aktive Tuberkulose:** Wegen eines erhöhten Risikos starker lokaler oder systemischer Reaktionen, auch Herdreaktionen, darf bei einer nicht abgeheilten Tuberkulose kein BCG angewendet werden. BCG selbst kann aber niemals eine Tuberkulose auslösen!
- **Fieber unklarer Genese**.
- **Systemische BCG-Infektion** ("BCG-itis"): Bei Auftreten einer systemischen BCG-itis muß die BCG-Therapie endgültig abgebrochen werden.

Die Hauptursache für die wenigen dokumentierten schweren Komplikationen bei einer BCG-Therapie liegt in der Nichtbeachtung der Kontraindikationen für eine BCG-Behandlung!

Nebenwirkungen

Die BCG-Instillation in die Harnblase löst eine starke Stimulation des Immunsystems der Harnblase aus. Neben dem herausragenden Therapieerfolg treten deshalb auch immunologisch bedingte Begleiterscheinungen auf. Am häufigsten sind unter BCG-Therapie Fieber (meist bis 38 °C), grippeähnliche Symptome und Zystitis (bei nahezu allen Patienten 1-2 Tage) zu beobachten, was einerseit ein Beweis für das Ansprechen der

Therapie ist, andererseits, vor allem wenn die Symptome stärker werden, behandelt werden muß.

Im allgemeinen sind diese Begleiterscheinungen im Unterschied zu Nebenwirkungen einer Chemotherapie jedoch von kurzer Dauer, voll reversibel, gut behandelbar und werden vom Patienten mit entsprechender Aufklärung gut toleriert. Die Nebenwirkungen der Chemotherapie treten zwar etwas seltener auf, sind aber längerdauernd und schwer reversibel. In der Tabelle 3 sind die Komplikationen der BCG-Therapie aufgeführt, die LAMM bei 2602 in Studien dokumentierten Patienten zusammengefaßt hat.

Fieber > 39,5 °C	2,9
Gran. Prostatitis	0,9
Pneumonie/Hepatitis	0,7
Arthralgie	0,5
Hämaturie	1,0
Hautausschlag	0,3
Ureterobstruktion	0,3
Epididymitis	0,4
Schrumpfblase	0,2
Nierenabszeß	0,1
Sepsis	0,4
Zytopenie	0,1

Tab. 3: **Häufigkeit von Begleiterscheinungen einer BCG-Therapie in Prozent** [nach LAMM]

Therapiekosten im Vergleich

Bei durchschnittlich besserer Wirksamkeit der BCG-Therapie sind auch die Kosten für die medikamentöse Behandlung deutlich geringer, wie in Tabelle 4 abschließend dargestellt ist.

Therapiekosten	BCG-Therapie Stamm Connaught (ImmuCyst®)	Derzeit gebräuchliche Chemotherapie
Initial + Erhaltungstherapie mit 1 Instillation		
Initial (6 Wochen)	1.698,84	
nach 1 Jahr	2.548,26	
nach 3 Jahren	3.114,54	
Initial + maximale Erhaltungstherapie mit 3 Instillationen		
nach 1 Jahr	4.247,10	
nach 3 Jahren	7.644,78	
Langzeitinstillationstherapie		
Initial (8 Wochen)		ca. 2.719
nach 1 Jahr		ca. 6.118
nach 3 Jahren		ca. 14.276

Tab. 4: **Kosten der BCG-Therapie im Vergleich zur Chemotherapie in DM.** (Die Dosierungen entsprechen der Empfehlung des Herstellers. Die Preise beziehen sich auf den Apothekenverkaufspreis incl. Mehrwertsteuer, Stand Mai 1996)

Literatur

Bach, D., Romics, I., Rüssel, C.: Klinische Erfahrungen mit BCG-Immunprophylaxe beim oberflächlichen Blasenkarzinom. Urologe (1992) 31, 296-301

DeJager, R., Guinan, P., Lamm, D., Khanna, O., Brosman, S., DeKernion, J., Williams, R., Richardson, C., Muenz, L., Reitsma, D. et al.: Long-term complete remissions in bladder carcinoma in situ (CIS) with intravesical tice bacillus Calmette Guérin (BCG). Proc Annu Meet Am Soc Clin Oncol (1990) 9, A524

Flad, H.-D.: BCG-Therapie beim oberflächlichen Harnblasenkarzinom. Lübecker Consensus Meeting, 16. Juni 1996. Z Onkol (1996) 28 (im Druck)

Herr, H.W., Laudone, V.P., Badalament, R.A., Oettgen, H.F. et al.: BCG therapy alters the progression of superficial bladder cancer. J Clin Oncol (1988) 6, 1450

Lamm, D.L., Mori, K., Crawford, E.D.: A comparative clinical trial of intravesical BCG and adriamycin treatment in superficial bladder cancer. Nippon Hinyokika Gakkai Zasshi (1986 Nov) 77(11), 1784-1789 (published in Japanese)

Lamm, D.L.: Complications of bacillus Calmette-Guérin immunotherapy. Urol Clin North Am (1992) 19, 565-572

Lamm, D.L.: Long-term results of intravesical therapy for superficial bladder cancer. Urol Clin North Am (1992) 19, 573-580

Lamm, D.L., Blumenstein, B.A., Crawford, E.D., Montie, J.E., Scardino, P., Grossmann, H.B., Stanisic, T.H., Smith, J.A., Sarosdy, M.F., Crissmann, J.D., Coltmann, C.A.: A randomized trial of intravesical doxorubicin and immunotherapy with bacillus Calmette-Guérin for transitional-cell carcinoma of the bladder. N Engl J Med (1991) 325, 1205-1209

Lamm, D.L., Brent, A., Blumenstein, B.A., Crawford, E.D., Crissmann, J.D., Lowe, B.A., Smith, J.A., Sarosdy, M.F., Schellhammer, P.F., Sagalowsky, A.I., Messing, E.M., Loehrer, P., Grossmann, H.B.: Randomized intergroup comparison of Bacillus Calmette-Guérin immunotherapy and Mitomycin C chemotherapy prophylaxis in superficial transitional cell carcinoma of the bladder. Urol Oncol (1995) 1, 119-126

Morales, A., Eidinger, D., Bruce, A.W.: Intracavitray bacillus calmette-Guérin immunotherapy of superficial bladder tumors. J Urol (1976) 116, 180-183

Martinez-Pineiro, J.A., Leon, J.J., Martinez-Pineiro, L., Fiter, L., Mosteiro, J.A., Navarro, J., Matres, M.J.G.: Bacillus Calmette-Guérin versus doxorubicine versus thiotepa: a randomized prospective study in 202 patients with superficial bladder cancer. J Urol (1990) 143, 502

van der Meijden, A.P., Debruyne, F.M., van Leeuwen, M.J., Steerenberg, P.A., de Jong, W.H., Reed, J., de Pauw, M., Sylvester, R.: Bacillus Calmette-Guérin (BCG) versus Mitomycin-C intravesical therapy in superficial bladder cancer. EORTC Protocol 30845. Anticancer Res (1990) 10(5B), 1451

Bücher

Böhle, A., Jocham, D.: Rezidivprophylaxe des oberflächlichen Urothelkarzinoms und Therapie des Carcinoma in situ der Harnblase mit Bacillus Calmette-Guérin (BCG). Eine Übersicht. Zuckschwerdt-Verlag, München 1992

Böhle, A., Jocham, D. (Hrsg.): BCG-Therapie des oberflächlichen Harnblasenkarzinoms: Bestandaufnahme aus Klinik und Praxis. Springer Verlag, Berlin Heidelberg 1994

Jocham, D.: Maligne Tumoren der Harnblase. In: Jocham/Miller, Praxis der Urologie. Bd 2. Georg Thieme Verlag, Stuttgart 1994

Grundlagen der Hyperthermie und Thermotherapie

Die Hyperthermie als eine Behandlungsform von Infektionen und Tumoren ist schon aus der Antike bekannt. Heute erlebt sie im Rahmen der modernen Onkotherapie eine Renaissance.

Die Hyperthermie wurde bereits von HIPPOKRATES (ca. 460-370 v.Chr.) und PARMENIDES (ca. 540-480 v.Chr.) angewandt. Aus Mitteleuropa sind Berichte aus dem 4. Jahrhundert überliefert (Übersichten siehe KLUGER; 1980; HAGER und ABEL, 1987; HAGER, 1996). Seit dem 18. Jahrhundert ist die passive Hypertherapie in Form von Wärmekammern und Wärmebäder, insbesondere zur Behandlung von Infektionen, beschrieben. Gegen Ende des 19. Jahrhunderts erfolgten erstmals Versuche mit Pyrogenen zur Erzeugung von Fieber, um Tumorregressionen und sogar Tumorheilung zu erzielen (BUSCH, 1868; FEHLEISEN, 1882; COLEY, 1891; Übersicht siehe HAGER, 1996). Erst in den 60er Jahren wurden intensiv Versuche mit Kurzwellen (LEVIN) und Mikrowellen (VON ARDENNE) zur Erzeugung einer lokalen oder regionalen Überwärmung von Gewebe durchgeführt. In den 70er Jahren wurde die Ganzkörperhyperthermie mit thermischen Übertragungstechniken, wie Wasser, Wachs, wasserdurchströmte Anzüge und Heißluft klinisch geprüft. Es folgten extrakorporale Hyperthermieverfahren zur Extremitätenperfusion oder Ganzköperhyperthermie. Ebenso wurden in dieser Zeit erste Versuche mit Infrarotstrahlern begonnen (HECKEL, 1960; VON ARDENNE et al., 1965). In den 80er Jahren wurden schließlich neue Technologien zur lokoregionalen Tiefenhyperthermie mit Mikrowellen entwickelt.

Als Behandlungsform maligner Tumoren hat die Hyperthermie mittlerweile ihren Platz in der klinischen Onkologie gefunden. Die Kombination konventioneller Methoden wie der Strahlen- oder Chemotherapie, aber auch der Immuntherapie mit Immunstimulantien und Zytokinen mit der Hyperthermie scheint hierbei besonders vielversprechend zu sein.

Welche Arten der Hyperthermie gibt es?

Es lassen sich prinzipiell drei Formen der Überwärmungstherapie unterscheiden:

- die aktive (endogene) Hyperthermie,
- die passive (exogene) Hyperthermie und
- die Thermotherapie.

Die aktive Hyperthermie ist die endogene "Fiebertherapie", zum Beispiel induziert mit Bakterientoxinen. Diese Therapieform wird in Kapitel 4.3 abgehandelt. Kapitel 4.2 beschäftigt sich mit den passiven Hyperthermieformen: der eigentlichen passiven, exogenen Hyperthermie und der Thermotherapie.

Literatur

Amichetti, M., et al.: Cisplatin, Hyperthermia and Radiation (Trimodal Therapy) in Patients with Locally Advanced Head and Neck Tumors: A Phase I-II Study. Int J Radiat Oncol Biol Phys (1993) 26, 801-807

Ardenne, M. von, Kirsch, R.: Zur Methodik der Hyperthermie, insbesondere bei der Krebs-Mehrschritt-Therapie. Dtsch Gesundheitswesen (1965) 20, 1935-1980

Ardenne, M. von, Reitnauer, P.G.: Selective Occlusion of Cancer Tissue Capillaries as the Central Mechanism of the Cancer Multistep Therapy. Jpn J Clin Oncol (1980) 10 (1), 31-48

Dauterstedt, W. et al.: IRA-Therm – eine neuartige Infrarot-A-Hyperthermieeinrichtung. Z klin Med (1987) 42, 953-957

Fujimoto, S., et al.: A prospective study on combined treatment of intraperitoneal hyperthermic chemotherapy and surgery for patients with refractory gastric cancer. Cancer Chemotherapy Today. Ed. T. Taguchi, K.R. Aigner, Excerpta Medica (1991)

Hager, E.D., et al.: Komplementärtherapie des nicht kurativ resektablen Pankreaskarzinoms. Dtsch Zschr Onkol (1995) 27, 115-123

Hager, E.D.: Die prognostische Relevanz immunologischer Parameter in der Onkologie. In: Grundlagen der Misteltherapie. Aktueller Stand der Forschung und klinischen Anwendung. Hrsg.: Scheer, R., Becker, H., Berg, P.A. Hippokrates-Verlag, Stuttgart 1996, im Druck

Hager, E.D., et al.: Intraperitoneal Hyperthermic Perfusion (IPHP) Chemotherapy of Patients with Advanced Ovarian Cancer. In: Hyperthermic Oncology 1996, Vol. II. Ed.: Franconi, C., Arcangeli, G., Cavaliere, R.: Proceedings of the 7th International Congress on Hyperthermic Oncology, Roma, April 9-13, 1996

Hager, E.D., et al.: Multimodal Treatment of Patients with Advanced Pancreatic Cancer in Combination with locoregional Hyperthermia. 19th International Symposium of the International Clinical Hyperthermia Society, 90th Annual Scientific Meeting of the Southern Medical Association's. Baltimore, November 20-24, 1996

Harima et al.: P53 Expression in Stage IIIb Cervical Carcinoma after Radiotherapy with or without Hyperthermia. In: Hyperthermic Oncology 1996, Vol. II. Ed.: Franconi, C., Arcangeli, G., Cavaliere, R. (1996): Proceedings of the 7th International Congress on Hyperthermic Oncology, Roma, April 9-13, 1996

Heckel, M.: Beliebig langdauernde und gezielt dosierbare Erhöhung der Körpertemperatur durch eine Infrarotstrahlungsanordnung. Strahlentherapie (1960) 111, 149-153

Issels, R.D.: Behandlung maligner Tumoren mit Hyperthermie. In: Zeller, zur Hausen (Hrsg.): Onkologie (1996) VI-4, 1-9

Issels, R.D., et al.: Ifosfamide plus etoposide combined with regional hyperthermia in patients with locally advanced sarcomas: A Phase II Study. J Clin Onc (1990) 8, 1818-1829

Issels, R.D., et al.: Improvement of local control by regional hyperthermia combined with systemic chemotherapy (ifosfamide plus etoposide) in advanced sarcomas: updated report on 65 patients. J Cancer Res Clin Oncol (1991) Suppl (4) 117, S141-S147

Kluger, M.J.: Historical aspects of fever and its role in disease. In: Cox B. et al. (eds.): Thermoregulatory mechanisms and their therapeutic implications. 4th Int. Symp. on the Pharmacology of Thermoregulation, Oxford 1980. Karger, Basel, pp. 65-70

Kraus, M., Wolf, D.: Zum Einfluß der zellularen Mikroumgebung auf das neoplastische Wachstum. Zschr Onkol (1996) 28, (im Druck)

Overgaard, J., et al.: Randomised trial of hyperthermia as adjuvant to radiotherapy for recurrent or metastatic malignant melanoma. Lancet (1995) 345/8949, 540-543

Robins, H.I., et al.: Phase I clinical trial of carboplatin and 41.8C whole body hyperthermia in cancer patients. J Clin Oncol (1993) 11, 1787-1794

Seegenschmidt, M.H.: Interstitielle Thermotherapie. Onkologe (1996) 1, 87-94

Shrivastava, P.K.: Peptide-binding heat shock proteins in the endoplasmic reticulum: role in immune response to cancer and in antigen presentation. Adv Cancer Res (1993) 62, 153-177

Steinhausen, D., et al.: Evaluation of Systemic Toleranz of 42,0C Infrared-A Whole-Body Hyperthermia in Combination with Hyperglycemia and Hyperoxemia. Strahlenther Onkol (1994) 170, 322-334

Theuer, E., Theuer, H.: Selektive Zerstörung maligner Tumorzellen. Dtsch Zschr Onkol (1994) 26, 120-122

Udono, H., Srivastava, P.K.: Heat Shock Protein 70-associaates Peptides Elicit Specific Cancer Immunity. J Exp Med (1993) 178, 1391-1396

Walgenbach, S., et al.: Die regionale hypertherme Extremitätenperfusion zur Therapie des malignen Melanoms. Ärztebl R-P. (1995) Juni, 173-177

Wiedemann, G.J., et al.: Effects of temperature on the therapeutic efficacy and pharmacokinetics of ifosfamide. Cancer Res (1993) 4268-4272

Wiedemann, G.J., et al.: Ifosfamide and carboplatin combined with 41.8 C whole-body hyperthermia in patients with refractory sarcoma and malignant teratoma. Cancer Res (1994) 54, 5346-5350

Wiedemann, G.J., et al.: Ifosfamide Carboplatin and etoposide combined with 41.8 C whole-body hyperthermia in patients with refractory cancer. Cancer Res (1996) 55 (in press)

Wolf, B., Kraus, M.: pH-abhängige Selbstorganisation von Tumorwachstum und Invasion. Dtsch Zschr Onkol (1995) 27, 57-71

Bücher

Hager, E.D., Abel, U.: Biomodulation und Biotherapie des Krebses. – Endogene Fiebertherapie und exogene Hyperthermie in der Onkologie. Verlag für Medizin Dr. E. Fischer, Heidelberg 1987

Passive Hyperthermie

Unter dem Begriff "Hyperthermie" versteht man heute im engeren Sinne die passive Form der Hyperthermie. Sie ist von der aktiven Form dadurch ausgezeichnet, daß die Wärme extern mittels physikalischer Methoden zugeführt oder im Gewebe induziert wird. Unter "Thermotherapie" wird in Abgrenzung zur passiven Hyperthermie eine Temperaturerhöhung einzelner Organe, wie der Prostata, der Extremitäten oder der Haut, auf über 43 °C verstanden.

Nach der Fokusierung und Größe der überwärmten Areale lassen sich fünf Formen der passiven Hyperthermie unterscheiden (Tab. 1):

- Die Oberflächenhyperthermie, zur Behandlung von Hauttumoren und -metastasen;
- die Tiefenhyperthermie, zur Behandlung von Tumoren in Organen wie der Leber, der Lunge, den Knochen oder im Becken,
- die Perfusionshyperthermie, zur hyperthermen Perfusion von disseminiert mit Metastasen durchsetzten Hohlorganen;
- die Ganzkörperhyperthermie, zur Behandlung von Metastasen, die sich systemisch in mehreren Organen ausgebreitet haben und
- die interstitielle Thermotherapie zur gezielten lokalen Behandlung von Tumoren.

Die Kombination der Überwärmungstherapie mit konventionellen Methoden, wie Strahlen- und Chemothera-

Hyperthermie	physikalische Technik
Oberflächenhyperthermie (O-HT)	Infrarot-A 1)
Tiefenhyperthermie (T-HT)	Kurz- oder Mikrowellen
Perfusionshyperthermie (ICHP) 2)	Wärmekonvektion
Ganzkörperhyperthermie (GKHT)	Infrarot-A, -B oder -C, extrakorporaler Wärmeaustausch
interstitielle Thermotherapie (IHT)	Applikatoren, Antennen, ferromagnetisches Material

1): wassergefiltertes Infrarot A; 2): intrakavitäre- oder Extremitäten-Perfusion

Tab. 1: **Formen der passiven Hyperthermie in Abhängigkeit von der Fokusierung, Lage und Größe der überwärmten Areale**

pie, läßt additive und synergistische Therapieeffekte erwarten. Aber auch die Hyperthermie allein (insbesondere mit geeigneten Frequenzen) oder in Kombination mit einer aktiven oder passiven Immuntherapie kann zytostatisch effektiv sein und es lassen sich damit auch Tumorrückbildungen erreichen.

Physikalische Grundlagen der Hyperthermie und technische Möglichkeiten

Die exogene Überwärmung von Tumoren ist möglich durch Infrarot-Strahlen, Kurzwellen, Mikrowellen, Ultraschallwellen, Wärmekonvektion und Perfusion (Tab. 2). Die verschiedenen Formen der Hyperthermie lassen sich neben der Lokalisation der überwärmten Organe (Tab. 1) auch nach der Fokusierung und Größe der überwärmten Areale (Tab. 3), den physikalischen Formen der Energieübertragung (Tab. 1-3) und den Temperaturbereichen (Tab. 4) unterscheiden. Diese verschiedenen Methoden werden therapeutisch je nach Lage und Ausbreitung der Tumoren und der Kombination mit anderen tumordestruktiven Methoden gewählt.

Die für die Hyperthermie verwendeten **Infrarotstrahlen** sind elektromagnetische Wellen zwischen 1 und 10 m, die von der Körperoberfläche absorbiert und in Wärme umgewandelt werden. Zur Anwendung kommen wassergefilterte Infrarot-A-, B- oder langwellige Infrarot-C-Strahlen. Diese Wärme wird dann durch die subkutane Durchblutung in tiefere Körperregionen abgeleitet (Wärmetransport).

Um eine zu starke Absorption der Infrarotstrahlung in den obersten Schichten der Haut zu vermeiden – und damit mögliche Verbrennungen – wird das Infrarot-A-Licht durch Wasser gefiltert (DAUTERSTEDT et al., 1987). Damit wird der kurzwellige Frequenzanteil des Infrarot-A-Spektrums, der überwiegend in den obersten Schichten der Haut absorbiert wird, weitgehend ausgefiltert. Das resultierende langwelligere Infrarotlicht dringt tiefer (10-15 mm) in die Haut ein. Durch die höhere Tiefenwirkung von wassergefilterter Infrarotstrahlung konnte eine besser kontrollierbare Wärmeapplikation erreicht werden. In anderen technischen Systemen wird langwellige Wärmestrahlung (Infrarot C), zum Beispiel in Form von mit Wasser hochgesättigten Wärmekammern ("Aquatherm"), zur systemischen Überwärmung angewendet (ROBINS et al., 1993).

Kurzwellen im Bereich von Radiofrequenzen (RF) zwischen 8 und 27 MHz werden als kapazitive Übertragungssysteme über Elektroden zur Induktion von Wärme in Tumoren angewendet. Die Kurzwellen sind für eine Hyperthermie tiefer liegender Tumoren besonders geeignet, da sie einerseits eine höhere Eindringtiefe in das Gewebe aufweisen als Mikrowellen oder Infrarotstrahlen und andererseits über eine dielektrische Koppelung mit Wassermolekülen Wärme in Geweben induzieren. Da die Dielektrizitätskonstante im Tumorgewebe etwa 30fach höher ist als im Normalgewebe, ist eine entsprechend höhere Energiekoppelung für Kurzwellen im Tumorgewebe zu erwarten, was einen selektiven Hyperthermieeffekt erwarten läßt.

Außerdem zeichnet sich das die

Krebszellen umgebende extrazelluläre Wasser gegenüber dem im normalen Gewebe dadurch aus, daß sich dessen parakristalline Struktur energetisch in einem metastabilen Zustand befindet. Dieser Zustand kann eine proliferationsfördernde Wirkung haben. Durch die Wechselwirkung zwischen den Kurzwellen und der Dielektrizität des Wassers kann dieser Zustand in einen stabilen übergeführt werden, wie er im normalen Gewebe vorliegt. Da die elektrische Potentialdifferenz zwischen dem intra- und dem extrazellulären Raum sowie die pH-Differenz einen Proliferationsstimulus darstellen (WOLF et al., 1995; KRAUS et al., 1996) und diese Potentiale auch von dem energetischen Zustand des parakristallinen Wassers abhängig sind, kann die maligne Proliferation durch den Übergang des interstitiellen Wassers in einen stabilen parakristallinen Zustand gehemmt werden. Der unterschiedliche Wassergehalt, insbesondere in den Membranen, kann selektive Resonanzphänomene durch

Methode	Technik
Wärmekonvektion	intrakavitäre Perfusion Wärmeaustauscher
kapazitive Elektroden	Radiofrequenzen 1) (RF)
radiative Antennen	Mikrowellen 2) (MW)
Wärmestrahlung	Infrarot 3) (IR)
Schallwellen	Ultraschall 4) (US)

1): Gebräuchliche Frequenzen: 8 MHz, 13,56 MHz, 27,12 MHz
2): Gebräuchliche Frequenzen: 434 MHz, 915 MHZ, 2450 MHz
3): Wassergefiltertes Infrarot-A und langwelliges Infrarot-C
4): Ultraschallfrequenz: 0,5-10 MHz

Tab. 2: **Physikalische Methoden zur Erzeugung von Hyperthermie im Gewebe**

Lokalisation	physikalische Technik	Beispiel
lokale Hyperthermie (LHT)	Applikatoren (invasiv) Antennen (invasiv) ferromagnetisches Material Infrarot-A (IRA) Ultraschall (US)	Interstitielle Thermotherapie Oberflächenhyperthermie Endoluminale Hyperthermie
loko-regionale Hyperthermie (RHT)	Infrarot-A 1) Mikrowellen (MW) Radiofrequenzen (RF)	Oberflächenhyperthermie Tiefenhyperthermie
regionale Hyperthermie (RHT)	Wärmekonvektion	intrakavitäre Perfusion 2) Extremitätenperfusion
Ganzkörper- hyperthermie (GKHT)	Wärmeaustauscher Infrarot-A 1) und -C	extrakorporale Hyperthermie Ganzkörper-Infrarotlicht

1) wassergefiltertes Infrarot-A
2) intraperitoneale (IPHT), intravesikale (IVHT), intrapleurale (IPlHT) Perfusions-Hyperthermie

Tab. 3: **Formen der Hyperthermie nach der Fokusierung und Größe der überwärmten Areale**

Temperatur-Bereich (°C)	
37,0 - ≤ 38,5	subklinische Hyperthermie
> 38,5 - ≤ 40,0	moderate Hyperthermie
> 40,0 - ≤ 41,5	intermediäre Hyperthermie
> 41,5 - ≤ 43,0	hohe (extreme) Hyperthermie
> 43,0	Thermotherapie

Tab. 4: **Unterscheidung der Hyperthermie nach den angewandten Temperaturen**

Kurzwellen auslösen, die zu einer verstärkten Destruktion von Tumorzellen führt. Die unterschiedliche Beschaffenheit der Zellmembranen von Krebszellen im Vergleich zu normalen Zellen ermöglichen daher tumorselektive Resonanzphänomene und lassen damit eine selektive schwingungsinduzierte Zerstörung von Krebszellen (THEUER, 1994) in diesem Frequenzbereich erwarten.

Mikrowellen ermöglichen eine Energieübertragung in das Gewebe durch die energetische Anregung paramagnetischer Atome und Moleküle. Ein selektiver Mechanismus der Energieübertragung wie bei den Kurzwellen ist daher weniger zu erwarten. Die Folge ist, daß Hitzezonen ("hot spots") auch im gesunden Gewebe entstehen, was ein großer Nachteil gegenüber der RF-Technik ist. Eine lokale Hyperthermie mit Mikrowellen ist jedoch möglich, wenn Antennen oder ferromagnetische Partikel, Drähte oder "Seeds" operativ direkt in den Tumor eingebracht werden. Durch die Entwicklung von ringförmigen Antennenanordnungen, sogenannten Annular Phased Array-Systemen (APAS), kann das elektromagnetische Feld auf die Mitte der Antennenöffnung fokusiert werden und durch eine Phasen- und Amplitudenverschiebung eine exzentrische Fokusierung der Wellen zur gezielten Induktion von Wärme im Tumor erreicht werden, was ein Vorteil gegenüber der kapazitiven Technik ist. Damit kann die Verteilung der spezifischen Absorptionsrate (SAR) verbessert werden. Die Mikrowellentechnik ist aber technisch wesentlich aufwendiger als die Kurzwellentechnik, was eine teure Gerätetechnik bedingt.

Thermobiologische und thermophysiologische Grundlagen

Die komplexen physiologischen Effekte, die eine Erwärmung des Gewebes begleiten, sind vielfach in der Literatur beschrieben worden. Abbildung 1 zeigt den normalen Reaktionsverlauf der Blutgefäße nach hyperthermer Exposition, während Abbildung 2 die

Normaler Blutfluß im Gewebe
↓
LOKALE ERHITZUNG
↓
Blutfluß ⇑
↓
Hitzereduktion durch Konvektion ⇑
↓
Gewebetemperatur =

Abb. 1: **Physiologie der Erwärmung**

Wirkung der Hyperthermie auf die Tumorgefäßstrukturen darstellt. Einer Temperaturerhöhung in gesundem Gewebe (zum Beispiel Subkutis) folgt eine Vasodilatation, die durch erhöhten Blutfluß und Konvektion zu einer erhöhten Wärmeabgabe führt.

Inkorporation von
Wirtsgefäßstrukturen
↓
Tumor-Angiogenese
↓
Tumor-Mikrozirkulation
↓
Gefährdeter Blutfluß
↓
Funktionelle Abnormitäten — Morphologische Abnormitäten
Mikrovaskuläre Insuffizienz
↓
Reduktion von Konvektions-
wärmeverlust
↓
Feindliches Mikromilieu
- Hypoxie/Anoxie
- Extreme Azidose
- Energieverlust
↓
Thermosensitivität ⇑
Thermotoleranz ⇓
↓
Lokale Erhitzung
Ungenügende Vasodilatation
↓
Mikrovaskuläre Insuffizienz
↓
Gewebetemperatur ⇑

Abb. 2: **Tumorphysiologie der Erwärmung**

Die im Vergleich zu Normalgewebe unterschiedliche Gefäßreaktion in Tumorgewebe kann durch Hyperthermie für therapeutische Zwecke ausgenutzt werden. In vielen Tumoren ist ein effektiver Wärmetransport nicht vorhanden, da die relativ starren und nicht zur Dilatation fähigen Gefäße von Tumoren Wärme nicht beschleunigt abtransportieren können. Aufgrund einer verminderten Perfusionsrate und thermischen Dysregulation der Gefäße in schnell wachsenden Tumoren ist daher die Wärmeabgabe durch Konvektion deutlich erniedrigt. Dabei findet insbesondere unter niedrigeren hyperthermen Bedingungen in einigen Arealen des Tumors auch eine verstärkte Durchblutung statt, was einerseits den Vorteil einer erhöhten Anflutung von Zytostatika in diese Areale bedingt und andererseits durch eine Steigerung des Sauerstoffpartialdrucks (pO_2) zu einer erhöhten Radiosensibilität des Tumorgewebes führt. Dies kann therapeutisch ausgenützt werden.

Eine längere Exposition gegenüber Hitze oder höheren Temperaturen führt schließlich zu einer Minderperfusion bis zu einem Stillstand der Durchblutung, zum Beispiel infolge der Bildung von Mikrothrombosen in den tumorversorgenden Gefäßen und durch die Entwicklung interstitieller Ödeme (VON ARDENNE et al., 1980). Dadurch vermindert sich der konvektive Wärmetransport weiter und der Tumor wird stärker überwärmt als das gesunde Gewebe (Abb. 2). Auf diese Weise ist eine selektive Überwärmung von Tumoren möglich, d.h. die Temperatur im Tumor steigt selektiv höher an als in Normalgeweben. Die Folgen sind außerdem neben einer Hypoxie des Tumors eine Azidose und eine Verringerung der intrazellulären Energie (Abb. 3).

Thermotoleranz

Zellen, die kontinuierlich mit einer Temperatur 42 °C behandelt werden, verhalten sich gegenüber einer Hyperthermie zunehmend resistent. Diese Thermotoleranz geht einher mit der Expression von "Heat-Shock"-Proteinen (HSP). Dieses Phänomen ist reversibel; die Thermotoleranz klingt bei 37 °C, d.h. nach Absetzen der Wärmeexposition, nach etwa 72 Stunden wieder ab. Allerdings können auch nicht thermische Streßfaktoren wie zum Beispiel Zytostatika solche Effekte auslösen (allgemeine Streßreaktion?). Aufgrund der Entwicklung einer Thermotoleranz wird die Hyperthermie in einem zeitlichen Abstand von drei bis vier Tagen, etwa maximal zweimal wöchentlich, angewendet.

Thermosensibilisierung

Die Reduktion der Fließeigenschaften zieht eine Vergrößerung hypoxischer Gewebeformationen und eine Minderung und Änderung des Stoffwechsels (anaerobe Glykolyse) nach sich, was einerseits eine Azidose und andererseits eine Verringerung der Energiereserven bedingt. Diese Veränderungen des Mikromilieus im Tumor erhöhen zusätzlich die Thermosensibilität der Krebszellen. Diese Zusammenhänge sind in Abbildung 3 noch einmal zusammengefaßt.

Die Modulation der Tumormikrophysiologie ist eine zusätzliche, vielversprechende Möglichkeit, die Wirkung der Hyperthermie zu verbessern, aber insbesondere auch um die Strahlen- und Chemoempfindlichkeit des Tumors zu erhöhen. Einige mikrophysiologische Parameter, wie pH, pO_2, Gewebeperfusion, Ionen-Homoöstase und der energetische Status, können die Wirkung von Strahlen und Zytostatika erhöhen und die Reparaturmechanismen in der Tumorzelle hem-

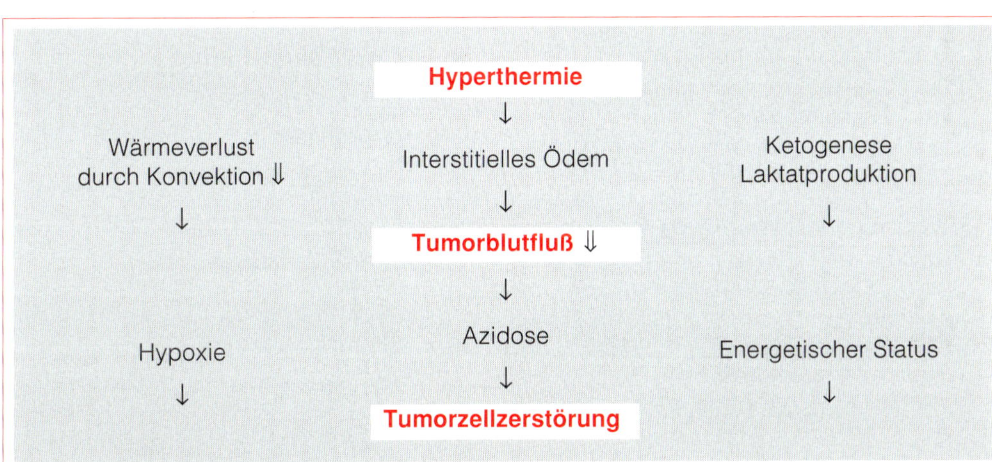

Abb. 3: **Folgen der Hyperthermie im Tumor**

men. Tumorhypoxie verursacht wiederum die Aktivierung der anaeroben Glykolyse, was zu einer verstärkten Bildung von Milchsäure führt. Dieses Laktat führt zu einer Übersäuerung des Tumorgewebes. Damit steigt die Thermosensibilität des Tumors. Außerdem sind einige Zytostatika pO_2- und pH-abhängig, wie Cis-/Carboplatin, Mitomycin C, Methotrexat, Melphalan, Chlorambucil und Thiotepa. Die Reparaturkapazität der Zellen ist ebenfalls vom pO_2, pH und dem Energiestatus abhängig.

Verschiedene Mittel und Methoden wurden getestet, um das Mikromilieu des Tumors zu modulieren. Die wichtigsten dieser Thermosensibilisatoren: Hydralazin, Amylorid, Nigerizin, Pentoxifyllin, Nikotinamid, Flavonoide, Misonidazol, Adrenalin, Mixamine, Polyamine, Thiole und Zytokine wie Tumornekrosefaktor und Erythropoietin (Tab. 6). Aber der klinische Nutzen dieser Mittel ist teilweise limitiert durch die Nebenwirkungen und nichtselektive Wirkung auf Tumorgewebe, insbesondere bei hohen Dosierungen. Die induzierte Hyperglykämie (IHG) nach VON ARDENNE ist daher zur Zeit das Mittel der Wahl, da bei guter Verträglichkeit eine Übersäuerung des Tumorgewebes und eine Hemmung des Blutdurch-

- Hemmung zellulärer Reparaturvorgänge (DNA-repair)
- Hemmung von Enzymen
- Schäden an der Zellmembran und am Zytoskelett
- Unspezifische Immunstimulation (Migration und Aktivierung von Leukozyten, Induktion)
- Spezifische Immunisierung (Expression von HSP mit TAA/TSA)
- Induktion von Zytokinen
- Expression des Tumor-Suppressorgens p53
- Expression von Apoptose-Genen
- Zytotoxizität in G2-/S-Phase-Zellzyklen
- Arretierung des Zellzyklus in S-Phase
- Veränderung im Zellmetabolismus (z.B. Glykolyse, Zitratzyklus, oxidative Phosphorylierung, Lipidstoffwechsel, hohes Laktat)
- vaskulärer Zusammenbruch, Mikrothrombosen
- Senkung des Sauerstoffpartialdrucks (pO2)

Abkürzungen:
HSP: Hitze-Schock-Proteine
TAA: Tumor-assoziierte Antigene
TSA: Tumor-spezifische Antigene

Tab. 5: **Biophysikalische und molekulare Wirkmechanismen der Hyperthermie**

- Amphotericin B
- Cysteamin
- Hyaluronidase
- Hydralazin
- Metronidazol (i. tu.)
- N-Acetylcystein
- Orciprenalin
- Organocobalt-Chelat
- Polyamine
- Procain/Lidocain
- Thiole
- pH (Azidose)
- pO_2 (Hypoxie)
- Energie (Defizit)

Tab. 6: **Thermosensibilisatoren**

flusses durch das Tumorgewebe möglich ist.

Thermoradiotherapie

Die temperaturabhängige Steigerung der strahlenbedingten Zytotoxizität ist durch zwei Eigenschaften bedingt:
1. *synergistische Effekte* durch Hemmung der Reparatur strahleninduzierter DNA-Schäden und durch eine partielle Steigerung des Sauerstoffpartialdrucks im Tumorgewebe und
2. *kooperative Effekte* im Tumorgewebe, die dadurch bedingt sind, daß räumlich getrennt hypoxische Zellen, die weitgehend strahlenresistent sind, eine gesteigerte Thermosensibilität aufweisen und andererseits hyperoxische Areale wiederum besser auf ionisierende Strahlen ansprechen.

Thermochemotherapie

Aus präklinischen Untersuchungen an menschlichen Tumorzellen in vitro und Tiermodellen (zum Beispiel Tumorxenograftmodellen) geht hervor, daß eine Temperaturerhöhung den zytotoxischen Effekt einiger Zytostatika deutlich erhöht (URANO et al., 1994). Die synergistischen Effekte der Hyperthermie mit Zytostatika sind der Tabelle 7 zu entnehmen. Es gibt sowohl additive als auch potenzierende Effekte der Kombination. Die temperaturabhängigen zytotoxischen Effekte können linear oder exponentiell mit der Temperatur ansteigen. Es gibt auch Schwellentemperaturen, oberhalb derer eine starke Zunahme der zytostatischen Wirkung stattfindet (zum Beispiel Bleomycin und Adriamycin ab 42 °C). Einige Zytosta-

Additiv	Potenzierend [2)]	Unabhängig
Anthrazykline:	**Antibiotika:**	**Antimetabolite:**
– Adriamycin (ADM)	*– Mitomycin C (MIM)	– Cytarabin (ARA-C)
– Bleomycin [3)] (BLM)	**Platinkomplexe:** (Alkylanzien)	– 5-Fluorouracil (5-FU)
– Mitoxantron (MOX)	*– Carboplatin (CBP)	– Floxuridin (FUdR)
– Epirubicin [3)] (Epi)	*– Cisplatin (DDP	– Methotrexat (MTX)
Alkylanzien:	**Sonstige:**	**Antibiotika:**
*– Carmustin (BCNU)	– Ätherlipide (EL)	– Actinomycin (Act-D)
– Cyclophosphamid (CPM)		**Mitosehemmstoffe:**
– Dacarbazin (DTIC)		– Etoposid (VP 16)
*– Ifosfamid (IFS)		– Vincristin (VCR)
– Lomustin (CCNU)		– Vindesin (VDS)
*– Melphalan (MLP)		
– Nimustin (ACNU)		

1): Präklinische Ergebnisse, die auf Untersuchungen in menschlichen Tumorzellkulturen oder Xenograftmodellen beruhen. * In klinischen Studien verifiziert.
2): Überadditive Wirkungssteigerung
3): Schwellenwert der Temperatur 42,5 °C (bis 45 °C)

Tab. 7: **Synergistische Effekte der Hyperthermie mit Zytostatika** [1)]

tika weisen dagegen keine oder nur eine geringe Steigerung der zytotoxischen Wirkung auf; dies gilt insbesondere für antimetabolisch wirkende Zytostatika wie 5-Fluorouracil oder Methotrexat.

Thermoimmunologie

Durch die Hyperthermie werden unspezifische immunstimulierende Effekte, wie Synthese und Sekretion von Zytokinen, Aktivierung von zytotoxischen Zellen, Emigration von Leukozyten und Proliferation von Leukozyten, induziert (Übersicht siehe HAGER, 1996a). Aber auch spezifische Immunantworten werden ausgelöst, zum Beispiel durch die Präsentation von tumorassoziierten Antigenen durch die hitzeinduzierte Expression von Hitze-Schock-Proteinen (HSP) (UDONO et al., 1993; MULTHOFF et al., 1995; SHRIVASTAVA et al., 1993) und MHC an der Oberfläche der Krebszellen. Auch p53- und Apoptose-Gene (HARIMA et al., 1996) werden aktiviert, was sowohl zu einem programmierten Zelltod und Wachstumshemmung als auch zu einem erhöhten Ansprechen der Chemo- oder Radiotherapie führt.

Formen der Hyperthermie

Lokale Hyperthermie

Eine lokale Hyperthermie ist durch invasive und nichtinvasive Techniken möglich. Die lokale Hyperthermie hat gegenüber anderen Verfahren den Vorteil, daß die Energie unmittelbar in den Tumor unter Aussparung des Normalgewebes transferiert wird. Es gibt invasive und nicht-invasive Methoden.

Nicht-invasive Methoden sind möglich durch eine gezielte Infrarottherapie bei oberflächlichen Tumoren oder durch eine gezielte Ultraschallbehandlung. Durch neue flexible Applikatortechniken, so beispielsweise die "Microstrip Spiral Applicators", die aus 25 individuell mit 915 MHz ansteuerbaren Einzelelementen bestehen, können gezielt ausgedehnte Brustwandrezidive behandelt werden.

Durch die intratumorale Applikation von ferromagnetischen Partikeln als Pharmakon, kann eine gezielte lokale Energiekoppelung zwischen einem externen Sender und dem Tumor erreicht werden; auch ferromagnetische Drähte oder "Seeds" sind dafür geeignet. Eine weitere invasive Methode zur Übertragung von Energie in den Tumor ist die interstitielle Hyperthermie (Tab. 8). Dabei werden durch operative Eingriffe Wärmeapplikatoren, etwa konduktiv wirksame Heißwasser-Applikatoren oder elektrisch beheizbare Nadeln, oder Mikroantennen implantiert. Über die Antennen kann eine Energiekoppelung von außen erfolgen. Die invasive Technik hat den Vorteil, daß eine homogenere Wärmeverteilung im Tumor möglich ist als mit der nicht-invasiven.

Regionale Hyperthermie

Bei der nicht-invasiven perkutanen Energieübertragung wird meist neben dem Tumor auch das umgebende Normalgewebe überwärmt. Die (loko)-regionale Hyperthermie (RHT) ist insbesondere dann angezeigt, wenn eine invasive Technik nicht angezeigt oder möglich ist, oder wenn der Tumor re-

- **Interstitielle Radiofrequenz-Hyperthermie (RF-IHT)**
  mit resistiv (Frequenzbereich: 0,5-1,0 MHz)
  oder kapazitiv (8-27 MHz) angekoppelten Elektroden
- **Interstitielle Mikrowellenhyperthermie (MW-IHT)**
  mit radiativ wirksamen koaxialen Monopol- oder Dipolantennen
  (Frequenzbereich: 434-2450 MHz)
- **Interstitielle "Hot-source"-Hyperthermie (HS-IHT)**
  mit konduktiv wirksamen Heißwasser-Applikatoren,
  mit elektrisch beheizten Nadeln oder
  mit ferromagnetischen Drähten oder Seeds
- **Interstitielle Ultraschallhyperthermie (US-IHT)**
  mit akustisch wirksamen Piezokristallapplikatoren mit z.T.
  mehreren Segmenten (Frequenzbereich: 0,5-5 MHz)

Tab. 8: **Interstitielle Hyperthermie-Techniken (IHT)** [nach SEEGENSCHMIDT (1996)]

gional gestreut hat. Mit Kurzwellen (Radiofrequenzen) oder Mikrowellen können verschiedene anatomische Regionen, zum Beispiel mit multiplen Lebermetastasen, Lungenmetastasen, Knochenmetastasen oder Tumoren im kleinen Becken, behandelt werden. Zur Verfügung stehen kapazitive Systeme, wobei die Energieübertragung über Elektroden erfolgt, und radiative Systeme mit geeigneten, meist ringförmigen Antennenanordnung zur gezielten Fokusierung des elektromagnetischen Feldes.

Für die regionale Hyperthermie ist anzumerken, daß es bislang noch keine Methode gibt, um Tumoren selektiv und homogen aufzuwärmen. Mit Applikatoren für den Wellenlängenbereich von Ultraschall und Mikrowellen lassen sich nur geringe Eindringtiefen erzielen. Mit abnehmender Frequenz der elektromagnetischen Wellen nimmt die Eindringtiefe zu. Hier sind die Radiofrequenzen von 8,0, 13,56 oder 27,12 MHz geeigneter als höherfrequente Quellen. Je kürzer die Wellenlängen, um so besser ist andererseits die Fokusierbarkeit und damit ein schärferer Randabfall der Leistungsverteilung möglich. Der physikalische Vorteil von Ultraschall-Hyperthermie liegt vor allem in den kürzeren Wellenlängen von einigen Millimetern; im Vergleich dazu reichen die Wellenlängen von Kurz- und Mikrowellen von 5 bis 30 cm. Mit Ultraschall kann daher gegenüber den elektromagnetischen Techniken die Eindringtiefe im Bereich von 2 bis 10 cm verbessert werden.

Perfusions-Hyperthermie

Die intraperitoneale Perfusions-Hyperthermie kommt zur Anwendung bei peritoneal metastasierten Karzinomen. So sind es insbesondere Magen- und Ovarialkarzinome, die häufig eine Aussaat maligner Zellen ins freie Abdomen zeigen, ohne daß andere Organe befallen sind. Durch die IPHT kann neben der direkten Wärmewirkung eine höhere regionale Konzentration antineoplastischer Substanzen erreicht und gleichzeitig durch synergistische Effekte mit Zytostatika eine höhere Wirkung erreicht werden. Durch die Kombination mit Zytostatika und Hyperthermie ist eine erhebliche Steigerung der Zytotoxizität möglich. Gleichzeitig wird die Chemoresistenz verringert. Von großer therapeutischer Bedeutung ist dabei, daß sich die systemischen Nebenwirkungen von Zytostatika nicht oder nur geringfügig verstärken.

Die IPHT besitzt also entscheidende pharmakodynamische Vorteile gegenüber der systemischen Chemotherapie. Die Therapieresistenz kann damit durchbrochen und durch eine höhere Effektivität antineoplastischer Substanzen bei höheren Temperaturen und durch die lokale Konzentration die Prognose von Patienten zum Beispiel mit peritoneal metastasierten Krebserkrankungen, rezidivierenden Pleuraergüssen oder Blasenkarzinomen entscheidend verbessert werden (HAGER, 1996b).

Ganzkörperhyperthermie

Die extrakorporale Erwärmung des Blutes und dessen anschließende Perfusion zur Erzeugung einer systemischen Hyperthermie wurde von PARKS und SMITH 1983 beschrieben. Dieses Prinzip ist auch vorteilhaft bei der lokoregionalen Perfusion von Organen und besonders von Extremitäten. ARDENNE entwickelte in den 60er Jahren eine Methode zur Ganzkörperhyperthermie (GKH) mit Mikrowellen (Selectotherm). Diese wies jedoch große methodische und technische Probleme auf. Die heute daher am meisten angewendeten Methoden zur Ganzkörperhyperthermie ist die Überwärmung mit wassergefiltertem Infrarot-A-Licht (STEINHAUSEN et al., 1994) oder langwelligem Infrarot-C in Wärmeröhren mit hoher Luftfeuchtigkeit (ROBINS et al., 1993). Die extrakorporale Ganzkörperhyperthermie kann in Kombination mit Zytostatika und Narkosemitteln, wie bei der extremen Hyperthermie angewendet, zusätzlich unerwünschte Wirkungen verursachen; insbesondere ist auf eine verstärkte Nephrotoxizität zu achten. All diese Techniken, bei denen Kerntemperaturen zwischen 41,8 und 42,3 °C erzielt werden, erfordern eine umfangreiche interdisziplinäre Zusammenarbeit von Ärzten und Wissenschaftlern verschiedener Fachbereiche.

Neuere experimentelle Untersuchungen lassen aber erkennen, daß kombinierte Ganzkörperhyperthermie bei Körpertemperaturen von 40 °C, über eine längere Zeit von 2-4 Stunden angewendet, vergleichbare Ansprechraten auf Zytostatika ermöglicht wie die extreme Hyperthermie. Die Häufigkeit und der Grad der Nebenwirkungen ist bei diesen moderaten Ganzkörpertemperaturen jedoch wesentlich geringer als bei der extremen Hyperthermie.

Klinische Ergebnisse

Die Hyperthermie wird oft mit gutem Erfolg in der Therapie ausgedehnter, nichtresektabler und rezidivierender sowie therapieresistenter Tumoren eingesetzt. Die temperaturabhängigen, therapeutisch relevanten Hyperthermieeffekte sind in Tabelle 9 aufgelistet. Die chemo- und strahlensensibilisierende, aber auch immunsensibilisierende Wirkung der Hyperthermie wird für die Steigerung tumordestruktiver Behandlungen genutzt.

Die meisten klinischen Untersuchungen und bislang überzeugendsten Therapieergebnisse wurden mit der **kombinierten Strahlen- und Hyperthermiebehandlung** erzielt; darüber liegen auch Phase-I-III-Studien in größerem Umfang vor (OVERGAARD, 1988, 1989, 1995). Dabei wird je nach Lokalisation, Größe und Dissemination der Tumoren die regionale Tiefenhyperthermie (RHT) oder die lokale interstitielle Hyperthermie (IHT) (SEEGENSCHMIDT, 1996) in Kombinationen mit ionisierenden Strahlen angewendet. Die klinischen Ergebnisse zeigen, daß damit die Tumoransprechraten (komplette und partielle) um den Faktor 1,5 bis 2,0 gegenüber der Strahlentherapie allein gesteigert werden kann (siehe Tab. 10). Bei Brustwandrezidiven, Hals-, Nasen- und Nackentumoren, gastrointestinalen Tumoren (unter anderem Ösophagus-, Magen- und Rektumkarzinome) sowie Uterus- und Zervixkarzinomen kann durch die kombinierte Radiotherapie und Hyperthermie ein signifikant besseres Ansprechen und damit eine Verbesserung der Lebensqualität erreicht werden. Der Einfluß auf die Überlebenszeit ist noch in Langzeitstudien zu evaluieren. Therapeutisch relevante Ergebnisse werden mit Kombination von RT + RHT erzielt bei Karzinomen der Blase, des Rektums, der Zervix, des Ösophagus, des Magens und bei malignen Melanomen. Inoperable Tumoren sind nach einer solchen Behandlung oft einer Resektion zugänglich und damit sind potentiell auch Heilungen möglich.

Eine Indikation für die **kombinierte Chemotherapie mit einer RHT** ist die Behandlung von soliden Tumoren im Bereich des Abdomens und Beckens sowie tiefliegender Extremitätentumoren mit einer regionalen Tiefenhyperthermie (Übersicht siehe ISSELS, 1996). Bei Patienten mit lokal fortgeschrittenen, therapierefraktären Weichteil- und Knochensarkomen konnten ISSELS et al. (1990; 1991) mit RHT und simultaner

Effekt	Temperaturbereich (°C)
Zytotoxizität (direkte)	> 42,0
Sensibilisierung:	
chemosensibilisierend [1]	> 37,0 [1]; 39-42,5 [2]
immunstimulierend	38,5 - 40,5
immunsensibilisierend [3]	> 39,0 - 42,5
radiosensibilisierend	40,5 - 41
Verringerung der Chemotherapieresistenz [4]	> 39,0 - 42,5
Expression von Genen:	
– 'Heat Shock Proteine' (HSP 27 kD, HSP 70 kD)	> 39,0 - 42,5
– p53-Tumorsuppressorgene	> 39,0 - 42,5
– Apoptose-Gene (Fas (Apo-1, CD 95))	
Thermotoleranzentwicklung [3]	> 39,0 - 42,5

1): lineare Korrelation mit der Temperatur;
2): exponentielle und Schwellwert-Abhängigkeit von der Temperatur (s. auch Tab. 6)
3): spezifische Immunantwort
4): korreliert zeitlich mit der Induktion von HSP

Tab. 9: **Temperaturabhängige, therapeutisch relevante Hyperthermieeffekte**

Tumorlokalisation	Anzahl der Tumoren	RT allein [%]	RT und RHT [%]
Brustwandrezidive	281	36	71
Primäre Mammakarzinome	529	75	88
Hals-, Nackentumoren	425	35	64
Uterustumoren	143	50	75
Gastrointestinale Tumoren	603	29	60

Tab. 10: **Radiotherapie (RT) im Vergleich mit Radiotherapie plus regionaler Hyperthermie (RT + RHT) bei gleicher Strahlendosis auf den Tumor** [modifiziert nach OVERGAARD 1988, 1989]

Chemotherapie (Ifosfamid und Etoposid) eine lokale Ansprechrate von 37 Prozent erreichen. In einer weiteren Studie wurden 73 Patienten mit Hochrisiko-Weichteilsarkomen präoperativ mit einer RHT und einer Chemotherapie nach dem EIA-Schema (Etoposid 250 mg/m^2, Ifosfamid 5 mg/m^2, Adriamycin 50 mg/m^2) behandelt. Präoperativ angewendet war damit bei mehreren Patienten eine erfolgreiche Resektion der zuvor inoperablen Tumoren möglich (ISSELS, 1996).

Mit einer **Kombination aus RHT und Radio-Chemotherapie** (trimodale Therapie) mit Cisplatin (40 mg/m^2) und Bleomycin (15 mg/m^2) in 1x wöchentlicher Gabe erzielten BORNSTEIN et al. (1992) bei Patientinnen mit therapierefraktären Lokalrezidiven in 53 Prozent der Fälle eine komplette Remission (CR). Bei lokal fortgeschrittenen HNO-Tumoren konnten AMICHETTI et al. (1993) bei einer kombinierten RHT mit einer Radio-Chemotherapie mit einer 1x wöchentlichen Gabe von Cisplatin (20 mg/m^2) kurz vor der Strahlentherapie bei 72 Prozent von 18 vorbehandelten Patienten eine komplette Remission erzielen. Nur zwei dieser Patienten entwickelten in einem mittleren Beobachtungszeitraum von 18 Monaten ein Rezidiv.

Die **regionale Tiefenhyperthermie mit Kurzwellen** (RF-RHT; 13,56MHz) ermöglicht auch ohne Kombination mit Zytostatika oder Strahlen eine gute Tumorkontrolle zumindest mit einem oft langanhaltenden Wachstumsstillstand (NC) und partiellen Remissionen (PR). Primäre Leberkarzinome, Bronchialkarzinome, Pankreaskarzinome sowie Leber- und Lungenmetastasen sprechen auch auf eine Hyperthermie mit Radiofrequenzen (13,56 MHz), in Kombination mit einer Immuntherapie an. In Einzelfällen wurden sogar komplette Remissionen (CR) bei Patienten mit regional auf Organe wie Leber und Lunge beschränkten Primärtumoren oder Metastasen beobachtet (HAGER et al., in Vorbereitung). Auch bei Knochenmetastasen und Pankreaskarzinomen werden damit gute palliative Effekte (Schmerzreduktion, Appetitsteigerung) mit zum Teil beachtlicher Verlängerung der Überlebenszeiten erzielt, wie in ersten offenen Studien demonstriert wurde (HAGER et al., 1995). So konnte zum Beispiel die mediane Überlebenszeit von 77 Patienten mit weit fortgeschrittenen, inoperablen oder rezidivierten Pankreaskarzinomen durch eine multimodale Therapie gegenüber den bisherigen therapeutischen Möglichkeiten 3-4fach verlängert werden bei guten bis sehr guten palliativen Ergebnissen (HAGER, SÜSSE et al., 1996). Bei über 90 Prozent der Patienten trat eine Schmerzlinderung mit einer entsprechenden Besserung des Appetits ein; die Hälfte der Patienten wurde sogar schmerzfrei.

Die **intrakavitäre hypertherme Perfusions-Chemotherapie** ist ein sehr effektives Verfahren zur Behandlung von Patienten mit intrakavitär disseminierten Tumoren und Ergüssen (Blase, Pleura, Peritoneum). So konnten FUJIMITO et al. (1991) mit einer intraoperativ durchgeführten intraperitonealen hyperthermen Perfusion (IPHT) in Kombination mit Mitomycin wesentliche Verbesserungen in der Überlebensrate von Patienten mit disseminierten Magenkarzinomen erzielen. Vor allem der Anteil von Langzeitüberlebenden ist vergleichsweise sehr hoch. Mit einer unter konservativen Bedingungen über einen intrakavitären Katheter durchführbaren ICHP konnten HAGER und Mitarbeiter in ersten Phase II-Studien in Kombination mit Platinverbindungen (Cisplatin 100 mg oder Carboplatin 450 mg) oder Mitomycin (10 mg) eine wesentliche Verlängerung der medianen Überlebenszeiten von Patienten mit disseminierten, therapieresistenten Ovarialkarzinomen (HAGER, DZIAMBOR et al., 1996), Magenkarzinomen, Pleuraergüssen und rezidivierenden Blasenkarzinomen erzielen.

Der Stellenwert der **extrakorporalen isolierten Extremitätenperfusion** wird zur Zeit in mehreren Phase-II/III-Studien geprüft. Bei der Behandlung von malignen Melanomen der Extremitäten konnten mehrere Autoren bei adjuvanter Perfusion eine über 90prozentige 5-Jahres-Überlebensrate erzielen (Übersicht siehe WALGENBACH et al., 1995). Bei therapeutischer Perfusion sind komplette Remissionsraten von über 90 Prozent möglich und die 5-Jahres-Überlebensrate liegt über 60 Prozent.

Die **Kombination einer Ganzkörperhyperthermie (GKHT) mit Zytostatika** (im wesentlichen Carboplatin, Mitomycin, Melphalan) wird gegenwärtig in Phase-II/III-Studien untersucht. Die Rationale für die GKHT liegt darin, daß einerseits die zytostatische Wirkung von Chemotherapeutika unter hyperthermen Bedingungen gesteigert wird, ohne daß andererseits die Toxizität im normalen Gewebe, zum Beispiel im Knochenmark, ansteigt. Mit anderen Worten: Der therapeutische Index bestimmter Zytostatika (Carboplatin, Ifosfamid, Mitomycin) wird unter hyperthermen Bedingungen deutlich gesteigert (ROBINS et al., 1993; WIEDEMANN et al., 1993). Die Chemotherapieresistenz wird gleichzeitig verringert. STEINHAUSEN et al. (1994) konnten unter GKHT (wassergefiltertes Infrarot-A) palliative Effekte mit Tumorremissionen bei therapierfraktären Krebspatienten demonstrieren. ROBINS et al. (1993) bestätigten diese Ergebnisse mit einer Infrarot-C-Technik. WIEDEMANN et al. (1994) konnten bei 6 von

19 therapierefraktären Patienten mit Sarkomen und Teratomen mit dieser Technik eine partielle Remission in Kombination mit Ifosfamid (5 mg/m^2) plus Carboplatin (300 mg/m^2) erreichen. Von Bedeutung ist dabei, daß eine Steigerung der unerwünschten Wirkungen im normalen Gewebe nicht oder nur geringfügig stattfindet (ROBINS et al., 1993). Allerdings sind bei der extremen Hyperthermie die durch eine mögliche Dehydratation bedingten nephrotoxischen und andere Risiken, etwa in Kombination mit platinhaltigen Zytostatika oder durch Wechselwirkungen mit Narkotika, zu berücksichtigen. Derzeit läuft eine Phase-II-Studie bei metastasierten, therapierefraktären Sarkompatienten mit einer GKHT in Kombination mit Zytostatika (ICE-Schema: Ifosfamid 5g/m^2, Carboplatin 300 mg/m^2, Etoposid 100 mg/m^2, WIEDEMANN et al., 1996).

Fazit und Ausblick

Viele Fragen nach der Einwirkung der Hyperthermie auf molekulare, biologische und genetische Mechanismen bleiben noch offen. Eine optimale Anwendungsform mit einer selektiven und homogenen Gewebeüberwärmung gibt es nicht. Das jeweils sinnvoll einzusetzende Verfahren ist am Patienten orientiert zu treffen. Neben den Methoden der passiven Hyperthermie ist die endogene Hyperthermie (siehe Kapitel 4.3) mit gleichzeitiger Aktivierung einer Vielzahl immunologischer Reaktionen zu nennen. Die Grundlagenforschung hat hier weiterhin eine Vielzahl offener Fragen und Aufgaben zu bewältigen. So sind etwa die biophysikalischen Schwierigkeiten einer Applikation der passiven Hyperthermie (hot spots) zu verbessern. Ein anderes Grundproblem ist, die erforderliche lokoregionale Tiefenwärme ohne Überhitzung oberflächlicher Strukturen zu erreichen. Die Abhängigkeit von der Frequenz der applizierten Wellen ist zu untersuchen (schwingungsinduzierte Resonanzphänomene). Die invasive Thermo-Dosimetrie sollte durch eine nicht-invasive ersetzt werden. Noninvasive Methoden sind mit kernspintechnischen Messungen prinzipiell möglich, da die Protonenresonanz temperaturabhängig ist. Eine multidisziplinäre Zusammenarbeit der Anwender im Rahmen prospektiver, multizentrischer Studien wird den möglichen Therapieerfolg durch diese Methode aufzeigen und damit die Hyperthermie als eine neue Therapieform einem größeren Patientenkreis zukommen lassen. Insbesondere die Kombination der Hyperthermie mit Radio- und/oder Chemotherapie sowie der Immuntherapie mit Biological Response Modifiers (BRM) läßt weitere Therapieerfolge erwarten.

Literatur

Amichetti, M., et al.: Cisplatin, Hyperthermia and Radiation (Trimodal Therapy) in Patients with Locally Advanced Head and Neck Tumors: A Phase I-II Study. Int J Radiat Oncol Biol Phys; (1993) 26, 801-807

Ardenne, M. von, Kirsch, R.: Zur Methodik der Hyperthermie, insbesondere bei der Krebs-Mehrschritt-Therapie. Dtsch Gesundheitswesen (1965) 20, 1935-1980

Ardenne, M. von, Reitnauer, P.G.: Selective Occlusion of Cancer Tissue Capillaries as the

Central Mechanism of the Cancer Multistep Therapy. Jpn J Clin Oncol (1980) 10 (1), 31-48

Bornstein, B.A. Zouranjian, P.S., Fraser, S.M. et al.: Local hyperthermia, radiation therapy, and chemotherapy in patients with local-regional recurrence of breast carcinoma. Int Radiat Oncol Biol Phys (1992) 25, 79-85

Busch, W.: Niederrheinische Gesellschaft für Natur- und Heilkunde in Bonn. – Aus der Sitzung der medicinischen Section vom 13. November 1867. Berl Klin Wochenschr (1868) 5, 137-139

Coley, W.B.: Contribution to the knowledge of sarcoma. Am Surg (1891) 14, 199-221

Dauterstedt, W. et al.: IRA-Therm – eine neuartige Infrarot-A-Hyperthermieeinrichtung. Z Klin Med (1987) 42, 953-957

Fehleisen, V.: Über die Züchtung der Erysipelkokken auf künstlichen Nährböden und ihre Übertragbarkeit auf den Menschen. Dtsch Med Wochenschr (1882) 8, 553-554

Fujimoto, S., et al.: A prospective study on combined treatment of intraperitoneal hyperthermic chemotherapy and surgery for patients with refractory gastric cancer. Cancer Chemotherapy Today. Ed. T. Taguchi, K.R. Aigner, Excerpta Medica (1991)

Hager, E.D., et al.: Komplementärtherapie des nicht kurativ resektablen Pankreaskarzinoms. Dtsch Zschr Onkol (1995) 27, 115-123

Hager, E.D.: Fiebertherapie mit bakteriellen Toxinen. In: Bühring, M., Kemper, F.H. (Hrsg.): Naturheilverfahren und unkonventionelle Medizinische Richtungen. Springer-Verlag, Heidelberg 1996

Hager, E.D.: Thermoimmunology: Immune Response of Organism due to Hyperthermia. Experimental Oncology (1996a) 17, in press

Hager, E.D.: Die prognostische Relevanz immunologischer Parameter in der Onkologie. In: Grundlagen der Misteltherapie. Aktueller Stand der Forschung und klinischen Anwendung. Hrsg.: Scheer, R., Becker, H., Berg, P.A. Hippokrates-Verlag, Stuttgart (1996b), im Druck

Hager, E.D., et al.: Intraperitoneal Hyperthermic Perfusion (IPHP) Chemotherapy of Patients with Advanced Ovarian Cancer. In: Hyperthermic Oncology 1996, Vol. II. Ed.: Franconi, C., Arcangeli, G., Cavaliere, R.: Proceedings of the 7th International Congress on Hyperthermic Oncology, Roma, April 9-13, 1996

Hager, E.D., et al.: Multimodal Treatment of Patients with Advanced Pancreatic Cancer in Combination with locoregional Hyperthermia. 19th International Symposium of the International Clinical Hyperthermia Society, 90th Annual Scientific Meeting of the Southern Medical Association's. Baltimore, November 20-24, 1996

Harima et al.: P53 Expression in Stage IIIb Cervical Carcinoma after Radiotherapy with or without Hyperthermia. In: Hyperthermic Oncology 1996, Vol. II. Ed.: Franconi, C., Arcangeli, G., Cavaliere, R. (1996): Proceedings of the 7th International Congress on Hyperthermic Oncology, Roma, April 9-13, 1996

Heckel, M.: Beliebig langdauernde und gezielt dosierbare Erhöhung der Körpertemperatur durch eine Infrarotstrahlungsanordnung. Strahlentherapie (1960) 111, 149-153

Issels, R.D.: Behandlung maligner Tumoren mit Hyperthermie. In: Zeller, zur Hausen (Hrsg.): Onkologie (1996) VI-4, 1-9

Issels, R.D., et al.: Ifosfamide plus etoposide combined with regional hyperthermia in patients with locally advanced sarcomas: A Phase II Study. J Clin Onc (1980) 8, 1818-1829

Issels, R.D., et al.: Improvement of local control by regional hyperthermia combined with systemic chemotherapy (ifosfamide plus etoposide) in advanced sarcomas: updated report on 65 patients. J Cancer Res Clin Oncol (1991) Suppl (4) 117, S141-S147

Issels, R.D., et al. (1995): Neoadjuvant Systemic Chemotherapie combined with regional Hyperthermia in Advanced or Recurrent Soft tissue Sarcoma: Results of the RHT-91 Study. Fifth Int Congr on Anti-Cancer Chemotherapy Paris 1995

Kluger, M.J.: Historical aspects of fever and its role in disease. In: Cox B. et al. (eds.): Thermoregulatory mechanisms and their therapeutic implications. 4th Int. Symp. on the Pharmacology of Thermoregulation, Oxford 1980. Karger, Basel 1980, pp. 65-70

Kraus, M., Wolf, B.: Zum Einfluß der zellulären Mikroumgebung auf das neoplastische Wachstum. Zschr Onkol (1996) 28, im Druck

Multhoff, G., et al.: A Stress-inducible 72kDA Heat Shock Protein (HSP 72) is expressed on the Cell Surface of Human Tumor Cells, but not on normal Cells. Int J Cancer (1995) 61, 272-279

Overgaard, J., Overgaard, M.: Is there a role for hyperthermia in gastrointestinal tract cancer? Recent Results in Cancer Res (1988) 110, 244-253

Overgaard, J.: The current and potential role of hyperthermia in radiotherapy. Int J Radiat Oncol Biol Phys (1989) 16, 535-549

Overgaard, J., et al.: Randomised trial of hyperthermia as adjuvant to radiotherapy for recurrent or metastatic malignant melanoma. Lancet (1995) 345/8949, 540-543

Robins, H.I, et al.: Phase I clinical trial of carboplatin and 41.8C whole body hyperthermia in cancer patients. J Clin Oncol (1993) 11, 1787-1794

Seegenschmidt, M.H.: Interstitielle Thermotherapie. Onkologe (1996) 1, 87-94

Srivastava, P.K.: Peptide-binding heat shock proteins in the endoplasmic reticulum: role in immune response to cancer and in antigen presentation. Adv Cancer Res (1993) 62, 153-177

Steinhausen, D., et al.: Evaluation of Systemic Toleranz of 42,0C Infrared-A Whole-Body Hyperthermia in Combination with Hyperglycemia and Hyperoxemia. Strahlenther. Onkol (1994) 170, 322-334

Theuer, E., Theuer, H.: Selektive Zerstörung maligner Tumorzellen. Dtsch Zschr Onkol (1994) 26, 120-122

Udono, H., Srivastava, P.K.: Heat Shock Protein 70-associaates Peptides Elicit Specific Cancer Immunity. J Exp Med (1993) 178, 1391-1396

Walgenbach, S., et al.: Die regionale hypertherme Extremitätenperfusion zur Therapie des malignen Melanoms. Ärztebl R-P (1995) Juni, 173-177

Wiedemann, G.J., et al.: Effects of temperature on the therapeutic efficacy and pharmacokinetics of ifosfamide. Cancer Res (1993) 4268-4272

Wiedemann, G.J., et al.: Ifosfamide and carboplatin combined with 41.8 C whole-body hyperthermia in patients with refractory sarcoma and malignant teratoma. Cancer Res (1994) 54, 5346-5350

Wiedemann, G.J., et al.: Ifosfamide Carboplatin and etoposide combined with 41.8 C whole-body hyperthermia in patients with refractory cancer. Cancer Res (1995) 55, (in press)

Wolf, B., Kraus, M.: pH-abhängige Selbstorganisation von Tumorwachstum und Invasion. Dtsch Zschr Onkol (1995) 27, 57-71

Bücher

Ardenne, M. von: Sauerstoff-Mehrschritt-Therapie. 4. Aufl., Thieme Verlag, Stuttgart 1987

Gautherie, M. (Ed.): Biological Basis of Oncologie Thermotherapy. Springer-Verlag, Heidelberg 1990

Gautherie, M. (Ed.): Methods of External Hypothermie Meating. Springer-Verlag, Heidelberg 1990

Hager, E.D., Abel, U. (Hrsg.): Biomodulation und Biotherapie des Krebses, Bd. II. Endogene Fiebertherapie und exogene Hyperthermie in der Onkologie. Verlag für Medizin Dr. E. Fischer, Heidelberg 1987

Heckel, M.: Ganzkörper-Hyperthermie und Fiebertherapie. Hippokrates-Verlag, Stuttgart 1990

Urano, M., Douple, E. (Eds.): Hyperthermie and Oncology Vol 4. Chemopotentiation by Hyperthermia. VSP, Utrecht 1994

Aktive Hyperthermie – Fiebertherapie –

Die aktive Hyperthermie oder Fiebertherapie unterscheidet sich von der passiven Hyperthermie bzw. Thermotherapie dadurch, daß durch exogene (wie Bakterientoxine) oder endogene (Zytokine wie Interleukine) Faktoren eine Erhöhung der Köpertemperatur ausgelöst wird.

Die verabreichten Toxine bzw. Zytokine verursachen eine Sollwerterhöhung der Körpertemperatureinstellung in Wärmeregulationszentren, die insbesondere im vorderen Hypothalamus lokalisiert sind. Die aktive Fiebertherapie wird auch als endogene Hyperthermie in Abgrenzung zur passiven exogenen Hyperthermie bezeichnet.

Fieber wurde schon lange als eine mächtige Abwehrreaktion eines Organismus auf einen unspezifischen Reiz erkannt und, soweit möglich, therapeutisch genutzt. Da sich der Prozeß der systemischen Hyperthermie in der Evolution der Wirbeltiere bis heute erhalten hat, ist anzunehmen, daß Fieber lebenserhaltende Funktion hat. In der Tat gibt es viele lebensbedrohende Erkrankungen, denen der Körper mit einer Fieberreaktion begegnet: Infektionen, Neoplasien, Autoimmunkrankheiten, Wundheilungsstörungen, Hämorrhagien, Leukozytopenien usw. *"Fever is a mighty engine, which nature brings into the world for the conquest of her enemies"* hat bereits im 17. Jahrhundert der englische Arzt SYDENHAM (1624-1689) treffend die Reaktion eines Organismus auf Pyrogene beschrieben. Viel früher schon hat HIPPOKRATES (460-377 v. Chr.) festgestellt: *"Was Arzneien nicht heilen, heilt das Eisen, was das Eisen nicht heilt, heilt das Feuer, was das Feuer nicht heilt, ist als unheilbar anzusehen"* und drückt damit die Bedeutung, die dem Fieber damals schon beigemessen wurde, aus. Und der griechische Arzt und Philosoph PARMENIDES (ca. 540-480 v. Chr.) weist mit der Aussage *"Gebt mir die Macht, Fieber zu erzeugen und ich heile alle Krankheiten"* auf das Interesse der Ärzte seiner Zeit hin, Fieber für therapeutische Zwecke gezielt einsetzen zu können.

Fieber ist ein Teilsymptom unspezifischer Abwehrvorgänge, das sich mit zahlreichen Pyrogenen (siehe Tab. 1) unterschiedlicher Herkunft auslösen läßt. Die potentesten Pyrogene sind Lipopolysaccharide (LPS), Bestandteile der äußeren Membran von gramnegativen Bakterien. Diese Endotoxine sind der Hauptfaktor für die Pathogenität von gramnegativen Mikroorganismen. Sie lösen andererseits im Wirt ein großes Spektrum biologischer Aktivitäten aus.

MIKROBIELLE PYROGENE

komplexe Substanzen
- Coleys Toxin = Mixed Bacterial Vaccine (MBV) (Vaccineurin®)
- Bacillus Calmette-Guérin (BCG)
- Bakteriophagen-Lysat
- Escherichia coli-Toxin
- Hefen-Lysate (Glukan)
- Lactobacillus bulgaricus
- Propionibakterium avidum (KP-40) et granulosum (KP-45)
- Staphage-Lysate
- Streptococcus haemolyticus-Zellwandextrakt (OK-432/Picibanil®)

chemisch definierte Substanzen
- Exotoxine (SpA, SpB, SpC)
- Hefen-Lysate (Glukan)
- Lipoid A
- Lipopolysaccharide (LPS)
- Lipoteichonsäure
- Peptidoglykane
- Staphylokokken-Protein A (SPA)
- Streptolysin-O
- Superantigene

VIRALE PYROGENE

Pflanzliche Pyrogene
- Viscum album
- Thuja occidentalis

Zytokine
- Tumornekrosefaktoren (TNF)
- Interleukin-1
- Granulozyten-Makrophagen-K(C)olonie-stimulierender Faktor (GM-CSF)

chemisch-synthetische Pyrogene
- Lysergsäurederivate
- Schwefel
- Terpentinöl
- Tripalmitoyl-S-glyceryl-cystein (Pam_3Cys)

Tab. 1: **Substanzen, die in Organismen Fieber induzieren**

Fieberlosigkeit und das Risiko bösartiger Erkrankungen

Die Beobachtung, daß Krebspatienten im Vergleich zur Durchschnittsbevölkerung "... bemerkenswert krankheitsfrei waren..." (Zit.) beschreibt bereits 1854 LAURENCE. 1910 weist SCHMIDT in einer umfangreicheren Untersuchung auf eine "afebrile Diathese" in der Anamnese von Krebspatienten hin. Die Zahl der Infektionskrankheiten in der Anamnese von Krebspatienten, der "Infektionsindex", liegt im Mittel auffallend niedrig. Nach ENGEL ist das relative Risiko, an Krebs zu erkranken, für Patienten, die nie eine Infektionskrankheit durchgemacht haben, in Abhängigkeit von der Krebslokalisation zwischen 2,5 und 46,2 (Odds-Ratio (OR)). Der Gesamtwert, der sich für Infektionsfreiheit in Bezug auf alle abgefragten Infektionen und Lokalisationen ergab, betrug 10,8. Auch SINEK bestätigte die durchschnittlich geringere Infekthäufigkeit bei der Untersuchung von 232 Krebspatienten, die er mit 2.444 Kontrollen verglich (vgl. Übersicht ABEL 1987).

Ein vergleichsweise erhöhtes Krebsrisiko mit einer OR von 15,1 für Menschen, die selten Fieber haben, fanden auch REMY et al. (1983) in einer Fall-Kontroll-Studie, ebenso ABEL et al. 1991 in einer Fall-Kontroll-Studie mit 255 Karzinompatienten, die mit 255 Kontrollpersonen und 230 Krankenhauspatienten verglichen wurden. Auch hier ist auffällig, daß das höchste Risiko auf die Patienten fällt, die einen niedrigen "Infektionsindex" aufwiesen und daß umgekehrt Infekte in den vorausgegangenen fünf bis zehn Jahren sehr konsistent mit einem verminderten Krebsrisiko korrelierten. Eine inverse Relation zwischen der Zahl febriler Infektionen und Erkrankungen an malignen Melanomen konnten auch KÖLMEL et al. (1992) in einer Fall-Kontroll-Studie mit 139 Patienten im Vergleich zu 271 Kontrollpatienten zeigen. Wenn die Gruppe mit zwei oder mehr febrilen Infektionen im Erwachsenenalter mit der Gruppe verglichen wurde, die keine febrilen Infektionen in den letzten fünf Jahren aufwies, war die Verringerung des Risikos für die Infektionsgruppe mit einer OR von 0,09 sehr deutlich. (Literatur siehe ABEL et al. 1991, HAGER 1996).

Spontane Tumorrückbildungen nach Fieber

Berichte über Spontanregressionen von Tumoren während oder nach einer fieberhaften Infektion wurden schon im 18. Jahrhundert von VAUTIER veröffentlicht. Neben älteren Übersichtsreferaten existieren auch eine Reihe neuerer Arbeiten, in denen gut dokumentierte Fälle von Spontanremissionen beschrieben wurden (Lit. siehe HAGER 1996). So fanden STEPHENSON et al. (1971) in einer gründlichen, computerunterstützten Analyse von spontanen Tumorrückbildungen, daß in 62 von 224 Fällen eine Infektion oder persistierendes Fieber der Regression vorausging.

In einer vom Cancer Research Institute in New York von HELEN NAUTS herausgegebenen "Infektions-Monographie" mit 1.032 Quellen, wurden 449 Fälle gut dokumentierter spontaner Tumorrückbildungen beschrieben, die während oder nach einer länger anhaltenden fieberhaften Episode, meist infolge eines Erysipels, Abszesses oder einer Septikämie sowie Suppuration bzw. Wundinfektion entwickelten. Dabei stellte sich heraus, daß die meisten Rückbildungen nach Streptokokkeninfektionen (in erster Linie Erysipel) auftraten, gefolgt von Staphylokokkeninfektion (Suppuration) oder gemischten Infektionen.

Die größere Anzahl dauerhafter Resultate ergab sich jedoch nach länger andauernden Infektionen, hauptsächlich durch Staphylokokken verursacht (Lit. siehe HAGER 1987). Eine Zusammenfassung der Beobachtungen von Fällen, bei denen eine spontane, nicht in therapeutischer Absicht induzierte Infektion eintrat (Serien A und C der Monographie), kann den Abb. 1 und 2 entnommen werden.

Vier histologische Tumortypen machten bei den genannten Spontanrückbildungen über 50 Prozent der Fälle aus: Hypernephrom, malignes Melanom, Neuroblastom und Chorionkarzinom. Den frühen Beobachtungen über Spontanregressionen ist weiter zu entnehmen, daß mit über 40 Prozent die relativ selten vorkommenden Sarkome deutlich überrepräsentiert sind. Das Alter scheint dabei auch eine wichtige Rolle zu spielen, denn die Spontanregressionen ereigneten sich meist bei jüngeren Patienten.

Therapeutische Erfahrungen mit Bakterientoxinen

Der erste, der Erysipele bei einem größeren Patientengut gezielt zur Krebsbehandlung einsetzte, war BUSCH 1866 in Bonn. Nach der Entdeckung des Erysipelerregers durch FEHLEISEN 1881 wurden Tumoren mit Reinkulturen beimpft. Damit ließen sich in einigen Fällen Tumorregressionen erzielen, in anderen Fällen konnte keine Infektion ausgelöst werden. Viele der Patienten starben aber an den Folgen der künstlich hervorgerufenen Erysipele, da zu jener Zeit weder eine standardisierte Dosis verabreicht werden konnte, noch die Möglichkeit bestand, im Falle einer exazerbierenden Infektion therapeutisch mit Antibiotika einzugreifen.

Eine systematische Erforschung der Erysipelbehandlung erfolgte seit 1891 durch den amerikanischen Chirurgen WILLIAM B. COLEY (COLEY, 1891). Auch er injizierte anfangs Reinkulturen in die Tumoren und beobachtete bei den überlebenden Patienten einen raschen Zerfall solider Tumoren mit dem Bild einer hämorrhagischen Nekrose (vgl. NAUTS, 1987a, b). Allerdings überwog auch hier wegen der zu starken und damals medizinisch nicht beherrschbaren Infektionsfolgen der letale Ausgang. Wegen der Schwierigkeit bei der Induktion und Kontrolle von Infektionen versuchte COLEY in der Folge, die Tumoren durch Injektion abgeschwächter lebender Kulturen zu zerstören; jedoch war der Erfolg zunächst gering oder blieb bei hitzeinaktivierten Bakterien ganz aus.

Zwischen 1892 und 1936 experimentierte COLEY mit 13 verschiedenen bakteriellen Zubereitungen. Die Mischung aus hitzegetöteten grampositiven *Streptococcus pyogenes* und gramnegativen *Serratia marcescens* im Verhältnis von 1:7.300 (Co-

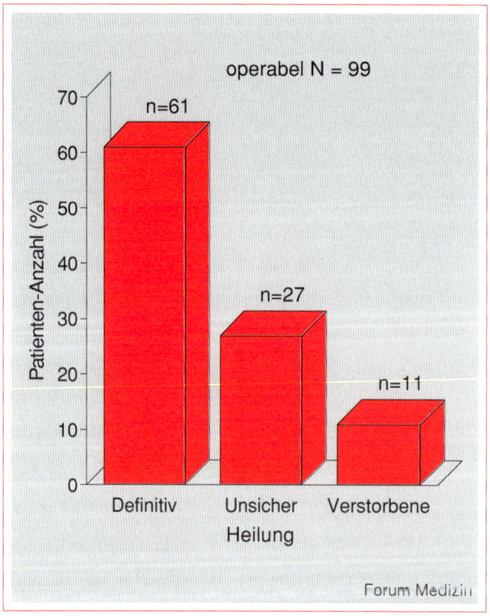

Abb. 1: **Ergebnisse von 99 operablen Krebspatienten, bei denen postoperativ eine spontane pyrogene Infektion auftrat** [nach NAUTS, 1980]

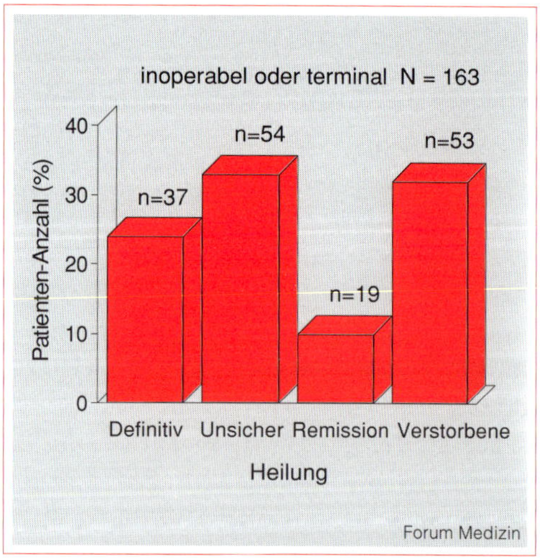

Abb. 2: **Ergebnisse von 163 inoperablen oder terminalen Krebspatienten, bei denen im Krankheitsverlauf eine spontane pyrogene Infektion auftrat** [nach NAUTS, 1980]

ley's Toxin, Sy.: Mixed Bacterial Vaccine (MBV), Tracy's Formel) erwies sich am effektivsten und führte zu reproduzierbaren therapeutischen Ergebnissen.

COLEYs günstige Berichte veranlaßten Mediziner in Amerika und Europa, seine Behandlungsmethoden einer Nachprüfung zu unterziehen (vgl. NAUTS, 1987b), darunter auch den Nobelpreisträger WAGNER-JAUREGG, (1916), der die Methode zur Behandlung der progressiven Paralyse einsetzte.

Die Ergebnisse waren unterschiedlich, allerdings wurden auch verschiedenste Präparationen benutzt. Vom Cancer Research Institute, New York, wurden in den letzten 45 Jahren detaillierte Krankenberichte über 896 histologisch gesicherte Fälle von Krebspatienten gesammelt, die mit "Mixed Bacterial Vaccine" (MBV) nach COLEY behandelt wurden (vgl. NAUTS, 1987a, b). Die höchste Erfolgsrate gab es bei Weichteilsarkomen und bei Lymphomen. Vollständige oder teilweise Rückbildungen traten auch bei inoperablen oder metastasierenden Karzinomen der Brust, des Darms, der Nieren und bei Neuroblastomen auf (Abb. 3). COLEY beobachtete von Anfang an, daß die kurativen Effekte von Erysipel auf Sarkome ausgeprägter waren als auf Karzinome (COLEY, 1894, 1908).

NAUTS (1975) fand außerdem, daß die Wirkung der Fiebertherapie von der Höhe der Temperatur (Abb. 4) und von der Gesamtdauer der Therapie (Abb. 5) abhängt. Danach sind die Raten an kompletten Remissionen bei

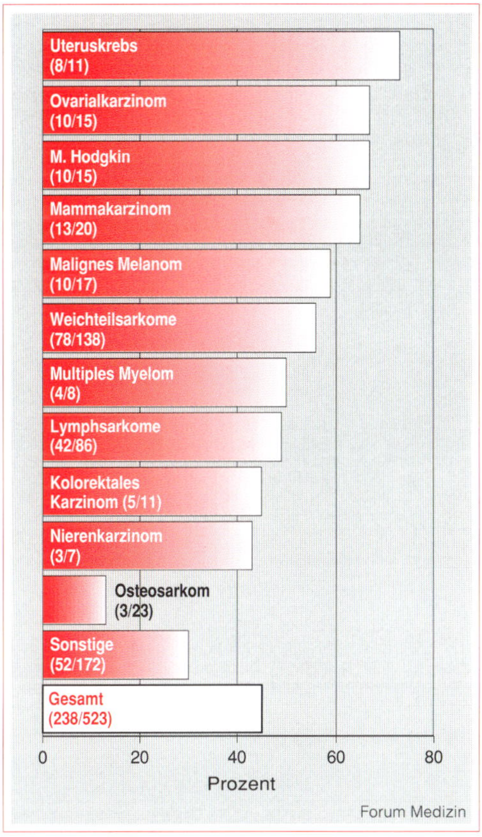

Abb. 3: **5-Jahres-Überlebensraten von 523 Patienten mit verschiedenen inoperablen Tumoren, die mit 'Mixed Bacterial Vaccine' (MBV) behandelt wurden** [nach NAUTS, 1982]

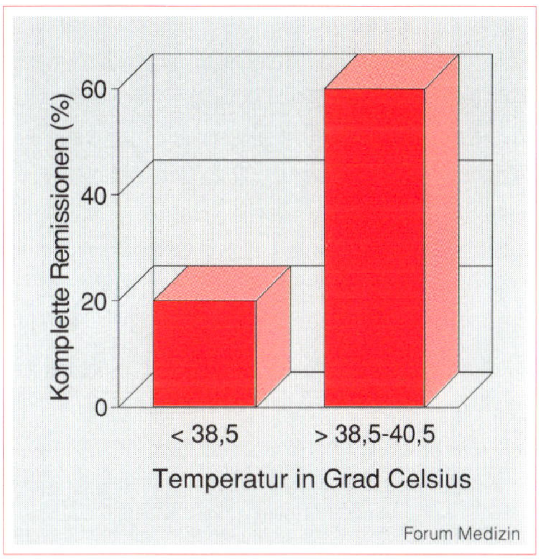

Abb. 4: **5-Jahres-Überlebensraten bei Patienten mit inoperablen Weichteilsarkomen in Abhängigkeit von der Fieberreaktion (Temperatur)** [nach NAUTS, 1975]

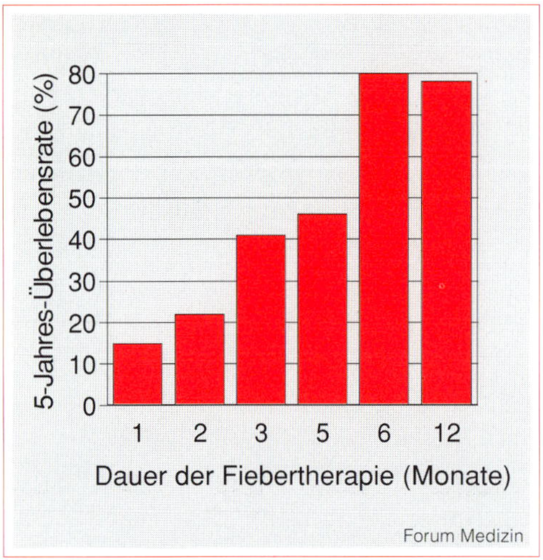

Abb. 5: **5-Jahres-Überlebensraten bei Patienten mit inoperablen Weichteilsarkomen in Abhängigkeit von der Dauer der Fiebertherapie** [nach NAUTS, 1975]

Temperaturen zwischen 38,5 und 40,5 °C höher als bei Temperaturen kleiner 38,5 °C, und eine Therapie über einen Zeitraum von sechs Monaten ist effektiver als eine Therapie von zwei oder drei Monaten. COLEY hat MBV täglich oder jeden zweiten Tag intramuskulär über Wochen bis Monate verabreicht. Pausen wurden nur eingeführt, wenn es die allgemeine Kondition des Patienten erforderlich machte. Die Mehrzahl der positiven Ergebnisse wurden mit dem Gebrauch der Vakzine über eine kontinuierliche und lange Anwendungsperiode beobachtet (CHRISTIAN und PALMER, 1928; HARMER, 1914; NAUTS, 1975).

Zusammenfassend zeigen die frühen klinischen Beobachtungen, daß offenbar der mesodermal embryonale Ursprung des Tumors der wichtigste prognostische Faktor für das Ansprechen einer Fiebertherapie ist. Die Weichteilsarkome und die Lymphome machten 90 Prozent der permanenten Erfolge einer Behandlung mit COLEYs Vakzine aus. Die meisten kurativen Erfolge bei Patienten mit Karzinomen wurden bei solchen gesehen, die von Geweben mesodermalen Ursprungs entstanden sind, wie Nieren- und Ovarialkarzinome, sowie bei Leukämien (siehe Tab. 2). Wegen der höheren Antigenität sprechen offenbar Virus-assoziierte Tumoren (siehe Tab. 3) auf eine immunstimulative Therapie besser an.

Die Fiebertherapie wurde bis zum Aufkommen der Zytostatika als einzige systemische Therapie des Krebses angesehen. Die Chemotherapie mit Antibiotika und Zytostatika verdrängte die Fiebertherapie weitgehend bis in die 70er Jahre. Zunehmende Kenntnisse über biologische Mechanismen der Zytostase und Zytotoxizität von Krebszellen, neue Erkenntnisse über immunologische Abwehrmechanismen, über die Regulation des Wachstums durch Onkogene und vor allem über die Apoptose (programmierter Zelltod) sowie die zunehmende Er-

Gute Evidenzen liegen vor:

- Sarkome
- Lymphome
- Leukämie
- Nierenzellkarzinome
- Ovarialkarzinome

Evidenzen liegen vor:

- Mammakarzinome
- Kolonkarzinome

Tab. 2**: Maligne Tumoren, die potentiell auf eine Fiebertherapie ansprechen**

Virusfamilie	Virus	maligne Tumoren
Herpesviren	Epstein-Barr-Virus (EBV)	Burkitt-Lymphom Nasopharynx-Karzinom
	Herpes-simplex-Virus (HSV)?	Haut- und Lippen-Karzinome
Papovaviren	humanes Papillomavirus (HPV) Typ 16, 18	Zervix-, Vulva-, Penis-, Perianal- und Anal-Karzinome
Hepadnaviren	Hepatitis-B/-C-Virus (HBV)	hepatozelluläres Karzinom
Lentiviren	humanes Immundefizienz Virus-I (HIV-1)	Kaposi-Sarkom Burkitt-Lymphom
Onkoviren	humanes T-Zell-Leukämie-Virus-I (HTLV-1)	adulte T-Zell-Leukämie

Tab. 3: **Potentiell durch Viren induzierte oder mitverursachte maligne Tumoren. Sie sprechen besonders gut auf eine immunstimulierende Therapie an.**

kenntnis, daß mit monotherapeutischen Ansätzen bei Krebs wenig zu erreichen ist, führten in letzter Zeit wieder zu einer Zunahme des Interesses für die Fiebertherapie.

Pathophysiologische und pharmakologische Grundlagen

COLEY injizierte MBV zunächst in den Tumor und beobachtete systemische Reaktionen wie Schüttelfrost und Fieber, die er einem Ansprechen des Tumors auf die Toxine zuschrieb. WENDT und KIM (1959) berichteten von diversen Stoffwechselveränderungen während einer Fieberreaktion, wie initialer Leukopenie mit nachfolgender Leukozytose, gesteigerter Phagozytoseaktivität der Makrophagen, Aktivierung der Fibrinolyse, Aktivierung des Leberstoffwechsels und des Hypophysen-Nebennierenrinden-Systems.

Im Jahre 1943 entdeckten SHEAR und Mitarbeiter in COLEYs bakterieller Vakzine (MBV) **Lipopolysaccharide (LPS)** als die aktive Substanz. Da die Endotoxine selbst in Zellkulturen keine Tumorzellen abtöten, muß die antineoplastische Wirkung auf wirtsabhängige Mechanismen zurückgeführt werden. In Serum von Mäusen, die zunächst mit BCG "geprimed" und danach mit LPS stimuliert wurden, entdeckten CARLSWELL und Mitarbeiter 1975 einen Faktor, der zu einer hämorrhagischen Tumornekrose bei tumortragenden Tieren führte, den Tumornekrosefaktor (TNF-α).

Die hohe Toxizität von exogen zugeführtem TNF-α und deren Mangel an therapeutischer Wirksamkeit im Vergleich zu endogen induziertem TNF-α läßt aus biologischer Sicht eine Induktion über LPS oder andere Pyrogene als sinnvoller erscheinen. Im letzteren Fall wirkt TNF-α innerhalb der durch Endotoxine induzierten Zytokinkaskade (siehe Tabelle 4) auf natürliche Art und Weise.

Zelluläres Immunsystem

- Leukopenie gefolgt von Leukozytose
- Zunahme der Chemotaxis und Migration
- Gesteigerte Phagozytose der Makrophagen

Zytokine

- Tumornekrosefaktor-α (und -β)*
- Interferon-α, -γ
- Colony-Stimulating-Factor
- Interleukine-1, -2, -6,

* Superantigene

Tab. 4: **Effekte von Pyrogenen auf das zelluläre Immunsystem und die Zytokine**

Fieberinduzierende Substanzen

Fieber kann mit verschiedenen Agenzien (siehe Tab. 1) induziert werden. Die bisher bekannten und am besten untersuchten Substanzen sind:

- Endotoxine (Lipopolysaccharide, LPS) von gramnegativen Bakterien, wie *Serratia*,
- Exotoxine von grampositiven Bakterien, wie *Streptokokken* und *Staphylokokken*,
- Streptolysin-O,
- Lipoteichonsäure und
- Zytokine (zum Beispiel IL-1, TNF-α).

Endotoxine induzieren die Freisetzung von Zytokinen wie IL-1 und TNF-α. Von grampositiven Bakterien ist bekannt, daß sie mindestens drei (SCHLIEVERT et al., 1979) oder möglicherweise noch mehr (BRAUN et al., 1993) verschiedene pyrogene Exotoxine freisetzen. Diese üben offenbar einen direkten Einfluß auf das Thermoregulationszentrum im Hypothalamus (SCHLIEVERT und WATSON, 1978) aus.

Bakterientoxine und ihre möglichen Wirkungsmechanismen

Die systemischen Effekte, einschließlich hohem Fieber, werden teilweise durch direkte Effekte der Exotoxine und Endotoxine verursacht, hauptsächlich aber über die durch aktivierte Makrophagen induzierten Zytokine IL-1 und TNF-α.

Die Endotoxine gramnegativer Bakterien bestehen aus einem hydrophilen Polysaccharidanteil und einer hydrophoben Lipidkomponente. Sie sind daher ihrer chemischen Zusammensetzung nach Lipopolysaccharide (LPS). Bei Enterobakterien besteht der Polysaccharidanteil aus einem Polymer identischer Oligosaccharide und dem Kernbereich. Die fieberinduzierende Wirkung ist auf Lipid A zurückzuführen. Freies Lipid A induziert alle pathophysiologischen Effekte, die von Endotoxinen ausgelöst werden. Wegen der entscheidenden Bedeutung von Lipid A wurden diverse Lipid-A-Analoga synthetisiert und experimentell und klinisch geprüft (RIETSCHEL et al., 1987; STÜTZ und LIEHL, 1991), unter anderem auch, um die pathophysiologischen Effekte zu umgehen. Die durch Endotoxine freigesetzten Zytokine, insbesondere IL-1, IL-2 und IL-12, beeinflussen auch die Adhäsionsmoleküle von Endothelzellen, Tumorzellen sowie Zellen des Immunsystems (Übersicht siehe HAGER 1996).

Exotoxine von Gruppe A Streptokokken wurden außerdem als die sog.

"Superantigene" identifiziert, die eine direkte polyklonal aktivierende aber auch hemmende Wirkung auf T-Zellen ausüben (MARRACK und KAPPLER, 1990; LEONARD et al., 1991). Die durch LPS aktivierten T-Zellen sezernieren wiederum verschiedene Zytokine, wie beispielsweise TNF-β, Interferon-γ oder IL-1 (BJORK et al., 1992).

Bei der Beurteilung der Wirkung einzelner modulierender Komponenten von Bakterien, spielen auch additive und synergistische Wirkungen anderer Bestandteile eine Rolle. So erwies sich die Lipoteichonsäure von Staphylokokken als potenter Immunmodulator (OHSHIMA et al., 1992). Ebenso weisen Polypeptide immunmodulatorische Eigenschaften auf.

Besonderheiten der komplexen Umstimmung

All diese Substanzen wirken in unterschiedlicher Art und Weise und haben auch verschiedene Effektkinetiken. Sie wirken außerdem synergistisch. Pharmakodynamisch ist daher von einem "natürlichen Komplex" fieberinduzierender Substanzen ein breiteres therapeutisches Spektrum zu erwarten als von Einzelsubstanzen, die zum Teil – exogen verabreicht – hoch toxisch sein können (wie etwa TNF-α oder IL-2). Die natürlichen, komplexen Substanzen, wie zum Beispiel MBV, verursachen dagegen induktiv einen immunologischen "Schneeballeffekt". Es bleibt weiteren Untersuchungen mit moderner Methodik überlassen, biologische Effekte zwischen Monosubstanzen wie IL-2, TNF-α und LPS einerseits und komplexen Toxinen wie MBV oder lebenden Bakterien(genischen) andererseits zu vergleichen. Als "Biological Response Modifiers" (BRM) verursachen sie eine komplexe Kettenreaktion (Umstimmung) im Organismus, die von Individuum zu Individuum unterschiedlich, von Zeit zu Zeit verschieden (zirkadiane Rhythmik) und von der jeweiligen Vorgeschichte und Reaktionsbereitschaft des Organismus abhängig ist. Außerdem entsteht bei mehrfacher Anwendung in kurzen Abständen eine Toleranzinduktion. Die therapeutischen Effekte sind daher individuell verschieden und die Reproduzierbarkeit von Versuchen ist wegen der Toleranzinduktion nur unter Berücksichtigung zeitlicher Intervalle gewährleistet.

Vorbehandlung von Mäusen mit bakteriellen Toxinen schützt auch vor Strahlenschäden. Gleichzeitig wird dadurch der Effekt der Strahlentherapie auf Tumorzellen verstärkt (Übersicht siehe MILLER und NICHOLSON, 1971). Die radioprotektive Wirkung von Zytokinen wie IL-1 und TNF-α wurde von NETA et al. und URBASCHEK et al. (Übersicht siehe ABEL, 1987) gezeigt.

Klinische Studien

Klinisch-pharmakologische Studien mit LPS und MBV wurden von mehreren Arbeitsgruppen durchgeführt (Übersicht siehe HAGER, 1996). Randomisierte, vergleichende klinische Studien liegen vor allem für das Präparat OK-432 vor. Für MBV liegen lediglich die Studien von JOHNSTON (1962) mit inhomogenem Patientengut, von KEMPIN et al. (1981, 1983) mit Non-Hodgkin-Lymphom-Patienten und von TANG et al. (1991) mit Leberkarzinompatienten vor. Zu erwähnen ist auch die klinische Phase-I-Studie von ENGELHARDT et al. (1990, 1991). Beeindruckende Ergebnisse liegen ebenfalls von PULVERER, BEUTH und Mitarbeitern vor. In einer prospektiven randomisierten Studie an Patienten mit kolorektalen Tumoren konnten neben einer Immunstimulation relevante Verlängerungen der Überlebenszeiten erreicht werden (ISENBERG et al., 1994). Die relevanten klinischen Studien mit fieberinduzierenden Substanzen sind in Tabelle 5 zusammengefaßt.

Mehrere klinische Prüfungen wurden mit dem Präparat OK-432 (Picibanil®), einer Zellwandkomponente von *Streptococcus pyogenes*, durchgeführt (Übersicht ABEL et al., 1991). OK-432 hat eine Wirkung auf die zelluläre Immunabwehr. Es aktiviert T-Zellen, Makrophagen und NK-Zellen, erhöht die Produktion von IL-1 und IL-2 und verstärkt die autologe Zytotoxizität. Beim Menschen geht die Injektion von OK-432 mit Fieber und einer Leukozytose einher. OK-432 ist in Japan als Medikament zur Behandlung von Krebspatienten zugelassen. Als adjuvantes oder palliatives Therapeutikum wurde OK-432 zumeist in Verbindung mit Zytostatika unter anderem gegen maligne Melanome, Magenkrebs, Leberkrebs, Blasenkrebs, maligne Lymphome, Ovarialkarzinom und Lungenkrebs eingesetzt (Übersicht siehe ABEL und VOGLER, 1992; ABEL, 1996). Hinweise auf eine positive Wirkung des OK-432 auf den Krankheitsverlauf oder den Allgemeinzustand der Patienten wurden in den meisten Studien festgestellt. Beeindruckend sind vor allem die Ergebnisse bei Magen-, Leber- und Blasenkarzinomen.

Beeindruckende Ergebnisse erzielten PULVERER und Mitarbeiter mit einer Präparation aus *Propionibacterium avidum KP-40* bzw. *Propionibacterium granulosum KP-45*. Propionibakterien stimulieren das mononukleäre, phagozytäre System (MPS). Dabei kommt den Makrophagen eine zentrale Bedeutung zu. Die von den Makrophagen aufgenommenen Zellwandkomponenten von Propionibakterien (unter anderem Peptidoglykan-Teichonsäure-Komplex) bleiben intrazellulär längere Zeit aktiv und führen zu einer gesteigerten Phagozytoseaktivität und zu einer ausgeprägten, gegen virushaltige Zellen und Tumorzellen gerichteten Zytotoxizität. Damit verbunden kommt es auch zu einer Freisetzung von Zytokinen und Aktivierung von NK-Zellen und T-Lymphozyten sowie des humoralen Abwehrsystems (Übersicht siehe ISENBERG et al., 1995). Damit bietet sich die i.v. Gabe von Propionibakterien für eine Immunprophylaxe vor oder eventuell auch nach einer Chemo- oder Strahlentherapie bzw. Tumoroperation zur Rezidiv- und Metastasenprophylaxe an.

Weitere Präparationen, wie *Lactobacillus bulgaricus* LB-51 und *Staphylococcus*-Protein A (SPA) befinden sich in der klinischen Prüfung. Ebenso laufen klinische Studien mit chemisch definierten Monosubstanzen, wie Lipid A-Derivate und Tripalmitoyl-S-glyceryl-cystein (PAM_3Cys).

"No one could see the results I saw and lose faith in the method. To see poor hopeless sufferers in the last stages of inoperable sarcoma show signs of improvement, to watch their tumours steadily disappear, and finally see them restored to life and health, was sufficient to keep up my enthusiasm." (Zit.) WILLIAM B. COLEY, 1909.

Autor/Design/ Diagnose/ Fragestellung	Substanz/Dosis/ Therapiedauer	Beobachtungen
Pilotstudien und klinische Phase-II/III -Studien		
Axelrod et al., 1988; offene klinische Pilotstudie; N=12 Pat. mit metastasierenden Karzinomen	MBV 0,1 ml 2xwöchentl.; 8 Wochen;	IFN-, IL-2-Anstieg; B- u. Th-Zell-Anstieg; Ts-Zell-Abfall; 1 PR, 3 SD über 8+ Wochen; ausführliche Fallbeschreibung
Johnston, 1962; randomisierte Doppelblindstudie; N=85 Pat. mit inoperablen, metastasierenden Neoplasien	MBV 0,1 ml Tag 5,7,9 alle 28 Tage; z.T. in Kombination mit low-dose Chemotherapie	IFN- u. IL-2-Anstieg; B- u. Th-Zell-Anstieg; Ts-Zell-Abfall; 16/34 Pat. Besserung, davon 9 objektiv (Kontrolle 1 kurze subj. Besserung); ausführliche Fallbeschreibung
Johnston u. Novales, 1962; offene klinische Beobachtungsstudie; N=93 Pat. mit inoperablen, metastasierenden Tumoren; Ermittlung von Tumoren, die auf MBV ansprechen	MBV 0,1 ml; mehr als 10 Injektionen;	20/93 Pat. subjektive Besserung, 30/93 Pat. objektive Besserung (Rückgang der Tumormasse); Mamma- und Kieferhöhlenkarzinome sprechen besonders an; ausführliche Fallbeschreibung
Miller u. Nicholson, 1971; retrospektive Langzeitstudie; N=52 Pat. mit Retikulumzellsarkomen (10 mit Metastasen)	MBV (47 Fälle), 5 mit akutem infektiösem Fieber; Dauer >12 Monate; Dosis fieberorientiert	5-J-ÜR 64% (hist. Vergl. 32-42%); 48% erkrankten nicht mehr an dem Tumor; ausführliche Fallbeschreibung
Kempin et al., 1981, 1983; randomisierte kontrollierte Studie; N=56 Patienten mit nodulärem NHL	MBV i.v. in Kombination mit CHT im Vergleich mit CHT (NHL-4 Protokoll)	CR 85% vs. 44%, stat. sign.; ÜLZ sign. verlängert (p=0,029)
Kölmel et al., 1991; offene klinische Pilotstudie; N=15 Pat. mit metastasierenden Melanomen	MBV (Vaccineurin®) i.v.; 6-24 Injektionen; Dauer 10-24 Monate	TNF-α- und IFN-γ-Anstieg; 3/15 komplette Remissionen (Hautmetastasen) und 'mixed responses'
Nauts, 1984; retrospektive Langzeitanalysen; N=26 Pat. mit inoperablem Mammakarzinomen	MBV s.c., i.v.; Dauer >3 Monate	Tumorremission 23/26 Fällen; mediane ÜLZ 6,3 Jahre
Havas et al., 1993; offene klinische Phase-I/II-Studie; N=11 Pat. mit refraktären Neoplasien	MBV i.v. 1:10 bis 1:4,4 Dilutionen; 2x/Woche	IFN-, IL-2-Anstieg; B- u. Th-Zell-Anstieg; Ts-Zell-Abfall; 1/11 PR, 1/11 MR, 4/11 SD, 5/11 PD; 1 Pat. mit AIDS und Kaposis Sarkom AZ wesentlich gebessert

Tab. 5: **Relevante klinische Studien mit fieberinduzierenden Substanzen**

Autor/Design/ Diagnose/ Fragestellung	**Substanz/Dosis/ Therapiedauer**	**Beobachtungen**
Guo, 1987; offene klinische Beobachtungsstudie; N=38 Kinder mit Sarkomen u. Hepatomen (24 inoperabel)	MBV; 14 präoperativ	6/24 inoperablen Fällen sind nach einer Beobachtungszeit von 3,5 Jahren noch am Leben
Tang et al., 1991; offene, kontrollierte klinische Studie; N=86 Pat. mit hepatozellulärem Karzinom nach OP u. RT	MBV i.v.	ÜLZ i. Vgl. zur Kontrolle verlängert, RT verursachte Immun suppression im Vgleich zur Kontrolle verringert
Waisbren, 1987; offene klinische Langzeitstudie; N=139 Pat mit div. Tumoren.: 38 therapierefraktäre Pat. (nach CHT/RT), 48 ohne CHT/RT, da keine Wirkung zu erwarten, 53 mit CHT oder RT	MBV, TF, BCG; 28 Pat. erhielten zusätzlich lymphoblastoide Lymphozyten; 4x pro Woche u. danach monatlich über Jahre	mediane ÜLZ bei Lungenkarzinom-Pat. im Stadium III 16 vs. 7 Monate (historischer Vergleich) (N=24); bei Mammakarzinomen Ergebnis der CHT vergleichbar; Bem.: nur 20% der Pat. hatten Fieber u. Schüttelfrost; ausführliche Dokumentation
Abel et al., 1992 (Übersicht); v.a. randomisierte klinische Studien; diverse Tumoren: *5 Studien mit Magenkarzinomen* div. Stadien n_{ges}= 921/643 (Verum/Kontrolle); 157/148 Bronchialkarzinome, 221/161 Zervixkarzinome, 37/41 Blasenkarzinome	OK-432 (Picibanil®) i.d., i.m., i.t.; *Streptococcus pyogenes* Zellwandextrakt	Bei Magen-, Bronchial- und Zervixkarzinomen sign. Verlängerungen der ÜLZ; bei primärem Blasenkarzinom Rezidivrate sign. niedriger
Isenberg et al., 1994, 1996 randomisierte Langzeitstudie; N=101 Pat. kolorektale Tumoren i. Stad. Dukes A u. B	*Propionibacterium granulosum* KP-40; 1 Behandlung präoperativ	Mortalität im Stad. I 91% vs. 63%, Stad. II 90% vs. 45% sign. reduziert, Stad. III n.s.; Wundheilung verbessert

Abkürzungen:
AZ: Allgemeinzustand; BCG: Bacillus Calmette-Guéring; CHT: Chemotherapie; CR: komplette Remission; -JÜR: -Jahres-Überlebens-Rate; l.d.: low-dose; IFN: Interferon; IL: Interleukin; n.s.: nicht signifikant; MBV: mixed bacterial vaccine; MR: mixed response; MTD: maximal tolerable Dosis; OP: Operation; Pat.: Patient; PD: Progression; PR: partielle Remission; RT: Radiotherapie; SD: stable disease; stat. sign.: statistisch signifikant; TF: Transfer Faktor; Th: T-Helfer-Zellen: TNF: Tumornekrosefaktor; Ts: T-Suppressor-Zellen; ÜLZ: Überlebenszeit;

Tab. 5: *(Fortsetzung)*

Nebenwirkungen und Kontraindikationen

Die subkutane, intramuskuläre oder intravenöse Injektion von bakteriellen Toxinen geht dosis- und konstitutionsabhängig mit Schüttelfrost und Temperaturen zwischen 38 und 41 °C einher. Schüttelfrost tritt innerhalb von 15 bis 60 Minuten ein und dauert zwischen 10 und 45 Minuten. Der Schüttelfrost kann durch eine gleichzeitige passive Ganzkörpererwärmung, zum Beispiel mittels Infrarot, vermieden werden. Die gesamte Fieberreaktion dauert meistens drei bis vier Stunden. Die Patienten können mit Schmerzen im Tumorgebiet oder einem im Tumorgebiet lokalisierten Hitzegefühl oder Kopfschmerzen und Muskelkrämpfen reagieren. Hypotone und hypertone tachykarde Kreislaufreaktionen können resultieren. Erbrechen entsteht häufig spontan, meist ohne vorausgehende Übelkeit. Diese Beschwerden sind zumindest teilweise auf die Sekretion von Zytokinen, insbesondere IL-1 und TNF-α, zurückzuführen. Im Anschluß an eine Fieberreaktion entwickeln einige Patienten eine hypotone Kreislaufreaktion begleitet von Müdigkeit und Inappetenz. Die Nebenwirkungen verschwinden in der Regel innerhalb von 24 Stunden.

Treten während einer Fiebertherapie nicht beherrschbare Fieberreaktionen auf oder muß wegen unerwünschter Herz-Kreislaufreaktionen eine Fiebertherapie abgebrochen werden, so kann die Körpertemperatur mit physikalischen Methoden (etwa kaltfeuchte Wadenwickel) und medikamentös (Antipyretika, zum Beispiel Aspisol i.v.) gesenkt werden. Hypotone Kreislaufzustände können, falls erforderlich, mit Pentetrazol und Etilefrin wirksam behandelt werden. Für eine ausreichende Flüssigkeitszufuhr (i.v./oral) sollte am Ende einer Fiebertherapie gesorgt werden. Der Patient kann ab dem Zeitpunkt, von dem an die Körpertemperatur sinkt, wieder Flüssigkeit zu sich nehmen. Bei ansteigenden Körpertemperaturen sollte dies möglichst nicht geschehen, da ein Schwitzen ausgelöst werden kann, was zu einem Wärmeenergieverlust führt. Kontraindikationen der Fiebertherapie sind der Tabelle 6 zu entnehmen.

- Herzinsuffizienz II. Grades nach der NYHA*
- schwere Herzrhythmusstörungen
- schwere Angina pectoris, frischer Myokardinfarkt
- Vitalkapazität <60 Prozent
- akute Hepatitis oder Nephritis, sowie Leberzirrhose oder Niereninsuffizienz Stadium II nach Sarre
- Neigung zu Fieber-Konvulsionen und Epilepsie
- Hirntumore, Hirnödeme, Multiple Sklerose, ausgeprägte zerebrale Ischämie
- Thrombosen, Thrombophlebitis
- Hyperthyreose
- Karnofsky-Index <60 Prozent
- Kachexie
- Schwangerschaft (relative Kontraindikation); Frühgravidität ist absolute Kontraindikation (Abortusrisiko)

* New York Heart Association

Tab. 6: **Kontraindikationen der Fiebertherapie**

Literatur

Abel, U.: Die antineoplastische Wirkung pyrogener bakterientoxine. In: Hager, E.D., Abel, U. (Hrsg.) Biomodulation und Biotherapie des Krebses. – Endogene Fiebertherapie und exogene Hyperthermie in der Onkologie. Verlag für Medizin E. Fischer, Heidelberg 1987, 21-85

Abel, U., et al.: Common infections in the history of cancer patients and controls. J Cancer Res Clin Oncol (1991) 117, 339-344

Abel, U., Vogler, S.: Das Streptokokkenpräparat OK-432 in der Therapie maligner Tumoren. Tumor, Diagnostik & Therapie (1992) 13, 43-48

Abel, U.: Gutachten zum Stand des Nachweises der Wirksamkeit der aktiven Fiebertherapie bei malignen Erkrankungen. In: Naturheilverfahren und Unkonventionelle Medizinische Richtungen, Hrsg.: M. Bühring u. F.H. Kemper, Springer-Verlag, Heidelberg 1996

Bjork, L., et al.: Endotoxin and Staphylococcus aureus enterotoxin A induce different patterns of cytokines. Cytokine (1992) 4, 513-519

Christian, S.L., Palmer, L.A.: An apparent recovery from multiple sarcoma with involvement of both bone and soft part treated by the toxins of erysipelas and bacillus prodigious (Coley). Am J Surg (1928) 4, 188-197

Coley, W.B.: Contribution to the knowledge of sarcoma. Am Surg (1891) 14, 199-221

Engelhardt, R., et al.: Biological Response to Intravenously Administred Endotoxin in Patients with Advanced Cancer. J Bio Resp Mod (1990) 9, 480-491

Engelhardt, R., et al.: Phase I Trial of Intravenously Administered Endotoxin (Salmonella abortus equi) in Cancer Patients. Cancer Res (1991) 51, 2524-2530

Hager, E.D., Abel, U. (Hrsg.): Biomodulation und Biotherapie des Krebses. – Endogene Fiebertherapie und exogene Hyperthermie in der Onkologie. Verlag für Medizin Dr. E. Fischer, Heidelberg 1987

Hager, E.D.: Aktive Fiebertherapie und Bakterientoxine. In: Naturheilverfahren und Unkonventionelle Medizinische Richtungen, Hrsg.: M. Bühring, u. F.H. Kemper, Springer-Verlag, Heidelberg 1996

Harmer, T.W.: Remarks upon the effect observed in the use of mixed toxins (Coley) in certain cases of sarcoma. Boston Med Surg J (1914) 171, 261

Isenberg, J., et al.: Preoperative Immunostimulation by *Propionibacterium granulosum* KP-45 in Colorectal Cancer. Anticancer Res (1994) 14, 1399-1404

Isenberg, J., et al.: Immunostimulation by Propionibacteria – Effects on Immune Status and Antinioplastic Treatment. Anticancer Res (1996) (im Druck)

Kempin, S., et al.: Improved remission rate and duration in nodular Non-Hodgkin Lymphoma (NNHL) with the use of Mixed Bacterial Vaccine. Proceedings of AACR and ASCO (1981) 1=18, 514

Kempin, S., et al.: Combined modality therapy of advanced nodula lymphoma (NL) – The role of nonspecific immunotherapy (MBV) as an important determinant of response and Survival. Proceedings of AACR and ASCO (1983)2=19, 56

Kölmel, K.F., et al.: Behandlung des metastasierenden malignen Melanoms mit einem Endotoxin enthaltenen Bakterienlysat – Ergebnisse einer Pilotstudie. In: Waclawiczek, H.W., Gebhart, W., Manfreda, D., Schlag, P. (Hrsg.) Das Maligne Melanom – Derzeitiger Stand in Diagnose und Therapie. Springer Verlag, Berlin 1991, 238-239

Kölmel, K.F., et al.: Febrile infections and malignant melanoma: results of a case-control study. Melanoma Research (1992) 2, 207-210

Leonhard, B.A.B., Lee, P.K., Jenkins, M.K., Schlievert, P.M.: Cell and receptor requirements for streptococcal pyrogenic exotoxin T-cell mitogenicity. Infect Immun (1991) 59, 1210-1214

Marrack, P., Kappler, J.: The staphylococcal enterotoxins and their relatives. Science (1990) 248, 705-711

Miller, T.R., Nicholson, J.T.: End results in reticulum cell sarcoma of bone treated by bacterial toxin therapy alone or combined with surgery and/or radiotherapy (47 cases) or with concurrent infection (5 cases). Cancer (1971) 27, 524-547

Nauts, H.C.: The beneficial effects of bacterial infections on host resistance to cancer. End results in 449 cases. A study and abstracts of reports in the world medical literature (1775-1980) and personal communications. Cancer Research Institute Inc. Monograph No. 8, 2nd ed. New York 1980

Nauts, H. C.: Immuntherapie des Krebses – die Pionierarbeit von Coley. In: Hager, E.D. u. Abel, U. (Hrsg.): Biomodulation und Biotherapie die Krebses. – Endogene Fiebertherapie und exogene Hyperthermie in der Onkologie. Verlag für Medizin Dr. E. Fischer, Heidelberg 1987a, 132-150

Nauts, H.C.: Bibliographie von Berichten zur klinischen oder experimentellen Anwendung von Coley-Toxinen – 1893-1986. In: Hager, E.D. u. Abel, U. (Hrsg.): Biomodulation und Biotherapie die Krebses. – Endogene Fiebertherapie und exogene Hyperthermie in der Onkologie. Verlag für Medizin Dr. E. Fischer, Heidelberg 1987b, 168-188

Ohshima, Y., et al.: Staphylococcal Lipoteichoic Acid: a Potent Stimulant of Immune Cell Proliferation, Maturation and Activation. In: Möllby and Flock (Ed.): Staphylococci and Staphylococcal Infections, Proceedings of the 7th International Symposium, Stockholm, June 29-July 3, 1992, Zbl Bakt (1992) Suppl. 26

Remy, W., Hammerschmidt, K., Zänker, K.S., Ulm, K., Theisinger, W., Lange, J., Trappe, A., Maubach, P.A., Rastetter, J.: Tumorträger haben selten Infekte in der Anamnese. Med Klin (1983) 78, 95-98

Rietschel, E.T., Brade, L., Schade, U., Zähringer, U., Brade, H.: Bakterielle Endotoxine (Lipopolysaccharide): Beziehungen zwischen chemischer Struktur und biologischer Aktivität. In: Biomodulation und Biotherapie des Krebses. – Endogene Fiebertherapie und exogene Hyperthermie in der Onkologie. Verlag für Medizin E. Fischer, Heidelberg 1987

Schlievert, P.M., Watson, D.W.: Group A streptococcal pyrogenic exotoxin: pyrogenicity, alteration of blood-brain barrier, and separation of sites for pyrogenicity and enhancement of lethal endotoxin shock. Infect Immun (1978) 21, 753-763

Schlievert, P.M., Bettin, K.M., Watson, D.W.: Production of pyrogenic exotoxin by groups of Streptococci association with group A. J Infect Dis (1979) 140, 676-681

Stephenson, H.E., et al.: Host immunity and spontaneous regression of cancer evaluated by computerized data reduction study. Surg Gynecol Obstetr (1971) 133, 649-655

Stütz, P., Liehl, E.: Lipid A analogs aimed at preventing the detrimental effects of endotoxin. Inf D Clin North Am (1991) 5, 847-873

Wendt, F., Kim, I.Y.: Über die Pathogenese des Fiebers beim Menschen – I.: Verhalten der zirkulierenden neutrophilen Granulozyten nach Injektion von bakteriellen Endotoxinen und endogenem Pyrogen. Z ges exp Med (1959) 131, 246-254

Wiemann, B. Starnes, Ch.O.: Coley's toxins, tumor necrosis factor and cancer research: A historical perspective. Pharmac Ther (1994) 64, 529-564

Bücher

Hager, E.D., Abel, U.: Biomodulation und Biotherapie des Krebses, 2. Verlag für Medizin Dr. E. Fischer, Heidelberg 1987

Heckel, M.: Ganzkörper-Hyperthermie und Fiebertherapie. Hippokrates Verlag, Stuttgart 1990

Külken, Th.: Fieberkonzepte in der Geschichte der Medizin. Verlag für Medizin Dr. E. Fischer, Heidelberg 1985

Schmidt, K.L.: Hyperthermie und Fieber. Wirkungen bei Mensch und Tier. 2., überarbeitete Auflage. Hippokrates Verlag, Stuttgart 1975

Stellenwert der Ernährung in der Krebstherapie

Eine ausgewogene Mischkost gilt inzwischen unbestritten als eine sinnvolle Prophylaxe gegenüber onkologischen Erkrankungen. Wenn sich eine Krebserkrankung auch nach dem neuesten Stand der Wissenschaft nicht durch eine bloße Diät heilen läßt, so ist doch inzwischen bekannt, daß bestimmte Ernährungsfaktoren Einfluß auf das Krebsgeschehen haben.

Immer mehr – vorwiegend epidemiologische – Studien erhärten den kausalen Zusammenhang zwischen Ernährung und Krebserkrankungen. Nach einer detaillierten Analyse epidemiologischer Daten kommen DOLL und PETO (1981) zu dem Schluß, daß 30-60 Prozent der Krebsrisiken auf ernährungsbedingte Ursachen zurückzuführen sind. So konnte nachgewiesen werden, daß zum Beispiel eine hohe Kalorienzufuhr und ein hoher Fleisch- und Fettkonsum die Entstehung bestimmter Tumoren begünstigen. Auch zuviel Alkohol kann ein maligenes Krankheitsgeschehen fördern.

Organ	Einfluß auf die Tumorhäufigkeit		
	fördernd	hemmend	fraglich
Lunge	Rauchen	Vitamin A	
Mund, Rachen, Kehlkopf	Alkohol, Rauchen	Vitamin A, B, Eisen	
Speiseröhre	Alkohol, heiße Getränke	Vitamin A, Eisen	Riboflavin
Magen	Nitrat (Geräuchertes, Gepökeltes), NaCl	Vitamin A	
Dickdarm	Fett (Fleisch)	Fasern	
Rektum	Alkohol		
Bauchspeicheldrüse	Fett		Kaffee
Leber	Alkohol, Aflatoxine, Mykotoxine		
Brustdrüse	Fett, Eiweiß, Übergewicht	Fasern	Alkohol,
Gebärmutterkörper	Übergewicht		
Gebärmutterhals (Zervix)	Rauchen	Vitamin A	
Eierstöcke	Fett		
Prostata	Fett		
Schilddrüse		Jod	
Harnblase			Kaffee

Tab. 1: **Epidemiologische Hinweise auf Zusammenhänge zwischen Ernährung und Häufigkeit einzelner Organtumoren** [nach GÄRTNER]

Die Zusammenhänge werden in der Tabelle 1 verdeutlicht.

Krebsprävention

Da zwischen der ersten und letzten Phase der Tumorerkrankung, also zwischen der neoplastischen Transformation und dem autonomen Wachstum der Tumorzellen, Jahre vergehen können, scheint eine Reduzierung dieser Risikofaktoren als präventive Maßnahme durchaus sinnvoll zu sein.

Die verschiedenen Stadien der Tumorgenese (die Initiation, die Promotion und die Proliferation) haben – nach BITSCH und BÖHM (1995) – unterschiedliche Beziehungen zu den mit der Ernährung verbundenen Wirkmechanismen. Experimentelle Studien ergaben, daß bestimmte Mikronährstoffe, zu denen auch die Vitamine C, E und Beta-Carotin (siehe Tab. 2) zählen, besonders gegen die Krebs-Initiierung wirksam sind. Im Hinblick auf eine Onkoprophylaxe ist es daher – nach Meinung von BIESALSKI (1996) – empfehlenswert, diese antioxidativen Vitamine und besonders ihre Plasmawerte als Leitsubstanzen auch für bestimmte favorisierende Ernährungsformen zu interpretieren:

- Vitamin C in Zitrusfrüchten
- Vitamin E in pflanzlichen Ölen
- Beta-Carotin in Gemüse.

Vitamin	Krebsform
Vitamin B2	Ösophagus
Folsäure	Zervikale Dysplasie Kolorektale Dysplasie Kolorektale Adenome
Vitamin C	Magen
Vitamin A	Haut, Brust, Lunge
Beta-Karotin	Ösophagus, Magen, Lunge, Kolorektale Karzinome (?)
Vitamin E	Oro-pharnygeale Karzinome, Ösophagus, Magen

Tab. 2: **Protektive Effekte von Vitaminen auf unterschiedliche Krebsformen** [nach BIESALSKI]

Die Bedeutung einzelner Nahrungsbestandteile bei der Krebsprävention ist der Übersichtsarbeit von VALSTAR (1994) zu entnehmen. Wichtige tumorhemmende Nahrungspflanzen sind in der Tabelle 3 aufgelistet. Ballaststoffe aus Getreide, Obst und Gemüse haben dabei eine besondere Schutzfunktion. Sie vermindern das Risiko, Gallensteine zu bilden oder an Diabetes, Herz- und Kreislaufstörungen oder Darmkrebs zu erkranken. Bakterien bauen im Darm Ballaststoffe zu kurzkettigen Fettsäuren ab, die zur Energieversorgung und zur Bildung der Gase Wasserstoff und Kohlendioxid beitragen. Dickdarmzellen decken rund 70 Prozent ihres Energiebedarfs mit Endprodukten des Bakterienstoffwechsels wie Buttersäure, Essigsäure oder Propionsäure. Buttersäure fördert in Zellkulturen die Differenzierung von Dickdarmkrebszellen und senkt die bei Tumorzellen erhöhte Teilungsrate.

In den folgenden Kapiteln über eine orthomolekulare Therapie werden die Funktionen einzelner Vitamine, Spurenelemente und Mineralstoffe im Sinne einer Substitutionstherapie noch ausführlicher besprochen.

Aus den epidemiologischen Untersuchungen sind folgende allgemeinen Empfehlungen für eine Krebspräventi-

Nahrungsmittel	hemmt die Tumorbildung	wirkt als Antioxidans	stärkt das Immunsystem	reguliert die Hormone
Knoblauch	●●●	●●	●	●
Brokkoli	●●●	●●●	●	●
Grünkohl	●●●	●●●	●	
Tomaten	●●●	●●	●	
Sojabohnen	●●●	●●	●	●
Möhren	●●●	●●	●	
Getreide	●●●	●●	●	●
Grüner Tee	●●●	●●	●	

Tab. 3: **Tumorhemmende Nahrungspflanzen** [Ges. f. Biologische Krebsabwehr e.V., Heidelberg]

on durch eine ausgewogene Ernährung abzuleiten:

- Vermeidung von Überernährung, Übergewicht
- Aufteilung der Nahrung auf mehrere kleine Mahlzeiten
- Zufuhr hochwertiger, nicht denaturierter Kohlenhydrate mit viel Ballaststoffen (Rohkost). Verzicht auf raffinierten Zucker und ausgemahlene Getreide zugunsten von natürlichen Süßstoffen und Vollkornprodukten
- Mäßige Zufuhr von Eiweißen, vorwiegend pflanzlicher Herkunft, bei weitgehendem Verzicht auf Fleisch
- Vermeidung tierischer und anderer unnatürlicher, gesättigter Fette; Ersatz durch kaltgepreßte Öle und Fette mit möglichst mehrfach ungesättigten Fettsäuren
- Vermeidung von Kochsalz
- Zufuhr vitaminreicher, antioxidativ wirksamer Kost

Die stoffwechselaktive Vollwertkost, sog. ovolaktovegetabile Kost, ist eine sehr gesunde, jedermann zu empfehlende Ernährungsform. Besonders wertvoll ist die vermehrte Zufuhr natürlicher Vitamine, exogener Antioxidantien und pflanzlicher Antikarzinogene. Unbegründete Verbote, wie zum Beispiel Tomaten, Kartoffeln, Honig, Kaffee, sind grundsätzlich wie alle extremen Kostformen abzulehnen.

Faszination und Risiko von „Krebsdiäten"

Nach jüngsten Untersuchungen ist der Trend zu unkonventionellen Heilmethoden gerade für Krebspatienten ungebrochen – jeder zweite Betroffene macht Gebrauch davon. Von diesen wiederum versucht jeder Zweite mittels einer sogenannten Krebsdiät die Krankheit zu beeinflussen (siehe Tab. 4). Wie ist der Ansatz solcher Spezialdiäten zu verstehen?

Inzwischen gibt es einige postulierte Wirkungsmechanismen dieser Krebsdiäten, die von KASPER (1991) zusammengefaßt wurden:

Krebsdiäten	nach	Besonderheiten und Bemerkungen
Anthroposophische Diät	Renzenbrink	Abgesehen von der unbegründeten Ablehnung der Nachtschattengewächse (wie Tomaten und Kartoffeln) empfehlenswerte Vollwertkost
Breuß-Fastenkur	Breuß	Breuß glaubte, "daß Krebs nur von festen Speisen lebt, die der Mensch zu sich nimmt. Wenn man also 42 Tage nur Gemüsesaft (bestehend aus roten und gelben Rüben, Sellerie, Rettich und Kartoffeln) und Tee trinkt, so stirbt die Krebsgeschwulst ab, der Mensch hingegen kann dabei noch gut leben". (Zit.) Diese Therapie kann zu erheblicher Mangelernährung und damit unter anderem zu einer Schwächung der körpereigenen Abwehr führen.
Gerson-Diät	Gerson	Nach "Entgiftung" durch mehrere Kaffee-Einläufe täglich mit Rizinusöl, empfiehlt Gerson hochdosierte Zufuhr von Kalium, Leberextrakt, Schilddrüsenpräparaten, Jod, Vitamin B12, Acidol-Pepsin und warnt vor dem Genuß von Zucker, Eiweiß und Salz.
Hay'sche Trennkost	Hay	Kernpunkt ist die Trennung von Eiweiß und Kohlenhydraten.
Instinkt-Therapie	Burger	Dem angeblich "natürlichen Ernährungsinstinkt" folgende extreme Form einer Rohkostdiät, in der alle Nahrungsmittel, auch Fleisch und Fisch, unverändert, d.h. roh, ungekocht verzehrt werden.
Isopathische Milchsäuren-Diät	Kuhl	Erhöhte Zufuhr rechtsdrehender Milchsäure. Er will damit die Krebszelle "vergiften".
Leupold-Diät	Leupold/ Older	Leupold glaubte, die Ursache der Krebsentstehung im falschen Verhältnis von Cholesterin:Blutzucker: Lipoidphosphor zu sehen. Die Diät besteht einerseits aus einer extrem kohlenhydratarmen Kost, andererseits werden Zuckerinfusionen mit Altinsulin sowie verschiedene andere Substanzen empfohlen. Alles Obst außer Zitronen ist verboten.
Makrobiotische Kost	Kushi-Ohsawa	Auf mehrere Stufen aufbauende, vorwiegend auf Getreideprodukte aufbauende Kost. In ihren höheren Stufen ist sie arm an Eiweißen, Eisen, Kalzium, Vitaminen und Spurenelementen; daher Gefahr der Mangelernährung.
Moermann Diät	Moermann	Holländischer Landarzt, der seine Diät durch einen Vergleich mit der Brieftaubennahrung begründet, die nie Krebs bekommen würden, und leitet daraus acht angeblich unentbehrlich gegen Krebs schützende Stoffe ab: Jod, Zitronensäure, Hefe, Weizen, Schwefel, Vitamine A, E, C; ansonsten übliche Vollwertkost.

Tab. 4: **Krebsdiäten**

Krebsdiäten	nach	Besonderheiten und Bemerkungen
Öl-Eiweiß-Kost	Budwig	Die Kost besteht aus Linomel, einem Leinsaat-Nuß-Granulat, das mit Quark zu einem Müsli verarbeitet wird; zusätzlich werden Sauerkrautsaft und frisch gepreßte Gemüse- und Obstsäfte empfohlen.
Vitastoffreiche Diät	Kousmine	Fleischfreie, getreide- und rohkostreiche Leber-Schonkost.
Vollwertkost	Kollrath, Zabel, Bircher-Benner	Sehr empfehlenswerte, stoffwechselaktive vollwertige ovolacto-vegetabile Kost, reich an frischem Gemüse und Obst. Mäßig fettarmes Fleisch ; empfohlen wird Fisch.
Vollwertkost	Schnitzer	Hauptbestandteil ist Getreide, das unmittelbar von der Zubereitung gemahlen wird.

Tab. 4: **Krebsdiäten** *(Fortsetzung)*

1. Ein Schwerpunkt liegt in der Schutzwirkung auf Seiten des Tumorwirtes, wozu folgende Details gezählt werden:

- Entgiftung des Organismus
- Schutz der Leber
- Abbau von Tumortoxinen
- Aktivierung der gestörten Zellatmung
- Stimulation der Immunabwehr
- Wiederherstellung des metabolischen Gleichgewichts.

2. Die andere Zielsetzung ist auf die Hemmung des Tumorwachstums ausgerichtet: durch „Aushungern" des Tumors, Erhöhung der Vulnerabilität von Tumorzellen und Tumorhemmung zum Beispiel durch Antioxidantien.

Inwieweit sich das Wachstum des Tumors aber tatsächlich beeinflussen läßt, ist allerdings noch unbewiesen, wenn auch Fallberichte positive Ergebnisse belegen. Nach heutigem wissenschaftlichen Erkenntnissen ist keine Diät in der Lage, Krebs zu verhindern oder völlig zu heilen.

Riskant kann sich dieser Trend der Leichtgläubigkeit gegenüber Krebsdiäten auswirken, wenn dadurch eventuell andere wichtige therapeutisch notwendige Maßnahmen in den Hintergrund geraten – oder durch eine zu einseitige Kostform (zum Beispiel BREUSS-Diät) ein zusätzliches Kachexierisiko entsteht. Spezielle und zu einseitige Diäten sind, wenn man – laut G. OLLENSCHLÄGER – vom positiven Plazeboeffekt absieht, in diesem Hinblick für den Krebspatienten also nicht ohne Risiko. So kann zum Beispiel eine stark ausgerichtete vegetarische Ernährung dem Organismus zuwenig Zink, Jod, Eisen und Vitamin B12 zuführen.

Das Risiko einer Tumorkachexie erkennen und vermeiden

Das Problem der Gewichtsabnahme bis hin zu kachektischen Zuständen (siehe Abb. 1) spielt gerade bei Krebspatienten eine große Rolle, denn eine

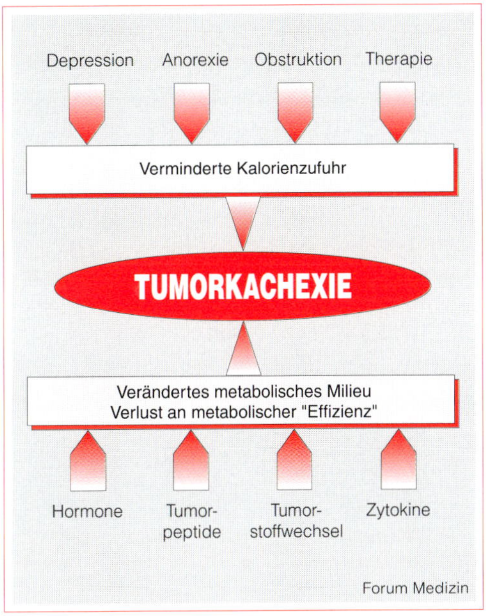

Abb. 1: **Entwicklung einer Tumorkachexie** [nach SELBERG]

solche Entwicklung wird unter anderem von der Reaktion des Organismus auf den Tumor selbst begünstigt. So weiß man, daß Botenstoffe des Immunsystems, zum Beispiel der Tumornekrosefaktor, mitverantwortlich sind für vielfältige Störungen des Fett-, Kohlenhydrat- und Aminosäurenstoffwechsels sowie des Energie- und Hormonhaushaltes.

Malnutration trotz ausgewogener Ernährung möglich

Trotz kalorisch ausreichender und ausgewogener Ernährung kann es in solchen Fällen dazu kommen, daß bei Krebspatienten die Energiebilanz negativ wird, Muskeleiweiß abgebaut und eine Gewichtsabnahme begünstigt wird. Geschmacksveränderungen und Abneigung gegen bestimmt Speisen erhöhen zusätzlich das Risiko einer Malnutration und damit einer Kachexie-Entwicklung.

Doch die Ursachen der Fehlernährung sind gerade in der Onkologie vielfältig. Neben den erwähnten Gesichtspunkten können anorektische Zustände auch als Nebenwirkungen von operativen Eingriffen, Radio- und Chemotherapien (zum Beispiel Übelkeit und Erbrechen) auftreten.

- Abwechslungsreiche, wohlschmeckende Kost (Wunschkost im Krankenhaus)
- Adäquate Zufuhr von Energiesubstraten und essentiellen Nährstoffen
- Häufige kleine Mahlzeiten
- Energie- und eiweißreiche Zwischenmahlzeiten („Mix-Getränke")
- Berücksichtigung der individuellen Eßgewohnheiten
- Geschicktes „Arrangieren" von Mahlzeiten
- Vermeiden konditionierter Nahrungsmittelaversionen
- Behandlung von Kau- und Schluckstörungen
- Behandlung von Anorexie, Übelkeit, Erbrechen
- Behandlung von abdominellen Beschwerden, Diarrhöen
- Regelmäßige, kompetente Diätbetreuung
- Ernährungsschulung von Patient und Angehörigen
- Regelmäßige Kontrolle von Nahrungsaufnahme und Körpergewicht

Tab. 5: **Richtlinien für die orale Ernährungstherapie des Tumorpatienten** [nach OLLENSCHLÄGER]

Ernährungstherapeutische Maßnahmen in der Onkologie sollten immer aus einer umfangreichen und individuell ausgerichteten Beratung, bei Bedarf Applikation einzelner Nährsubstrate und nur in Ausnahmesituationen einer parenteralen Ernährung bestehen.

Generell unterscheidet sich der Energiebedarf von Tumorpatienten nicht von demjenigen Gesunder. Allgemeine Richtlinien für eine optimale orale Ernährungstherapie solcher Patienten sind in Tabelle 5 aufgeführt. Leidet der Tumorpatient jedoch unter spezifischen Substratverwertungsstörungen oder -Mangelzuständen, müssen diese bei der Ernährungszusammenstellung berücksichtigt werden.

Eiweiß

- Gesamtproteingehalt der Nahrung
- verzweigtkettige Aminosäuren
- Glutamin
- Arginin

Lipide

- Verhältnis Omega-3- zu Omega-6-Fettsäuren

Spurenelemente

- Selen
- Eisen
- Zink

Vitamine

- Vitamin C (Ascorbinsäure)
- Folsäure
- fettlösliche Vitamine (A, E)
- β-Carotin

Tab. 6: **Das Immunsystem beeinflussende Nahrungsfaktoren** [nach STEHLE]

Kann ein Tumorwachstum ernährungstherapeutisch gehemmt werden?

Inwieweit sich der Einfluß von Nährstoffen auf ein bereits klinisch manifestes Malignom auswirkt, wird in der Literatur unterschiedlich diskutiert. Einerseits spricht man bestimmten Substanzen, die in Nahrungsmitteln enthalten sind, eine Wirkung zu, die eine Hemmung der Tumoren zur Folge haben sollen. Kritisch gesehen – unter anderem auch von G. OLLENSCHLÄGER (1995) – wird andererseits in diesem Zusammenhang die Art der Beweisführung durch Analogschlüsse aus tierexperimentellen oder aus an Zellkulturen durchgeführten Studien.

Allerdings gibt es allgemeine Empfehlungen – unter anderem von M. GRENZ (1994) – wie die Meidung von Risikofaktoren (zum Beispiel hoher Fett-, Alkohol-,und Kochsalzverzehr sowie die Aufnahme von krebserregenden Substanzen in Nahrungsmitteln) und die Aufnahme von Schutzfaktoren (bestimmte Vitamine, Spurenelemente und Mineralstoffe – siehe nachfolgende Kapitel), die in der diätetischen Führung des Krebspatienten Beachtung finden sollten.

Da bei jedem Krebspatienten der Organismus einen Abwehrkampf gegen weiters Tumorwachstum führt, liegt es auf der Hand, nicht nur alle durch falsche und einseitige Nahrung krebsfördernde Risiken zu vermeiden, sondern auch durch eine gesunde vollwertige Ernährung das Immunssystem des Krebskranken zusätzlich zu stärken. In der Tabelle 6 sind das Immunsystem beinflussende Nahrungsfaktoren aufgelistet.

Primärtherapie unterstützen, Lebensqualität verbessern

Ein guter Ernährungszustand kann die Lebensqualität des Tumorpatienten entscheidend verbessern. Dabei ist der Nährstoffbedarf solcher Patienten vom Zustand der nährstoffverwertenden Organe bzw. der Stoffwechselsituation, die Art des Tumors und der Strategie der gewählten Onkotherapie abhängig.

Wenn sich auch die ursprünglichen Vorstellung, daß sich durch intensive Ernährungstherapie die Lebenserwartung des Tumorpatienten verlängern läßt, nicht bestätigt hat, so ist doch Ziel jeder Ernährungstherapie von Krebspatienten, einen optimalen Ernährungszustandes zu erreichen, das körpereigenen Immunsystems zu stärken und Kachexiezuständen entgegenzuwirken.

Literatur

Biesalski, H.K.: Vitamine in der Prävention von Krebserkrankungen. Münch med Wschr (1996) 138 (18), 315-320

Biesalski, H.K.: Adjuvante Ernährungstherapie bei Tumorpatienten. Abstract, Medica, Baden-Baden, Juli 1996

Bitsch, R., Böhm, V.: Vitamine und Mineralstoffe in der Prävention und Therapie von Krebs. Onkologe (1995) 1, 555-561

Doll, R., Peto, R.: The causes of cancer; quantitative estimates of avoidable risk of cancer in the United States. J Natl Cancer Inst (1981) 66, 1191-1308

Gerhard, I.: Unkonventionelle Tumortherapie – Status quo: Einflüsse von Bewegung und Ernährung. Forschende Komplementätmedizin, Suppl. 1 zu Band 1 (1994), 12-17

Grenz, M.: Ernährung und Krebs. Erfahrungsheilkunde (1994) 2, 82-85

Hill, M.J.: Diet and cancer: a review of scientific evidence. European Journal of Cancer Prevention (1995), 4 (Suppl 2), 3-42

Kasper, H.: Tumordiät – Fakt oder Phantasie. In: Schauder, P. (Hrsg.): Ernährung und Tumorerkrankungen. Karger, Basel 1991, 440-453

Ollenschläger, G.: Ernährungsprobleme des internistischen Tumorpatienten unter Berücksichtigung der Vitaminversorgung. Medizinische Klinik (1995) 90 (2), 96-102

Ollenschläger, G.: Krebsdiäten – Risiken und Alternativen. Onkologe (1995) 1, 570-575

Stähelin, H.B.: Schützt die mediterrane Diät vor Krebs? Münch med Wschr (1996) 138(18), 321-325

Valstar, E.: Nutrition and Cancer: A Review of the Prevention and Therapeutic Abilities of Single Nutrients. 7. Nutritional Med (1994) 4, 179-198

Bücher

Anemueller, H.: Lebensmittelheilkunde und Lebensmittelqualität. Hippokrates-Verlag, Stuttgart 1993

Heintze, M.: Ernährungstherapie. Sonntag-Verlag, Stuttgart 1994

Kretschmer-Dehnhardt, L.: Die Ernährung bei Krebs und Krebsgefährdung. Haug-Verlag, Heidelberg 1993

Lützner, H.: Aktive Diätetik. Hippokrates-Verlag, Stuttgart 1993

Mar, L., Kleine, H.O., Windstosser, K.: Krebshilfe durch Vollwertkost. Hädecke-Verlag, Weil der Stadt 1985

Spitzmüller, E.-M., Pflug-Schönfelder, K., Leitzmann, C.: Ernährungsökologie. Haug-Verlag, Heidelberg 1993

Waldron, K., Johnson, I.T., Fenwick, G.R.: Food and Cancer Prevention. The Royal Society of Chemistry, Letchworth 1996

Grundlagen und Bedeutung der Orthomolekularen Therapie

Die Orthomolekulare Therapie stellt im wesentlichen eine Substitutionstherapie dar, in deren Rahmen dem Körper „Biomoleküle" – Vitamine, Spurenelemente, Mineralstoffe, essentielle Aminosäuren und mehrfach ungesättigte Fettsäuren – in Dosierungen zugeführt werden, die eine optimale Versorgung aller Körperfunktionen garantieren. Da Krebserkrankungen häufig mit einem Nährstoffmangel bzw. -ungleichgewicht einhergehen bzw. durch die Therapie verursacht werden, kommen orthomolekulare Therapien Tumorpatienten besonders zugute.

Daß zwischen Krebserkrankungen und Ernährung ein Zusammenhang besteht, steht mittlerweile außer Frage. 30 bis 60 Prozent aller Tumorerkrankungen sind nach DOLL und PETO (1981) auf Ernährungseinflüsse zurückzuführen, wobei sowohl die Aufnahme von Schadstoffen im Rahmen der Ernährung als auch die mangelnde Zufuhr tumorprotektiver (Mikro)-Nährstoffe mit der Nahrung eine Rolle spielt.

Biomoleküle schützen vor Krebs

Für viele körpereigene und in der Nahrung enthaltene Biomoleküle – antioxidative Vitamine, Mineralstoffe, Spurenelemente und Fettsäuren – konnte in experimentellen Studien ein hemmender Effekt auf die Karzinogenese nachgewiesen werden; in epidemiologischen Untersuchungen in verschiedenen Ländern fanden die im Labor gewonnenen Erkenntnisse vielfach Bestätigung. Immer deutlicher zeichnet es sich ab, daß zwischen dem Mangel an bestimmten Vitalstoffen und der Krebshäufigkeit ein direkter Zusammenhang besteht.

Der tumorprotektive Effekt vieler Nahrungsbestandteile kommt entweder über einen direkten modulierenden Einfluß auf die Abläufe bei der Tumorentstehung oder indirekt über eine Stärkung der Immunabwehr zum Tragen. Die körpereigenen Schutzsysteme können allerdings nur dann einwandfrei funktionieren, wenn die beteiligten Biomoleküle in ausreichenden Mengen vorhanden sind. Dies ist nicht immer gegeben: In Streßsituationen oder bei chronischen Krankheiten übersteigt der Bedarf die Synthese bzw. Aufnahme dieser Stoffe via Nahrung. Der dadurch entstehende Mangelzustand kann Krankheiten Vorschub leisten bzw. die Progression bereits bestehender Erkrankungen bewirken.

„Die richtigen Moleküle in den richtigen Mengen“

Hier setzt die Orthomolekulare Medizin an. Das Ziel orthomolekularer Therapien ist – wie LINUS PAULING, amerikanischer Nobelpreisträger und Begründer der Orthomolekularen Medizin 1968 formulierte – *„die Erhaltung guter Gesundheit und die Behandlung von Krankheiten durch Veränderung der Konzentration von Substanzen im menschlichen Körper, die normalerweise im Körper vorhanden und für die Gesundheit erforderlich sind“*. Aus den bisher vorliegenden Untersuchungen ergeben sich Schlußfolgerungen für die richtige Ernährung und die Gabe orthomolekularer Substanzen zur Prävention von Krebs sowie zur ergänzenden Ernährungsbehandlung bei Tumorerkrankungen.

Stärkung der Immunabwehr

Orthomolekulare Substanzen kommen dem Immunsystem besonders zugute. Dies ist sowohl im Hinblick auf die Prävention als auch auf die Therapie von Krebserkrankungen von größter Bedeutung, da das körpereigene Abwehrsystem an der frühzeitigen Eliminierung maligne entarteter Zellen („Tumorüberwachung“) wie auch an der Bekämpfung manifester Neoplasien maßgeblich beteiligt ist.

Ein aktiviertes Immunsystem hat eine besonders hohe Umsatzrate. Immunzellen müssen rasch am richtigen Ort zur richtigen Zeit aktiv werden. Daher reagiert das Immunsystem besonders sensibel auf einen Mangel an Vitalstoffen. Es ist nur allzu verständlich, daß die optimale Versorgung mit Vitaminen, Mineralstoffen und Spurenelementen einen entscheidenden Einfluß auf die Abwehrkraft hat.

Schützen vor „freien Radikalen“: Antioxidative Vitamine

In der Prävention und der adjuvanten Behandlung von Krebserkrankungen spielen die antioxidativen Vitamine A, C und E sowie β-Carotin, das Provitamin A, eine überragende Rolle (siehe auch Kapitel 5.3). Sie machen freie Radikale unschädlich, die im Körper von aktivierten Zellen des Immunsystems gebildet oder aus absterbenden Zellen freigesetzt werden.

Aggressive Sauerstoffverbindungen, auch freie Radikale genannt, gehören zur antimikrobiellen Ausstattung von Phagozyten und sind damit nicht grundsätzlich schädlich. Zu einem ernsthaften Problem für den Körper werden sie nur dann, wenn sie im Übermaß gebildet werden – zum Beispiel weil die Immunzellen ihre Freisetzung nicht mehr abstellen können, oder weil die körpereigenen Mechanismen zu ihrer Neutralisation versagen. Die Schäden, die diese aggressiven Verbindungen an Zellmembranen und am Erbgut verursachen, können zu chronischen Entzündungen und Krebs führen. In solchen Situationen besteht ein Mehrbedarf an Antioxidantien, der allein über die Ernährung nicht kompensiert werden kann, zumal unsere Nahrungsmittel aufgrund chemischer Behandlung und langer Lagerung immer ärmer an „Radikalfängern“ werden.

Die Hypothese, daß antioxidative Vitamine in den Anfangsstadien einer

Antioxidans	Krebsart, die bei niedrigen Blutspiegeln des Antioxidans vermehrt auftritt
Beta-Carotin	alle Krebsarten (bei Männern) Lungenkrebs, Krebs des Gastrointestinaltraktes
Vitamin A	alle Krebsarten (bei Männern) Lungenkrebs, Krebs des Gastrointestinaltraktes
Vitamin C	alle Krebsarten (Männer und Frauen) Krebs des Gastrointestinaltraktes
Vitamin E	alle Krebsarten (Männer und Frauen) Leukämie, Krebs des Gastrointestinaltraktes
Selen	Krebs des oberen Gastrointestinaltraktes Lungenkrebs, Magenkrebs, Leberkrebs, Brustkrebs, Dickdarmkrebs

Tab. 1: **Niedrige Blutspiegel an Antioxidantien korrelieren mit erhöhter Krebshäufigkeit. Die Zufuhr von Antioxidantien in ausreichenden Mengen kann das Krebsrisiko vermindern** [nach DIETL und OHLENSCHLÄGER]

Krebserkrankung eine Präventivwirkung haben, wird durch verschiedene Studien gestützt. Es zeigte sich, daß Personen mit niedrigen Blutkonzentrationen an den Vitaminen A, C, E sowie β-Carotin signifikant häufiger in den nächsten sieben bis zwölf Jahren an Krebs erkrankten als Personen mit höheren Werten. Besonders hoch zeigte sich das Risiko für Personen, bei denen gleich mehrere dieser Vitamine erniedrigt waren. Die ersten Ergebnisse aus Interventionsstudien zeigen eine deutliche Verringerung der Krebshäufigkeit.

Vitamin A – Retinolpalmitat – wirkt nicht nur in seiner Eigenschaft als Radikalfänger tumorprotektiv, sondern auch aufgrund seiner Beteiligung am Wachstum und der Entwicklung von Epithelgewebe. Kapitel 5.4 befaßt sich ausführlich mit der Vitamin-A-Therapie.

Spurenelemente – essentieller Bestandteil vieler Enzyme

Antioxidantien werden nicht allein als Vitamine mit der Nahrung aufgenommen. Der Körper selbst verfügt über antioxidative Enzyme (Glutathion-Peroxidasen, Katalasen und Superoxid-Dismutasen), die wegen ihrer zentralen Bedeutung praktisch in allen Zellen des Organismus vorkommen. Entscheidende Voraussetzung für die Bereitstellung dieser Enzyme in ausreichenden Mengen ist jedoch, daß die zu ihrer Synthese notwendigen Grundsubstanzen – darunter die Spurenelemente Selen, Eisen, Zink, Mangan und Kupfer – zur Genüge vorhanden sind. Daher ist – vor allem in Situationen erhöhten oxidativen Stresses – auf eine ausreichende Zufuhr von Spurenelementen zu achten.

Selen: tumorprotektiv . . .

In der Prävention und Therapie von Tumoren hat unter den Spurenelementen das Selen bei weitem die größte Aufmerksamkeit erlangt. Die tumorprotektive Wirkung des Spurenelements – für Lungen- und Leberkrebs bereits verschiedentlich bestätigt – dürfte nur zum Teil über die Antioxidation zum Tragen kommen. Selen scheint darüber hinaus die Reparaturenzyme der DNA zu aktivieren und damit die Replikationsfehlerrate zu vermindern. Zudem konnte gezeigt werden, daß Selen die DNA-Syntheserate generell verringern kann, was sich wiederum auf die Proliferation und Fehlerrate günstig auswirkt.

- Immunmodulation
- Differenzierende Wirkung
- Reduktion des karzinogenen Potentials von krebserzeugenden Substanzen
- Beeinflussung des Resistenzverhaltens von Tumorzellen gegenüber Zytostatika
- Reduktion der Toxizität von Zytostatika
- Zytotoxische Wirkungen auf Tumorzellen (in hoher Dosis)
- Schutzwirkung vor ionisierender Strahlung

Tab. 2: **Wirkungen von Selen (Natriumselenit), die den Einsatz des Spurenelements in der Onkotherapie begründen** [nach G. SCHRAUZER]

. . . und antitumoral wirksam

Die Anwendung von Selenverbindungen in der Tumortherapie beginnt sich hierzulande erst in den letzten Jahren zu etablieren. Demgegenüber wird in den USA und in England Selen (kolloidales Selen und Selenverbindungen wie Selenit) schon seit Jahrzehnten mit Erfolg in der Krebstherapie eingesetzt, wobei längere Überlebenszeiten, höhere Überlebensraten, eine Verbesserung des Allgemeinzustandes, Schmerzreduktion, Tumorregressionen und auch vollständige Remissionen erzielt wurden.

In experimentellen und klinischen Untersuchungen hat sich ein Wirkprofil herauskristallisiert, das heute die Grundlage für den Einsatz von Selen (vor allem Natriumselenit) in der Tumortherapie bildet (siehe Tab. 2). Selen wird in erster Linie als Adjuvans verabreicht. Dies ist insofern berechtigt, als *a priori* davon ausgegangen werden kann, daß alle Krebspatienten ein Selendefizit aufweisen, das oft durch den Krankheitsprozeß sowie durch therapeutische Maßnahmen noch erhöht wird und auch für die Immunschwäche und den oftmals schlechten Allgemeinzustand der Patienten mitverantwortlich ist.

Für das Immunsystem von größter Bedeutung: Zink

Zink, nach Eisen das häufigste Spurenelement, ist Bestandteil von mehr als 100 Enzymen. Wohl für kein anderes Element ist der Zusammenhang zwischen Versorgungsgrad und Immunsystem so gut geklärt wie für Zink – kein Wunder, wenn man bedenkt, daß sämtliche Polymerasen, die den Aufbau immunologisch aktiver Protei-

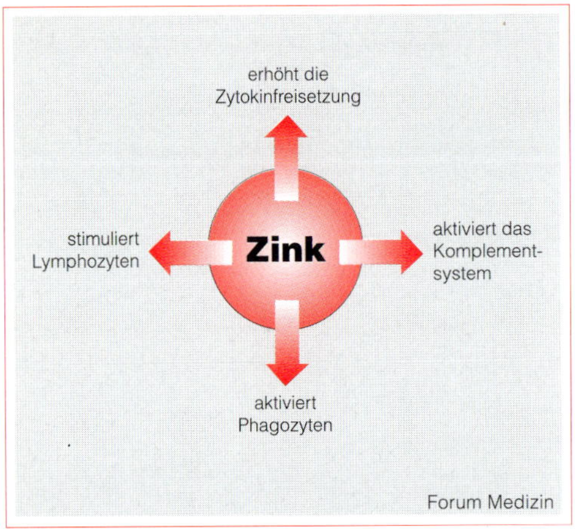

Das Spurenelement Zink und seine Wirkung auf das Immunsystem. Zink ist für die Aufrechterhaltung der Immunhomöostase von entscheidender Bedeutung.

ne bewerkstelligen, zinkhaltige Metalloenzyme sind. Heute weiß man, daß Zink auf direkte Weise das Verhältnis verschiedener T-Zell-Populationen zueinander beeinflußt und die Stimulierbarkeit von Lymphozyten – und damit auch die Freisetzung von Zytokinen – erhöhen kann. Ferner spielt Zink eine Rolle bei der Aktivierung von Phagozyten und bei der Komplementaktivierung. Auch die Funktionsfähigkeit des Thymus und von Thymushormonen ist von einer guten Versorgung mit dem Spurenelement abhängig.

Der Zusammenhang zwischen Zink und Immunsystem konnte im Tierversuch eindrucksvoll belegt werden. Bei Tieren mit induziertem Zinkmangel weisen sämtliche Organe des Immunsystems eine (reversible) Hypoplasie oder gar Aplasie auf. Nachkommen von Zinkmangeltieren behalten trotz normaler Zinkversorgung eine bleibende Schwäche ihrer Immunorgane noch über drei Generationen.

Bei Zinkmangel vermehrt Ösophaguskarzinome

Daß es zwischen der Zinkversorgung und Tumorerkrankungen eine Beziehung gibt, wird schon seit längerem vermutet. Systematische Bestimmungen der Zinkspiegel in Tumoren oder im Blut von Krebspatienten (zum Beispiel Patienten mit Leukämien, Lymphomen, Bronchial- oder Ösophaguskarzinomen) zeigten zum Teil drastische Veränderungen im Sinne einer Defizienz. Der Ausgleich der bei Krebspatienten auftretenden Zinkdefizite wird heute therapeutisch empfohlen.

Die Frage, inwiefern die Karzinogenese oder Tumorinzidenz durch einen Zinkmangel beeinflußt wird, wurde in einer Vielzahl von Studien untersucht. Obwohl nahezu alle Krebspatienten im fortgeschrittenen Stadium der Erkrankung ein Zinkdefizit aufweisen, ergaben epidemiologische Studien bei Populationen mit Zinkmangel nur einen Zusammenhang mit dem Speiseröhrenkrebs. Allerdings liegt die Inzidenz dieses Tumors in Populationen mit Zinkmangel etwa fünfzigmal höher als im Durchschnitt der übrigen Weltbevölkerung.

Ebenfalls wichtig: Magnesium . . .

Neben Zink und Selen dürften auch andere Spurenelemente eine tumorprotektive bzw. antitumorale Wirksamkeit entfalten. So scheint es zum Beispiel zwischen der Magnesiumversorgung und Krebserkrankungen einen Zusammenhang zu geben, zumal sich eine inverse Korrelation zwischen der Krebsinzidenz bei Mensch

Orthomolekulare Substanz	Tägliche Dosierung	Funktionen und Wirkungen, insbesondere im Hinblick auf Krebs
Vitamin C	mehr als 500 mg	Antioxidans, verhindert Bildung von Nitrosamin, stimuliert Immunsystem und steigert Immunabwehr
Vitamin E	100-300 mg	Antioxidans, hemmt Bildung von Nitrosamin, steigert Immunabwehr
Vitamin A	2000-5000 I.E.	Antioxidans, unterstützt die Zellteilung und Zelldifferenzierung
Vitamin B_1	7,5-40 mg	optimiert Zellfunktion (Immunsystem!)
Vitamin B_2	7,5-40 mg	optimiert Zellfunktion (Immunsystem!)
Vitamin B_3 (Nicotinamid)	50-200 mg	inhibiert möglicherweise Krebs
Vitamin B_6	7,5-40 mg	optimiert Zellfunktion (Immunsystem!)
Vitamin B_{12}	5-12 µg	wichtig für Blutbildung
Folsäure	0,3-1 mg	Folsäuremangel erhöht Krebsrisiko (besonders Gebärmutter, Dickdarm, Speiseröhre), wichtig für Blutbildung
Pantothensäure	10-30 mg	optimiert Zellfunktion (Immunsystem!)
Biotin	100-500 µg	optimiert Zellfunktion (Immunsystem!)
Vitamin D	3-10 µg	hemmt eventuell Krebswachstum
Vitamin K	30-120 µg	hemmt eventuell Krebswachstum, mögliches Antioxidans
Beta-Carotin (Provitamin A)	10-20 mg	Antioxidans, unterstützt Zellteilung und Zelldifferenzierung, steigert Immunabwehr
Selen	50-200 µg	Bestandteil eines antioxidativen Enzyms, im Tierversuch vor Krebs schützend, Mangel erhöht evtl. Krebsanfälligkeit
Eisen	5-15 mg	Bestandteil eines antioxidativen Enzyms, optimiert Immunabwehr
Zink	10-20 mg	optimiert Immunabwehr, Bestandteil antioxidativer Systeme
Mangan	2-5 mg	Bestandteil antioxidativer Systeme, optimiert Immunabwehr
Kupfer	0,5-4 mg	Bestandteil antioxidativer Systeme, optimiert Immunabwehr
Chrom	30-150 µg	Immunabwehr
Molybdän	60-300 µg	Immunabwehr
Jod	150-300 µg	Immunabwehr

Tab. 3: **Empfohlene orthomolekulare Substanzen (Vitamine und Spurenelemente) und deren Dosierung zur Prävention und ergänzenden „Ernährungsbehandlung“ von Krebserkrankungen und Stärkung des Immunsystems** [nach DIETL und OHLENSCHLÄGER]

und Tier und dem Magnesiumgehalt in Boden und Trinkwasser in veschiedenen Ländern sichern ließ. Weitere klinisch-epidemiologische und experimentelle Untersuchungen sind jedoch noch erforderlich.

... Eisen, Kupfer und Jod

Auch eine ausreichende Versorgung mit Eisen, Kupfer und Jod dürfte im Hinblick auf die Tumorprävention entscheidend sein. Der Mangel an Eisen und Kupfer schlägt sich in einer gestörten Immunfunktion mit anzunehmenden Folgen für die Tumorüberwachung („Immune Surveillance") nieder, während Jodmangel heute als ein entscheidener Promotor des Schilddrüsenkarzinoms angesehen wird. Allerdings sollte berücksichtigt werden, daß Eisen in der Entstehung von Radikalen eine große Rolle spielt (SIEGERS und KEOGH, 1996).

Wenn auch nicht alle Mikronährstoffe direkt tumorprotektiv oder antitumoral wirksam sein dürften, sollte – darauf weisen die Verfechter der Orthomolekularen Medizin eindringlich hin – im Rahmen der Krebsvorsorge bzw. -nachsorge auf die zusätzliche Einnahme möglichst aller Vitamine und Antioxidantien in hoher Dosierung sowie von Spurenelementen und Omega-3-Fettsäuren in ausreichender Dosierung, zum Beispiel durch Ortho-Immun®, geachtet werden. Nebenwirkungen sind nicht zu befürchten.

Omega-3-Fettsäuren

Omega-3-Fettsäuren (etwa in Fischöl enthalten) zählen – im Gegensatz zu den „herkömmlichen" mehrfach ungesättigten Omega-6-Fettsäuren – ebenfalls zu den orthomolekularen Substanzen. Auch sie scheinen für die Verhinderung von Krebserkrankungen von Bedeutung zu sein. In Gegenden mit hohem Fischverzehr etwa werden neben einem verminderten Auftreten von Herzerkrankungen auch weniger häufig bösartige Tumoren nachgewiesen. Insbesondere in der Prävention von Dickdarmkrebs dürfte diesen essentiellen Fettsäuren eine Rolle zukommen.

Experimentelle Daten deuten darauf hin, daß Tumorentstehung und Tumorwachstum durch Omega-3-Fettsäuren gehemmt werden. Es empfiehlt sich daher, sowohl im Rahmen der Tumorprävention als auch der Tumornachsorge die ausreichende Zufuhr dieser Nährstoffe – gegebenenfalls in Form von Fischölkapseln – sicherzustellen. Gamma-Linolensäure spielt in der Immunregulation eine Rolle, insbesondere regelt es die Freisetzung von Prostaglandin E2 runter. Auch wurde in vitro ein selektiv hemmender Effekt auf das Tumorwachstum nachgewiesen.

Keine Alternative zur Schulmedizin

Es ist wichtig festzuhalten, daß die Orthomolekulare Medizin sich keineswegs als Gegengewicht zur etablierten allopathischen Medizin versteht, sondern vielmehr als ihr natürlicher Partner. Dio orthomolckularc Ernäh rungsbehandlung kann eine gegebenenfalls notwendige „schulmedizinische" Therapie nicht ersetzen, doch kann sie – unterstützt durch eine gesunde Ernährung und eine vernünftige Lebensführung – diese auf sinnvolle Weise ergänzen.

Literatur

Biesalski, H.K.: Vitamine in der Prävention von Krebserkrankungen. Münch Med Wschr (1996) 138, 315-320

Block, G.: The Data Support a Role for Antioxidants in Reducing Cancer Risk. Nutrition Reviews (1992) 50, 207

Blot, W.J., et al.: Nutrition Intervention Trial in Linxian, China. J Nat Cancer Inst (1993) 85, 1483-1492

Brubacher, G., et al.: Vitamine und Krebsprävention. VitaMinSpur (1987) 2, 188

Butterworth, C.E.: Folate Deficiency and Cancer. In: Micronutrients in Health and Disease Prevention. Ed.: A. Bendich. Marcel Dekker Inc., New York 1991

Chandra, R.K.: Nutrition and Immunoregulation – Significance for Host Resistence to Tumors and Infectious Diseases in Humans and Rodents. Journal Nutrition (1992) 122, 754

Chandra, R.J.: Nutrition and Immunity – Lessons from the past and new insights into the future. Am J Clin Nutr (1991) 53, 1087

Clemens, M.R.: Free Radicals in Chemical Carcinogesis. Klin Wschr (1991) 69, 1123

Doll, R., Peto, R.: The causes of cancer; quantitative estimates of avoidable risk of cancer in the United States. J Natl Cancer Inst (1981) 66, 1191-1308

Enstrom, J.E., et al.: Vitamin C Intake and Mortality among a Sample of the United States Population. Epidemiology (1992) 3, 198

Garewal, H., et al.: Intervention Trial with Beta-Carotene in Precancerous Condition or the upper Aerodigestive Tract. In: Micronutrients in Health and Disease Prevention. Ed.: A. Bendich. Marcel Dekker Inc., New York 1991

Gey, K.F., et al.: Plasma Levels of Antioxidant Vitamins in Relation to Heart Disease and Cancer. Am J Clin Nutr (1987) 45, 1368

Hager, E.D.: Die Bedeutung von freien Radikalen, Spurenelementen und Vitaminen bei Krebsentstehung und Therapie. Arzt & Praxis (1995) 49, 224-233

Knekt, P.: Epidemiological Studies of Vitamin E and Cancer Risk. In: Micronutrients in Health and Disease Prevention. Ed.: A. Bendich. Marcel Dekker Inc., New York 1991

Poppel, G., et al.: Effect of Beta-Carotene on Immunological Indexes in Healthy Male Smokers. Am J Clin Nutr (1993) 57, 402

Rabast, U.: Ernährungseinflüsse in der Entstehung und Prävention von Tumorerkrankungen. Aktuelle Ernährungsmedizin (1992) 17, 215

Rodriguez, J.R., et al.: Cancer, Immunology and Aging: The Nutrition Influence of Vitamin C. J Orth Med (1992) 7, 203

Siegers, C.-P., Keogh, J.P.: Eisen: Ein Risikofaktor für Krebserkrankungen. Zschr Onkologie (1996) 28 (Heft 3), im Druck

Wargowich, M.W.: Fish Oil and Colon Cancer. Gastroenterology (1992) 103, 1096

Ziegler, R.G., et al.: Vegetables, Fruits and Carotenoids and the Risk of Cancer. In: Micronutrients in Health and Disease Prevention. Ed.: A. Bendich. Marcel Dekker Inc., New York 1991

Zöller, J., et al.: Können antioxidative Vitamine vor einem Mundhöhlenkarzinom schützen? Biologische Medizin (1996) 1, 10-20

Bücher

Dietl, H., Ohlenschläger, G.: Handbuch der orthomolekularen Medizin. Karl F. Haug Verlag, Heidelberg 1994

Kunze, R., Schöllmann, C.: Orthomolekulare Medizin und Immunsystem. Forum Medizin Verlag, Gräfelfing 1995

Antioxidantientherapie

Epidemiologische Untersuchungen, Beobachtungen an bestimmten Bevölkerungsgruppen und kontrollierte Tierversuche sprechen dafür, daß antioxidativ wirksame Substanzen sinnvoll in der Krebsprophylaxe eingesetzt werden können. Möglicherweise haben Antioxidantien auch in der Tumorbehandlung ihren Stellenwert,

Eine Anzahl von Tumor-Initiatoren und Tumor-Promotoren ist ernährungs- und umweltbedingt. Schätzungen zufolge werden 80 bis 90 Prozent (DOLL und PETO, 1981) aller Krebskrankheiten beim Menschen durch Umweltfaktoren hervorgerufen (Initiation) oder gefördert (Promotion). Ernährungsbedingte Ursachen als Krebsauslöser oder -förderer werden auf 30 bis 60 Prozent der Fälle geschätzt und 30 Prozent werden auf das Rauchen zurückgeführt.

Bei der Auswertung von 172 epidemiologischen Studien unterschiedlicher Tumorlokalisation durch AMES und Mitarbeiter wurde in 129 Arbeiten ein tumorprotektiver Effekt durch die Zufuhr an frischem Obst und Gemüse belegt. Dieser protektive Effekt ist nach gegenwärtigem Erkenntnisstand vor allem auf Antioxidantien, wie zum Beispiel Vitamin A, C, E und Flavonoide, und Differenzierungsfaktoren, wie zum Beispiel Vitamin A, β-Carotin und Vitamin D3, zurückzuführen, die in der Nahrung enthalten sind. Antioxidantien schützen den Organismus vor den schädlichen Wirkungen von freien Radikalen.

Freie Radikale

Freie Radikale sind hochgradig instabile Substanzen, die im Organismus durch den Sauerstoffwechsel, die Phagozytose, oxidative Enzyme oder durch bestimmte Umweltfaktoren hervorgerufen werden (Tab. 1). Dies sind Atome oder Molekularbruchstücke, die ein oder mehrere, ungepaarte "freie" Elektronen enthalten. Sauer-

endogene Ursachen

- Atmungskette
- oxidative Enzyme
- Phagozytose

exogene Ursachen

- Luftverunreinigungen *(z.B. Stickoxide, Ozon, Smog)*
- Zigarettenrauch *(z.B. Nikotin, Teer)*
- Chemikalien *(z.B. Pestizide, Chlorverbindungen)*
- Strahlenbelastungen *(z.B. UVB, Strahlentherapie)*
- Arzneimittel *(z.B. Zytostatika, Kontrazeptiva)*

Tab.1: **Ursachen für die Bildung freier Radikale**

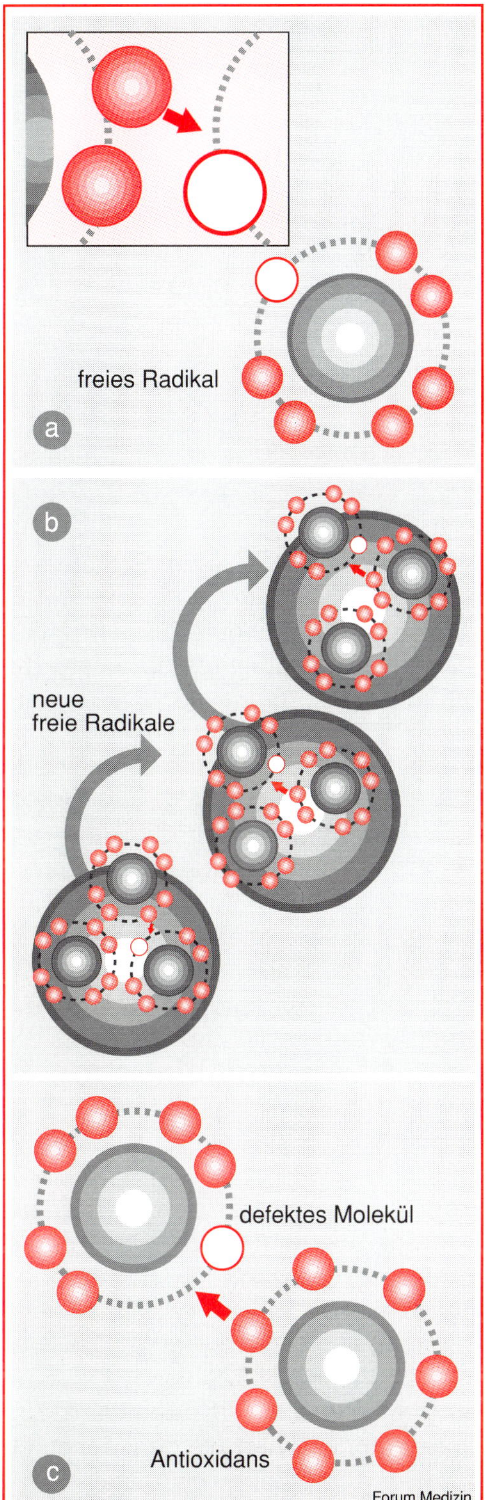

stoffhaltige freie Radikale greifen mehrfach ungesättigte Fettsäuren der Zellmembranen in einer Kettenreaktion an, die als Peroxidation bekannt ist. Wenn die freien Radikale nicht biochemisch gebunden werden können, verursachen sie erhebliche Schäden in den Strukturen und der Funktion der Zellmembranen und der Zellbestandteile, insbesondere der DNA und der Mitochondrien. Die erhöhte Häufigkeit von Krebserkrankungen im Alter wird möglicherweise verursacht durch den Anstieg der freien Radikale im zunehmendem Lebensalter infolge einer abnehmenden antioxidativen Potenz. Dazu kommt eine abnehmende Fähigkeit des Immunsystems, abnorme Zellen zu eliminieren.

Das einzelne Elektron verleiht den Radikalen eine enorme chemische Reaktivität, da sie zur Erreichung eines stabilen Zustandes einem anderen Atom oder Molekül ein Elektron entreißen müssen. Durch diese Reaktion entsteht wiederum ein Radikal. Die Reaktionskette kann sich so fortsetzen, bis sich zwei Radikale miteinander verbinden oder ein Antioxidans die Reaktion unterbricht. Freie Radikale werden kontinuierlich als Nebenprodukt des Zellstoffwechsels gebil-

Abb. 1: **Freie Radikale und ihre „Entgiftung" durch Antioxidantien**
a) **Ein Molekül wird zum freien Radikal, wenn ihm, etwa durch Stoffwechselreaktionen oder Schadstoffeinfluß, ein Elektron entrissen wird.**
b) **Freie Radikale versuchen aggressiv, von anderen Molekülen ein Elektron zurückzuerobern. Das kann zu einer Kette von Oxidationsvorgängen führen. Zelluläre Strukturen können dadurch geschädigt werden.**
c) **Antioxidantien unterbrechen diese Kettenreaktion. Sie geben Elektronen ab, ohne selbst zu aggressiven Molekülen zu werden.**

det. Bei der oxidativen Phosphorylierung in den Mitochondrien werden 1-5 Prozent des Sauerstoffs nicht vollständig zu Wasser reduziert. Dabei entstehen neben dem Superoxidradikal ($O^{\bullet -2}$) Wasserstoffperoxid (H_2O_2) und das besonders aggressive Hydroxylradikal ($OH^{\bullet}$) (Tab. 2). Weitere endogene Quellen reaktiver Sauerstoffspezies sind die Stoffwechselprodukte von Makrophagen und neutrophilen Granulozyten, die Xanthinoxidasereaktion, die Prostaglandin- und Leukotrien-Synthese und die Bildung von Stickstoffmonoxid ($NO^{\bullet}$). Daneben gibt es in unserer Umwelt exogene, vor allem sauerstoffhaltige Chemikalien, die als freie Radikale wirken. Zu den exogenen Quellen gehören Zigarettenrauch, Smog, Stickoxide, Chemikalien, UV-Strahlung, Ozon und Schwefelverbindungen. Durch einen Zug an einer Zigarette werden beispielsweise etwa 10^{15} Radikale inhaliert. Die Entgiftung des gleichzeitig inhalierten Teers produziert weitere 10^{14} Radikale.

Freie Eisenionen partizipieren auch an der Genese hochreaktiver Sauerstoffspezies. Sie sind gemeinsam mit niedermolekularen Eisenkomplexen, im Gegensatz zum proteingebundenen Eisen, unmittelbar an der Bildung von Hydoxylradikalen via die Fenton-Reaktion aus Wasserstoffperoxid beteiligt. Außerdem können Eisenionen als Katalysatoren der Lipidperoxidation wirken, der eine maßgebliche Rolle bei der Schädigung von Zellmembranen zukommt (SIEGERS und KEOGH, 1996). Auch Kupferüberladungen sollen mit gesteigertem oxidativen Stress, Schädigung von Membranlipiden sowie DNA-Modifikationen einhergehen.

Superoxidradikal	$O_2^{\bullet -}$
Singulett-Sauerstoff	$^1O_2$
Hydroperoxylradikal	$HO_2^{\bullet}$
Wasserstoffperoxid	H_2O_2
Hydroxylradikal	$OH^{\bullet}$
Stickstoffmonoxid	$NO^{\bullet}$
Peroxylradikal	$ROO^{\bullet}$(R=Lipid)

Tab. 2: **Freie Sauerstoff-Radikale**

Die wichtigsten freien Radikale, die als Nebenprodukte des normalen Stoffwechsels entstehen, sind Singulett-Sauerstoff, Superoxidanionen, Folgeprodukte von Wasserstoffperoxid, Hydroxylradikale, Peroxidradikale, wie zum Beispiel Lipidradikale, die durch die Oxidation von Lipiden im Organismus entstehen (Tab. 2).

Radikale können auf allen zellulären Ebenen oxidative Prozesse auslösen. Besonders gefährdet sind die mehrfach ungesättigten Fettsäuren der Phospholipide von Zellmembranen. Dabei entstehen Lipidperoxidationsprodukte, wie Malondialdehyd und 4-Hydroxynoneal. Diese sind stark zytotoxisch und können die DNA mutieren. Durch die Lipidperoxidation ändert sich außerdem die Permeabilität der Zellmembran, Enzyme werden inaktiviert, Rezeptoren modifiziert und Phospholipasen aktiviert. Proteine werden durch Quervernetzung teilweise denaturiert, was sich insbesondere bei Enzymen kritisch bemerkbar macht. Durch reaktive Sauerstoffspezies, wie das H_2O_2, kann ein zytosolisch lokalisierter Transkriptionsfaktor aktiviert werden, der zu einer Aktivierung von Onkogenen führt. Die Folgen sind Fehlregulationen der

Erkrankungen	Wirkungen
Alterungsprozeß	Beschleunigung
Arteriosklerose	Ischämie, Plaques
Neurologische Erkrankungen	senile Demenz, M. Parkinson
Rheumatische Erkrankungen	entzündliche Prozesse
Katarakte	Beschleunigung
Diabetes mellitus	Neuropathien, Vaskulitis
Immundefizienz	Allergien
Krebs	Initiation, Promotion, Konversion

Tab. 3: **Erkrankungen, die durch freie Radikale mitverursacht oder beeinflußt werden**

Zelle. So führt zum Beispiel die Inaktivierung der Ca-ATPase durch freie Radikale zu einer erhöhten intrazellulären Kalzium-Konzentration, was zu einer vermehrten Zellproliferation führt. Freie Radikale wirken am Genom direkt mutagen. Für den Menschen werden pro Zelle und Tag etwa 10.000 oxidative DNA-Schäden geschätzt. Mit zunehmenden Alter und bei erhöhtem oxidativen Streß, zum Beispiel durch sportliche Ausdauerbelastung, aber auch durch zunehmende Umweltbelastung, kann das zelluläre Reparatursystem an seine Kapazitätsgrenzen kommen. Unter der Bezeichnung "oxidativer Streß" versteht man allgemein die Bildung von freien Radikalen.

Erkrankungen, die durch freie Radikale mitverursacht oder beeinflußt werden, sind (Tab. 3):

- beschleunigter Alterungsprozeß,
- Arteriosklerose (*ischämische Herzerkrankung*),
- neurologische Erkrankungen (zum Beispiel *senile Demenz* inklusive *Morbus Alzheimer, Morbus Parkinson, Schlaganfall*),
- rheumatische Erkrankungen,
- Störung des Immunsystems und der Immunabwehr (zum Beispiel *Allergie*) sowie
- Krebs.

Antioxidantien

Zum Schutz gegen die Radikale hat der Organismus ein antioxidatives Schutzsystem, die Antioxidantien, entwickelt (Tab. 4 und 5). Die wichtigsten sind die antioxidativen Enzyme Glutathionperoxidase und Superoxiddismutase, die als wesentliche Bestandteile Selen, Zink, Kupfer und Mangan enthalten, sowie die nichtenzymatischen Antioxidantien, wie α-Tocopherol (Vitamin E), β-Carotin (Provitamin A), Ascorbinsäure (Vitamin C), Melatonin und Glutathion. Sie alle schützen vor oxidativen Schäden. Die antioxidativen Schutzstoffe beeinflussen sich dabei wechselseitig (Abb. 2). So wird etwa Vitamin E durch Vitamin C "regeneriert". Eine zentrale Rolle in der Abwehr von Sauerstoffradikalen kommt den Enzymen

Enzymatisch

mitochondrial
Cytochrom-Oxidase-System (Kupfer/Eisen)
Superoxiddismutase (Mangan)

zytosolisch
Superoxiddismutase (Zink/Kupfer)
Glutathionperoxidase (Selen)
Katalase (Eisen)

membranständig
Glutathionperoxidase (Selen)

Nicht enzymatisch

membranständig (lipophil)
α-Tocopherol (Vitamin E)
β-Carotin (Provitamin A)

mitochondrial
Ubiquinon (Coenzym Q10)
L-Carnitin

zytosolisch (hydrophil)
Vitamin C
Glutathion
Harnsäure
Allopurinol
Cystein
Coeruloplasmin (enthält Kupfer, oxidiert Fe^{2+} zu Fe^{3+})
Metallothionein (enthält Zink, Antioxidans)
Transferrin (bindet Eisen)
Albumin (bindet Schwermetalle)

extrazellulär
Ascorbinsäure (Vitamin C)
Transferrin (bindet Eisen)
Laktoferrin (bindet Eisen)
Coeruloplasmin (bindet Kupfer)
Albumin (bindet Schwermetalle)
Harnsäure (bindet $OH^{\bullet}$, Fe-Häm-Protein, $^{1}O_2$)
Haptoglobin (bindet Hämoglobin)
Melatonin
Glutathion

Tab. 4: **Antioxidative Schutzmechanismen** [mod. nach HARRIS]

zu. Die Superoxiddismutase wandelt Superoxidradikale in Wasserstoffperoxid um. Dieses dient der Glutathionperoxidase und Katalase als Substrat, wobei Wasser entsteht. Die Glutathionperoxidase kann darüber hinaus Lipidhydroperoxide inaktivieren. Vitamin E, das im Blut als D-α-Tocopherol vorkommt, wird als wichtigstes Antioxidans in fetthaltigen Körpergeweben angesehen.

Das zellmembranständige fettlösliche Vitamin E wird als erste Abwehrlinie gegen die Peroxidation angesehen. Als Radikalenfänger beendet es Kettenreaktionen in der Zellmembran und begrenzt damit die Schäden auf

Vitamine	Ascorbinsäure (Vitamin C) α-Tocopherol (Vitamin E) Retinol (Vitamin A) β-Carotin (Provitamin A)
Mineralien und Spurenelemente	Selen Kupfer Magnesium Zink
pflanzliche Phenole	Anthocyane Catechine Cumarine Flavonoide Quercetin Rutin Tannine
Fettsäuren	Linolsaeure Phytansaeure
Peptide und Aminosäuren	Anserin (Dipeptid) Canosin (Dipeptid) Histidin (Aminsäure)
Nahrungsmittel zusätze	2-tert-Butyl-4-methoxyphonol (BHA) 2,6-Di-tert-Butyl-4-methylphenol (BTA)

Tab. 5: **Exogene Antioxidantien**

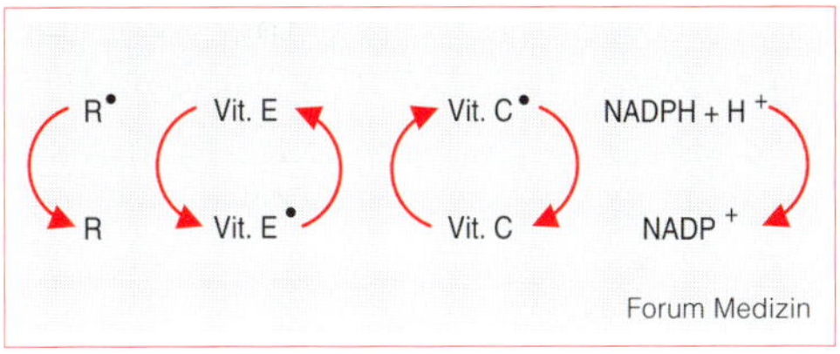

Abb. 2: **Radikalen-Kettenreaktion**

umschriebene Gebiete der Zellmembranen. Auch die Glutathionperoxidase baut Peroxide ab und schützt damit die Zellmembran vor Schäden. β-Carotin ist ein weiterer Radikalenfänger, der vorwiegend im Interzellulärraum wirksam ist. Das wasserlösliche Vitamin C dient der Neutralisierung freier Radikale im Zytoplasma der Zelle und dient zur Regeneration von Vitamin E und schützt somit Membran und Zellkern. Die Spurenelemente Selen, Zink, Kupfer und Mangan sind wesentliche Bestandteile der antioxidativen Enzyme und können daher auch als Antioxidantien eingestuft werden.

Verschiedene Antioxidantien wirken zusammen

Diese Beispiele verdeutlichen das ständige Zusammenwirken mehrerer Antioxidantien in unterschiedlichen Zellkompartimenten und im Extrazellulärraum. Weitere Antioxidantien sind neben Glutathion das Neurohormon Melatonin sowie L-Cystein, die Harnsäure, Coeruloplasmin, Metallothionein, Transferrin, Albumin, Thiole (zum Beispiel α-Liponsäure), Polyphenole, Allopurinol, Dimethylsulfoxid (DMSO) und Ubichinon (Coenzym Q10). Neuere Forschungen lassen vermuten, daß das von der Zirbeldrüse gesteuerte Melatonin eines der stärksten körpereigenen Radikalenfänger ist.

Nachweis freier Radikale

Eine routinemäßige direkte Bestimmung der freien Radikale ist derzeit wegen deren extrem kurzen Halbwertszeiten nicht möglich. Eine Abschätzung der Belastung erfolgt daher indirekt durch die Messung bestimmter Abbauprodukte, wie zum Beispiel Abatmung von Kohlenwasserstoffen, wie Pentan in die Luft (Ethan- und Propanexhalation), sowie die Bestimmung von Abbauprodukten im Serum, wie das Malondialdehyd, das aus oxidierter Arachidonsäure, Hydroperoxiden, Lipidperoxiden und anderen reaktiven Verbindungen gebildet werden kann. Die Bestimmung von Malondialdehyd ist ein Indikator für die Lipidperoxidation und damit für die Belastung mit freien Radikalen.

Eine weitere Möglichkeit zum Nachweis von Radikalen besteht in der Bestimmung der Elektronenspinresonanz (ESR). Diese Messung beruht auf dem Paramagnetismus freier Radikale. Wegen der hohen Instabilität (Kurzlebigkeit) freier Radikale, die von biologischem Interesse sind, ist für die ESR-Messung ein "Spin-Trapper" erforderlich. Darunter versteht man die Addition eines sehr kurzlebigen Radikals an eine diamagnetische Verbindung (Spin-Trapper) zur Bildung eines relativ langlebigen Spin-Adduktes.

Auch die Bestimmung der Konzentration des Enzyms Glutathionperoxydase (GPx) zum Beispiel in den

Erythrozyten, Thrombozyten oder im Vollblut ermöglicht die Bestimmung einer antioxidativen (selenabhängigen) Eigenschaft (etwa RANSEL-Test). Mit dem RANSOD-Test läßt sich die Konzentration an Superoxiddismutase (SOD) bestimmen, die ebenfalls als Radikalenfänger wirkt. Die gesamte antioxidative Potenz kann durch Inkubation des kommerziell erhältlichen Reagenz ABTS® (Fa. Randox) mit Peroxidase (Metmyoglobin) bestimmt werden. Eine weitere indirekte Methode besteht in der Bestimmung der molaren Konzentrationen der Vitamine C, E und β-Carotin.

Antioxidativer Status und Tumorerkrankungen

Das Produkt aus den molaren Konzentrationen der Vitamine C und E sowie von β-Carotin im Serum wird als antioxidatives Potential bezeichnet. Dieser Faktor wird als Maß für den Radikalschutz des Organismus, insbesondere auch im Hinblick auf die Kanzerogenese beurteilt (STÄHELIN et al., 1986).

"antioxidatives Potential" =
(mol Vit. C) x (mol Vit. E) x (mol β-Carotin)

In epidemiologischen Untersuchungen konnte gezeigt werden, daß ein reduziertes antioxidatives Potential des Plasmas mit einer erhöhten Tumorinzidenz korreliert ist. Eine Vielzahl von epidemiologischen Untersuchungen zeigt eine inverse Korrelation zwischen der Aufnahme antioxidativ wirksamer Substanzen wie Vitamin C, Vitamin E und β-Carotin sowie insbesondere dem Spurenelement Selen, aber auch Zink und Kupfer, und dem Auftreten von Tumorerkrankungen. Beim β-Carotin wurden hochsignifikante inverse Beziehungen, insbesondere beim Lungenkarzinom sowie beim Magenkarzinom, gefunden.

Empfehlungen für die Krebsprävention

Bei der Krebsprävention kommt es hauptsächlich darauf an, die Vorgänge bei der Initiation (Mutation), Promotion (maligne Konversion) und Progression (Wachstum, Neoangiogenese) mit Hilfe bestimmter Stoffe zu beeinflussen, um das Auftreten innerhalb einer bestimmten Population zu reduzieren (Chemoprävention). Die Ergebnisse epidemiologischer Untersuchungen, Beobachtungen an bestimmten Bevölkerungsgruppen und kontrollierte Tierversuche lassen die Vermutung zu, daß die Antioxidantien das Auftreten bestimmter Krebsarten reduzieren können. Überlegungen zur Rolle der Antioxidantien in der Krebsverhütung haben zu Empfehlungen für ihren Einsatz zur Krebsprävention geführt (Tab. 6 und 7). Allerdings ist sowohl aus biochemischer als auch biologischer Sicht die Substitution

krebshemmende Wirkung

- Vitamine A, C, E, B_6; Selen

wahrscheinlich krebshemmende Wirkung

- Vitamine B_1, D_3, Niacin
- Magnesium, Mangan, Zink
- Omega-3- und Omega-6-Fettsäuren

Tab. 6: **Krebshemmende Nährstoffe** [modifiziert nach AMES]

Antioxidans	RDA	Empfehlungen	Mögliche Toxizitätsgrenze	Faktoren, die möglicherweise den Bedarf erhöhen
Vitamin E	10-20 I.E.	200-800 I.E.	ohne Bedeutung bei weniger als 1.200 I.E.	hohe Aufnahme mehrfach ungesättigter Fette, Smog, Rauch
Vitamin A	5.000 I.E.	12.500 I.E.	limitiert (chronische Einnahme über 25.000 I.E., akute Einnahme von 300.000 und darüber)	Rauchen
Vitamin C	60 mg	1.000 mg	ohne Bedeutung bei 1-2 g	emotionaler und umweltbedingter Streß, orale Kontrazeptiva, Rauchen
Selen	keine	50-200 µg	signifikantes Toxizitätspotential bei über 200 µg	Altern, hohe Aufnahme mehrfach ungesättigter Fette, Smog, Schwermetall-Kontamination

Tab. 7: **Empfehlungen zur Krebsprävention**

mit Monosubstanzen zur Prophylaxe sehr fraglich, da physiologischerweise die Zellen auf einen Komplex von antioxidativ wirksamen Substanzen angewiesen sind. Die Konzentration an Antioxidantien im peripheren Blut ist nur ein Marker für die antioxidative Potenz, nicht aber ein Beweis für einen prophylaktischen Effekt bei der Substitution einer Einzelsubstanz. Eine Ernährung mit ausreichenden Anteilen an Antioxidantien oder eventuell Nahrungsergänzungsmittel, die ein hohes antioxidatives Potential haben (zum Beispiel Spirulina-Algen, Hefen) oder Kombinationen von Antioxidantien, zum Beispiel Vitamin E, Selen und β-Carotin, ist eher zu empfehlen. So konnte etwa in einer Krebspräventionsstudie durch eine Supplementation der Nahrung mit Vitamin E, β-Carotin und Selen (Interventionsstudie) die Gesamtmortalität, im Vergleich zu einem Kontrollkollektiv signifikant gesenkt werden, was vor allem auf einen Rückgang der Krebsmotalität um 13 Prozent zurückzuführen war.

Anders ist es bei therapeutischen Interventionen bei Krebserkrankungen in Form von pharmakologischen (höheren) Dosierungen mit Antioxidanzien, insbesondere bei bestimmten Formen der Leukämie (zum Beispiel Promyelozyten-Leukämie) und Plattenepithelkarzinomen, insbesondere der Lunge und Zervix (siehe dazu das Kapitel 5.4).

Die Rolle der Antioxidantien bei der Krebsbehandlung

Inzwischen liegen Untersuchungen vor, die zu der Annahme veranlassen, daß die Antioxidantien auch bei der Krebstherapie einsetzbar sind. Bei

Mundhöhlenkarzinomen, Lungenkarzinomen, Leukämien und Leukoplakien konnten therapeutische Erfolge hinsichtlich Verlängerung des rezidivfreien Intervalls und der Überlebenzeit erzielt werden (siehe dazu Kapitel 5.4).

Dies gilt auch für Verringerung der Nebenwirkungen der Zytostatikatherapie, die teilweise durch deren metabolisch bedingten Radikalenbildung verursacht sind (Tab. 8). Insbesondere die Anthrazykline, wie Adriamycin und Epirubicin, aber auch Bleomycin und Mitomycin sind Zytostatika, die insbesondere über die Bildung von Radikalen wirken. So ist eine relativ häufige Nebenwirkung der Behandlung mit Bleomycin die Lungenfribrose (bis zu 40 Prozent), die in 10 Prozent der Fälle tödlich verlaufen kann – eine Folge von Radikalenschädigung. Durch die Zytostatika werden große Mengen an Superoxidradikalen und Hydroxylradikalen gebildet. Die Kardiotoxizität von Adriamycin und Epirubicin zum Beispiel läßt sich über diesen Effekt erklären. Untersuchungen an Kaninchen haben gezeigt, daß eine Adriamycin-Behandlung durch eine reduzierte antioxidative Abwehr die Anfälligkeit der Herzmuskelzellen für freie Radikale erhöht. Eine tägliche Zufuhr von Vitamin A und E sowie Selen und proteolytischen Enzymen reduziert die Anzahl der Kettenreaktion mit freien Radikalen und die damit verbundenen Zellmembranschäden. Diese Befunde zeigen, daß die Zytostatikatherapie die antioxidative Kapazität des Organismus erheblich herabsetzt und dadurch zu schwerwiegenden Nebenwirkungen führt. Die gezielte Gabe von Antioxidantien vermindert toxische Nebenwirkungen der Zytostase und steigert damit die Lebensqualität der Patienten.

Die Frage ist aber, ob durch die Gabe von Antioxidantien die Wirkung der von Radikalen abhängigen Wirkungsweise von Zytostatika gemindert wird? – In einer Studie wurde der

- Anthrazykline:
  - Daunomycin
  - Daunorubicin
  - Doxorubicin
  - Adriamycin
  - Epirubicin
- Bleomycin
- Procarbazin
- Etoposid
- Mitomycin
- Mitoxantron
- Vincristin
- Cyolo phosphamid

Tab. 8: **Zytostatika mit radikalenabhängiger Wirkungsweise**

Antioxidans	**Wirkung**
Selen	Verringerung der Nierentoxizität Verringung der Kardiotoxizität
Vitamin E	Verringerung der Kardiotoxizität Wirkungsverstärkung von Zytostatika Mukositis vermindert
Vitamin A	Verringerung der Kardiotoxizität Wirkungsverstärkung von Zytostatika Differenzierung Prävention maligner Transformation
Glutathion	Verringerung der Nierentoxizität

Tab. 9: **Die Bedeutung von Antioxidantien bei der zytostatischen Chemotherapie**

Einschluß von Vitamin E-Succinat allein oder in Verbindung mit Adriamycin auf Zellkulturen von Prostatakrebs beim Menschen untersucht. Vitamin E-Succinat verstärkt einerseits den wachstumsinhibierenden Effekt von Adriamycin bei Prostatakrebszellen und reduziert andererseits die Adriamycin-Dosis, die zur Erzielung einer bestimmten Wirkung benötigt wird. Nach Meinung der Forscher legen die Ergebnisse nahe, daß zum Beispiel Vitamin E als Adjuvans für Adriamycin bei der Behandlung von Prostatakrebs bei Männern im Sinne einer synergistischen Wirkung eine Rolle spielen könnte.

In tierexperimentellen Untersuchungen konnte auch gezeigt werden, daß durch die gezielte Selengabe die Kardiotoxizität von Adriamycin deutlich gemildert wird, ohne daß dadurch ein Wirkungsverlust in Kauf genommen werden muß. Am günstigsten wirkt sich eine Selen-Vorbehandlung aus. Der gleiche protektive Effekt von Selen wird auch bei der Cisplatin-induzierten Nierenschädigung beschrieben. Dabei gibt es keine Hinweise für einer Interaktion zwischen Selen und den geprüften Zytostatika, die auf einen Wirkungsverlust deuten. In einer klinischen Studie wurde außerdem nachgewiesen, daß die prophylaktische Gabe des Antioxidans D-α-Tocopherol die Mukositis als Nebenwirkung der Zytostatikatherapie signifikant vermindert.

Literatur

Biesalski, H.K.: Vitamine in der Prävention von Krebserkrankungen. Münch Med Wschr (1996) 138 (18), 315-320

Blot, W.J., et al.: Cancer Prevention Trial in Linxian, China. J Natl Cancer Inst (1993) 85, 1483-1492

Doll, R., Peto, R.: The causes of cancer; quantitative estimates of avoidable risk of cancer in the United States. J Natl Cancer Inst (1981) 66, 1191-1308

Hager, E.D.: Die Bedeutung von freien Radikalen, Spurenelementen und Vitaminen bei Krebsentstehung und Therapie. Arzt & Praxis (1995) 49, 224-233

Markant, A., et al.: Reaktive Sauerstoffradikale: Entstehung, Wirkung, Eliminierung. Pharmazeutische Zeitschrift (1995) 140, 9-25

Siegers, C.-P., Keogh, J.P.: Eisen: Ein Risikofaktor für Krebserkrankungen. Zschr Onkologie (1996) 28 (Heft 3), im Druck

Stähelin, H.B., Gey, K.F., Eichholzer, M., Lüdin, E.: β-Carotene and cancer prevention: The Basel study. Am J Clin Nutr (1991) 53, 265-269

Zöller, J., et al: Können antioxidative Vitamine vor einem Mundhöhlenkarzinom schützen? Biologische Medizin (1996) 1, 10-20

Bücher

Bendich, A. (ed.): Micronutritients in Health and Disease Prevention. Marcel Dekker Inc., New York 1991

Poli, G., et al.: Free Radicals: From Basic Science to Medicine. Birkhäuser Verlag, Basel 1993

Vitamin-A-Therapie

Die Bedeutung der Vitamine als lebensnotwendige, stickstoffhaltige Nahrungsbestandteile steht heute außer Frage. Die Zufuhr von Vitaminen ist für die normalen Lebensfunktionen obligat. Die besondere Bedeutung des Vitamin A für die Krebstherapie leitet sich aus der Tatsache ab, daß dieses Vitamin für das Wachstum, die Entwicklung (Reifung, Differenzierung) und strukturelle Integrität der Dermal- und Epithelialstrukturen essentiell ist.

Vitamin A umfaßt folgende Substanzen:

- Retinol (Vitamin-A-Alkohol)
- Retinal (Vitamin-A-Aldehyd) und
- Retinsäure.

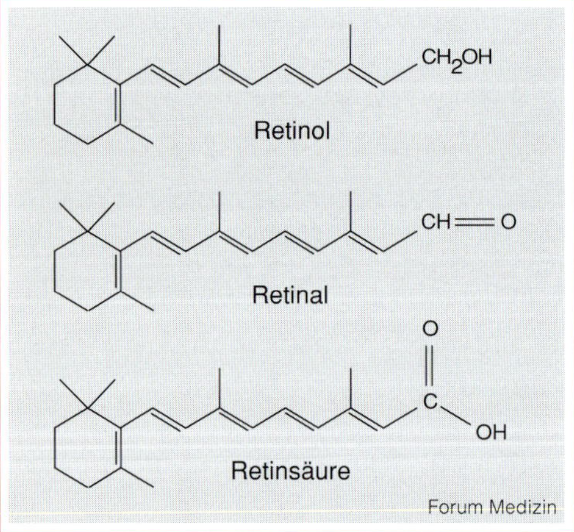

Abb. 1: **Chemische Strukturen der Retinoide**

Es ist ein fettlösliches Vitamin, das auch in Form seiner Vorstufen Provitamine A (Carotine) aufgenommen werden kann. Retinol kann in der Leber in großen Mengen gespeichert werden. Im Blut wird es an ein Transportprotein (α1-Globulin) gebunden.

Die Carotinoide werden in die Carotine (zum Beispiel α- und β-Carotin in Karotten oder Lycopin in Tomaten und Paprika) und Xantophylle unterteilt. Sie werden nur von Pflanzen synthetisiert.

Epidemiologische Erhebungen konnten belegen, daß ein Zusammenhang besteht zwischen der ernährungsbedingten Versorgung mit Vitamin A und Provitamin A (Carotine) sowie dem Vitamin-A-Serumtiter und Epithelialtumoren im Tracheobronchial-, Oronasal-, Gastrointestinal- und Urogenitalbereich. Dies konnte auch durch In-vitro-Untersuchungen an humanen Tumorgeweben und -zellen nachgewiesen werden.

Vitamin A steuert die Zelldifferenzierung, hemmt maligne Umwandlungen und unterdrückt krebsauslösende Gene durch direkte Einwirkung auf den Zellkern, wobei Retinol und Retinsäure mit dem Chromatin in Wechselwirkung treten und offenbar die Synthesegeschwindigkeit der Ribonukleinsäure und der Glykoproteine regulieren.

Für die Onkotherapie sind drei

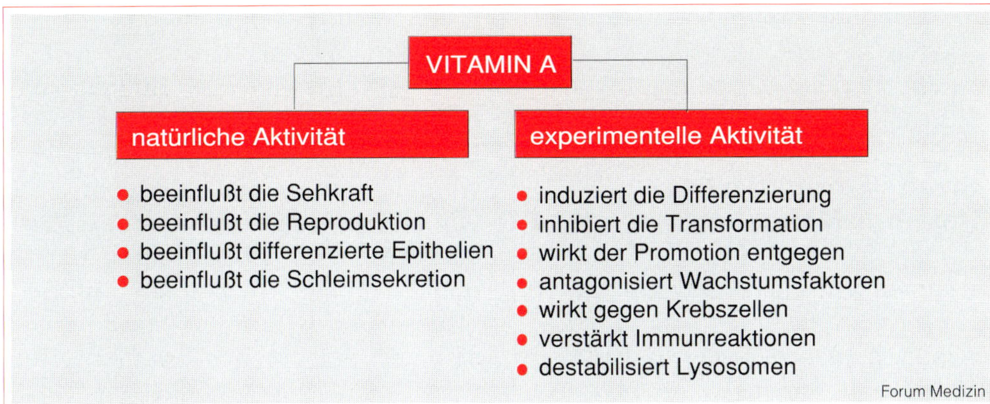

Abb. 2: **Wirkmechanismus von Vitamin A** [nach PASTORINO]

molekularbiologische Wirkmechanismen von Vitamin A von Interesse:

- ein fördernder Einfluß auf die Zelldifferenzierung,
- ein stabilisierender Einfluß auf die Zellmembran und
- Veränderungen des Proteinmusters durch direkte Einwirkung auf den Zellkern und die Gentranskription.

Einfluß des Vitamin A auf die spezifische und unspezifische Immunabwehr

Durch Retinsäure und Retinol geht bei humanen Monozyten die Ausbildung von Fc-Rezeptoren und die Phagozytoseaktivität zurück. Vitamin-A-Mangel hingegen induziert eine Zunahme der Fc-Rezeptoren und eine Umwandlung der Monozyten in sessile Makrophagen. Die Phagozytoseaktivität und tumorizide Wirkung der Makrophagen wird durch Retinylpalmitat um bis zu 30 Prozent gesteigert. Natürliche oder synthetische, oral oder topisch bei verschiedenen Hautkrankheiten verabreichte Retinoide bewirken eine reversible Migrationshemmung der neutrophilen und monozytären Zellen. Die Bildung von Peroxid-Anionen, die in der Tumorpromotion und bei Entzündungsprozessen eine Rolle spielen, wird durch Vitamin-A-Derivate gehemmt.

Retinol, Retinsäure und Retinylpalmitat steigern die auf verschiedene Immunglobuline zurückgehenden humoralen Immunantworten der B-Zellen. Ferner wird die zellgebundene allergische Reaktion durch Vitamin-A- Palmitat stimuliert. Es gibt Hinweise, daß durch Vitamin A die Natürlichen Killerzellen aktiviert werden. Auch die funktionelle T-Zellantwort wird deutlich verbessert, wie an Patientinnen mit fortgeschrittenem Gebärmutterhalskarzinom gezeigt werden konnte. Die hemmenden Effekte auf Tumorzellen durch Retinylpalmitat werden – so die Annahme – durch eine direkte Wirkung der zytotoxischen Lymphozyten auf die Tumorzelle ausgelöst. Die Wirkung des Vitamin A im Bereich des spezifischen Immunsystems kann auch durch eine Steigerung der Immunkompetenz der Thymozyten oder einer direkten Wirkung gegen suppressive Effekte der T-Zellen entstehen.

Schwere Störungen bei Vitamin-A-Mangel

Bei einem Vitamin-A-Mangel verliert das Epithel seine Differenzierung und es treten präneoplastische Zellen (Dysplasien) auf, wie es auch aufgrund mechanischer, strahlenbedingter und infektiöser Schädigungen geschieht. Im Bereich der Atmungsorgane zum Beispiel entsteht durch Keratinisierungsvorgänge in den basalen und/oder mukösen Zellen und Zilienverluste des Flimmerepithels das histologische Bild einer squamösen Metaplasie, die einem frühen Stadium neoplastischer Entwicklung entspricht. Die Vitamin-A-Mangel-bedingte, dosisabhängige, transformatorische Anfangsphase hat Ähnlichkeit mit den strukturellen Veränderungen in der Frühphase des endometrischen Adenokarzinoms. Bei anhaltendem Vitamin-A-Mangel wird das mukoziliäre Respirationsepithel durch keratinisierte, abgeflachte, vakuolenreiche Zellen ersetzt, die der Basalmembran eng ansitzen.

Aus langjährigen experimentellen Untersuchungen und epidemiologischen Erhebungen geht hervor, daß spontan auftretende oder kanzerogen induzierte neoplastische Veränderungen der Epithelien des Tracheobronchial-, Gastrointestinal- und Urogenitaltrakts, des Nasen-, Mund- und Rachenraumes sowie der Haut in ihrem Differenzierungsstatus und Wachstum durch Vitamin-A-Derivate beeinflußt werden können. In diesen Organsystemen korrelieren Vitamin-A-Mangel und Tumorinzidenz.

Wichtig ist hier der Hinweis, daß ein Vitamin-A-Mangel nicht valide in Form von Serumspiegeln gemessen werden kann. Vielmehr äußert sich ein solcher Mangelzustand darin, daß als Antwort auf eine Vitamin-A-Gabe entsprechende Rezeptoren auf Zelloberflächen exprimiert werden und sich das Ansprechverhalten auf Vitamin A allgemein erhöht.

Vitamin A in der Krebstherapie

Erste Versuche mit Vitamin A (in Form von Retinolpalmitat) in der Onkologie führten 1936 LUSTIG und WACHTEL durch. Sie behandelten Patienten mit Hautepitheliomen und oberflächlichen Mammakarzinomen mit Vitamin-A-getränkten Umschlägen und/oder injizierten subkutan Retinolpalmitat. Bereits 48 Stunden nach Therapiebeginn ließen sich Verkleinerungen der Geschwulste feststellen und mit einer Therapie über sechs Tage, die in 5-6wöchigen Abständen wiederholt wurde, gelang es, Mammakarzinomrezidive zur Abheilung zu bringen.

Die heute praktizierte systemische Vitamin-A-Therapie in der Onkologie basiert auf tierexperimentellen Beobachtungen von BRANDES et al. und wurde vor rund 20 Jahren von Mitarbeitern der Strahlenklinik JANKER in Bonn entwickelt. Hierbei wird eine Retinylpalmitat-Emulsion in der nahezu hundertfachen Dosierung der bei Substitutionsbehandlungen applizierten Vitamin-A-Menge (A-Mulsin® Hochkonzentrat) peroral verabreicht. Mit dieser systemischen Vitamin-A-

"Hochtherapie" kann die natürliche oder behandlungsbedingte Therapieresistenz verschiedener Neoplasmen unterbrochen und das so resensibilisierte neoplastisch veränderte Gewebe therapeutischen Maßnahmen wieder zugänglich gemacht werden.

Aufgrund bisher vorliegender epidemiologischer Erhebungen lassen sich besonders bei Epithelkarzinomen Korrelationen zwischen der Tumorinzidenz und dem Retinol-Serumtiter sowie der Ernährung mit Provitamin und Vitamin A und der Aufnahme von Karzinogenen (Nikotin, Alkaloide, etc.) aufzeigen. Die Entwicklung von Präkanzerosen und Neoplasmen kann durch eine erhöhte Aufnahme von Vitamin A gehemmt werden. Es gilt als gesichert, daß besonders squamös metaplastische und daraus entstehende neoplastische Veränderungen des Tracheobronchial- und Mundepithels durch verschiedene natürliche Retinoide reversibel beeinflußbar sind. Da der Vitamin-A-Serumspiegel kompetitiv die β-Carotinase hemmt, sind Carotinoide nicht geeignet, um die für die Tumortherapie relevanten Vitamin-A-Spiegel zu erreichen. Hierfür eignet sich in erster Linie Retinolpalmitat (das auch weniger toxisch als Retinsäure ist).

Einfluß von Vitamin A auf Metaplasien

Bei Zufuhr von Vitamin A und Ausgleich des Mangelzustands lassen sich die squamösen Metaplasien stoppen und die Epithelien beginnen, sich zu regenerieren, ähnlich der Entwicklung in der Fetal- und Neugeborenenzeit. Aus diesem Grund nimmt man an, daß Vitamin A nicht nur für den Strukturerhalt differenzierter Gewebe, sondern auch für die Ziliogenese und Reifung des Respirationsgewebes von Bedeutung ist.

Präkanzerosen sind beeinflußbar

Präkanzerosen sind durch Vitamin-A-Ester positiv beeinflußbar. Diese unterdrücken die karzinogeninduzierten, abnormen Zelldifferenzierungen und stellen den normalen Ablauf der Entwicklungsprozesse wieder her. Die Hemmung der Entartung gesunder Zellen bzw. die Rückbildung der Transformation maligner Zellen ist eine der auffälligsten Vitamin-A-Wirkungen und für verschiedene karzinogene Noxen nachgewiesen. Tumorpromotionseffekte von Kokarzinogenen sind durch Retinylester hemmbar. Die Mitoserate von (Vitamin-A-sensiblen) Karzinomzellen läßt sich durch Vitamin A in bis zu 75 Prozent der Fälle – dosisabhängig – hemmen.

Neueste Forschungen auf diesem Gebiet zeigen, daß Retinoide an Retinsäurerezeptoren bestimmter Zielgene binden. Nachdem über 85 Prozent aller Karzinome des Kopf- und Halsbereichs squamöse Karzinome sind, wurde die Expression dieser Rezeptoren in den entsprechenden Karzinomen und Karzinom-Zellinien untersucht. Während sich in gesunden Zellen der Epidermis und muköser Membranen alle vier Rezeptortypen für Retinsäure nachweisen ließen, war dies bei der Mehrzahl der Turmorzellen nicht der Fall. Die Vitamin-A-Therapie wird bei epithelialen Präkanzerosen monotherapeutisch topisch oder systemisch angewendet. Peroral hochdosiert werden Retinylester bei oralen und laryngealen Leukoplakien. In einer Studie wurden 31 Patienten mit Leukoplakien des Larynx mit einem Vitamin-A-Hochkonzentratpräparat behandelt. In 20 Fällen wurde eine komplette, in acht Fällen eine partielle Remission beobachtet (ISSING et al., 1996, siehe Tab. 1). Lediglich in drei Fällen trat innerhalb eines Nachbeobachtungszeitraums von 15 Monaten ein Rezidiv auf. Bemerkenswert war, daß selbst bei Dosen von bis zu 1,5 Mio. I.E. Retinolpalmitat nur in zwei Fällen moderate toxische Nebenwirkungen beobachtet wurden (Tab. 2). Damit erwies sich Retinolpalmitat als deutlich weniger toxisch als die in früheren Untersuchungen eingesetzte Retinsäure. Eine Übersicht über die bisher vorliegenden Veröffentlichungen über die Behandlung von Leukoplakien kann der Aufstellung von ZELLER et al. (1996) entnommen werden.

Komplette Remission	20 (65%)
Partielle Remission	8 (26%)
gleichbleibend	0
Progression	0
Rezidiv	3 (9%)

Tab. 1: **Therapieerfolg einer Behandlung von Patienten mit Larynxleukoplakien mit hochdosiertem Retinolpalmitat** [nach ISSING]

Wirkung von Vitamin A auf Tumoren

Bei Malignomen wird eine systemische Hochdosistherapie nach MICKSCHE et al. bei inoperablen Plattenepithelkarzinomen der Lunge angewendet, wodurch sich die Progression des Tumors verlangsamen oder verhindern läßt.

PASTORINO et al. (1991) konnten zeigen, daß sich bei Patienten mit nicht-kleinzelligem Lungenkarzinom die Wahrscheinlichkeit, fünf Jahre krankheitsfrei zu leben, gegenüber plazebobehandelten Patienten deutlich erhöhte, wenn sie mit 300.000 Einheiten pro Tag oral behandelt wurden (61 vs. 48 Prozent).

Besonders wirksam scheinen Vitamin-A-Derivate zu sein, wenn sie gemeinsam mit anderen Behandlungsmethoden zum Einsatz kommen.

Toxizitätsgrad	Trockene Haut	Cheilitis	Leberenzyme	Blutfette	Magen-Darm
0	4	0	0	0	0
1	6	2	9	1	0
2	2	1	1	1	0
3	1	2	0	1	1
4	0	0	0	0	0

Tab. 2: **Nebenwirkungen einer Behandlung von Patienten mit Larynxleukoplakien mit hochdosiertem Retinolpalmitat** [nach ISSING]

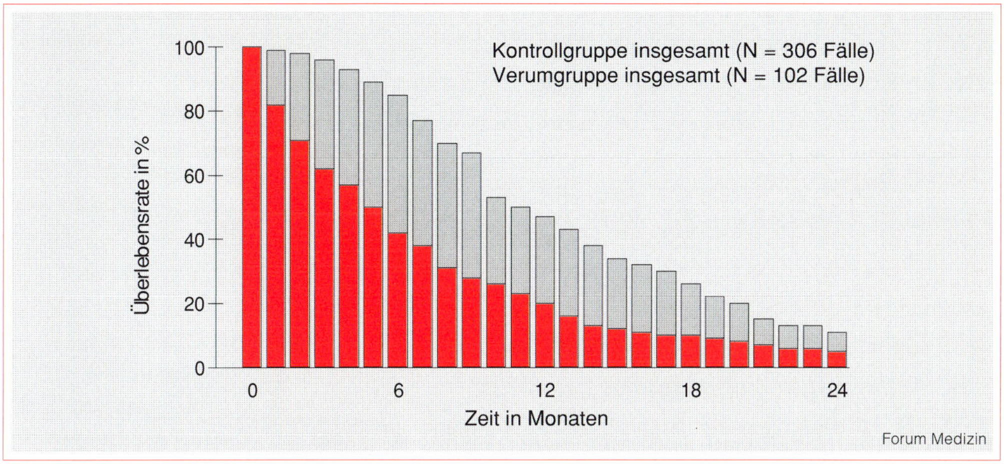

Abb. 3: **Beeinflussung der Überlebensrate (%) durch die megadosierte Zusatzbehandlung mit Vitamin-A-Palmitat bei Bronchialkrebs unterschiedlichen histologischen Typs im Verlauf von zwei Jahren** [nach SCHEEF]

LIPPMANN et al. (1992) beispielsweise behandelten 32 Patienten mit fortgeschrittenen, inoperablen Plattenepithelkarzinomen der Haut mit 1 mg/kg 13-cis-Retinsäure, kombiniert mit 3 Millionen Einheiten IFN-α pro Tag. 68 Prozent der Patienten sprachen auf die kombinierte systemische Therapie an, 25 Prozent davon sogar vollständig. Sehr ernste toxische Effekte der Behandlung waren nicht zu beobachten, doch mußte bei 18 der 32 Patienten die Dosis reduziert werden.

Eine systemische Behandlung mit Retinylpalmitat kommt in Zusammenhang mit Strahlen- und Zytostatikatherapie zum Einsatz. In Kombination mit Strahlentherapie bei Bronchialkarzinomen kann durch die Hochdosistherapie mit Vitamin-A-Palmitat die Strahlendosis gesenkt, die 1-Jahres-Überlebensrate und die Gesamtüberlebenszeit verlängert werden. Die Nachbestrahlungsrate bei Vulvakarzinomen läßt sich durch die Kombinationsbehandlung senken. Bei Zervixkarzinomen erfolgt eine Effizienzsteigerung der Bestrahlung und die 1-Jahres-Überlebensrate nimmt zu. Die Kombination Vitamin A/Chemotherapie untersuchte SCHEEF bei Patienten mit Bronchialkarzinomen, die mit einer Ifosfamidmonotherapie behandelt wurden. Nach einem Jahr lag die Überlebensrate in der Kombinationsgruppe bei 50 Prozent, in der Kontrollgruppe bei 20 Prozent (SCHEEF, 1995).

Auch bei anderen Karzinosen hat sich die Gabe von hochdosiertem Vitamin A (bis zu 50.000 I.E. pro die) wegen seiner redifferenzierenden, immunstimulierenden und Proteinbiosynthese-beeinflussenden Eigenschaften bewährt. Klinische Studien belegen zudem eine gute Wirksamkeit einer Behandlung mit Retinolpalmitat bei der Promyelozytenleukämie.

Kombination aller Verfahren

Die Kombination aller drei Verfahren untersuchten SCHEEF und Mitarbeiter bei Patienten mit fortgeschrittenen

Bronchialkarzinomen unterschiedlichen histologischen Typs. Es handelte sich um 60-Kobalt-Radiation, Ifosfamid-Therapie und Vitamin A peroral. Innerhalb der Gruppe, die die Vitamin-A-Zusatztherapie erhielt, traten signifikant mehr Teil- und Vollremissionen auf und auch die Überlebenszeit war verlängert, am ausgeprägtesten bei den Plattenepithelkarzinomen. Das Schema 5-Fluorouracil, Vitamin A, Radiation führt zu positiven Ergebnissen bei Patienten mit fortgeschrittenen squamösen Neoplasien im Rachen- und Kehlkopfbereich, und auch Patienten mit einem Laryngealkarzinom profitierten davon (SCHEEF, 1995).

Am Universitätsklinikum Großhadern, München, läuft derzeit eine klinische Studie (GCP Kriterien, doppelblind und randomisiert), bei der eine Kombination von hochdosiertem Retinolpalmitat zusammen mit einem Enzymkombinationspräparat in der Prophylaxe von Zweitprimärtumoren im Kopf-Hals-Bereich eingesetzt wird.

Zusammenfassend läßt sich sagen, daß die Kombination von Vitamin A mit anderen onkologischen Verfahren wie Bestrahlung oder Chemotherapie deren Verträglichkeit und Effizienz steigert. Dies wirkt sich beispielsweise in der Verlängerung der posttherapeutischen Überlebensrate aus.

Literatur

Brandes, D., et al.: Ultrasructural and cytochemical changes after treatment with cyclophosphamide and Vitamin A. A J Natl Cancer Inst (1967) 39, 385

Issing, W.J.: Behandlung von Larynxleukoplakien mit Retinolpalmitat. Forum Immunologie (1995) 6, 23-24

Issing, W.J., et al.: A-Mulsin-Hochkonzentrat, ein neues Therapiekonzept bei Larynxleukoplakien. Laryngo-Rhino-Otol (1996) 75, 29-33

Krokon, O., et al.: Ergebnisse einer vergleichenden Therapiestudie beim inoperablem Bronchuskarzinom. Onkologie (1982) 5, 20-22

Kucera, H., Mischke, M.: Immunstimulation durch Vitamin A beim fortgeschrittenen Gebärmutterhals-Karzinom. Fortschritte der Medizin (1982) 100, 760-763

Lippmann, S.M., et al.: 13-cis retinoic acid and Interferon-α2a: effective combination therapy for advanced squamous cell carcinoma of the skin. J. Natl Cancer Inst (1992) 84, 235-241

Lustig, B., Wachtel, H.: Therapeutische Versuche mit Vitamin A beim Krebs. Zschr Krebsforum (1936) 44, 53-58

Scheef, W.: Tumorrezidive nachhaltig zu verhüten – Vitamin A in hohen Dosen kann zytostatischen Effekt stabilisieren. Kongreßbericht, Medical Tribune (1972) 7, 20

Scheef, W.: Vitamin A in der Krebsbehandlung. In: Wrba, H.: Kombinierte Tumortherapie. Grundlagen, Möglichkeiten und Grenzen adjuvanter Methoden. Hippokrates Verlag, Stuttgart 1995

Wrba, H.: Vitamine A palmitate in cancer prevention. In: Pastorino, U., Hong, W.K. (Hrsg.): Chemoimmuno prevention of cancer. Thieme Verlag, Stuttgart 1991

Bücher

Pastorino, U., Hong, W. K. (Hrsg.): Chemoimmuno prevention of cancer. Thieme Verlag, Stuttgart 1991

Wrba, H. (Hrsg.): Kombinierte Tumortherapie. Grundlagen, Möglichkeiten und Grenzen adjuvanter Methoden. Hippokrates Verlag, Stuttgart 1995

Neuroendokrinoimmunologie

Sind unglückliche und extrem gestreßte Menschen einem höheren Krankheitsrisiko ausgesetzt als die „Normalbevölkerung"? Mit anderen Worten: Besteht zwischen dem Nervensystem und dem Immunsystem ein Zusammenhang? Mit dieser Frage beschäftigt sich unter anderem die Neuroendokrinoimmunologie*, ein noch relativ junger, interdisziplinärer Zweig der Wissenschaft.

Zusammenhänge zwischen Psyche, Neuroendokrinum und Immunsystem sind, das hat die Forschung der letzten 20 Jahre gezeigt, eindeutig gegeben. Forscher der ersten Stunde waren ADER (USA), BESEDOVSKY (Schweiz), COHEN (USA), FELTEN (USA), SORKIN (Schweiz), SPECTOR (USA) und vor allem JANKOVIC (Kroatien), der bereits vor über 35 Jahren neben russischen Wissenschaftlern erste experimentelle Untersuchungen auf diesem Gebiet machte. KÖLLIKER wies 1847-1849 erstmals auf Nervenendigungen im Thymus, der Schule des T-zellulären Abwehrsystems, hin. Dies wurde in den 70er Jahren von FELTEN bestätigt.

Zentrale Aussage der Neuroendokrinoimmunologie ist der Grundsatz der gegenseitigen Abhängigkeit und Verschaltung der drei Systeme, die das Gleichgewicht in unserem Körper regulieren und aufrechterhalten: Nervensystem, endokrines System – dieses steuert unseren Hormonhaushalt – und Immunsystem. Die Verbindungen und Wechselwirkungen zwischen dem Immunsystem, dem Nervensystem und dem endokrinen System bilden die strukturelle und funktionele Harmonie des Organismus. Als Bindeglied zwischem dem Immunsystem und dem ZNS spielt die Psyche eine entscheidende Rolle.

Hinweise auf eine enge Verflechtung der großen Steuersysteme unseres Körpers gibt es zu genüge (als Übersicht siehe JANKOVIC, 1992; GIRALDI et al., 1990; Tabelle 1). So konnten beispielsweise auf Leukozyten Rezeptoren für verschiedene Neurotransmitter, Neuropeptide und Hormone nachgewiesen werden. Umgekehrt hat es sich in experimentellen Studien gezeigt, daß Faktoren, die von Leukozyten sezerniert werden (Zytokine), sowohl immunologische als auch zentralnervöse Funktionen beeinflussen.

Die Wissenschaft der Neuroimmunmodulation (NIM) befaßt sich mit ontogenetischen, phylogenetischen, anatomischen, physiologischen, mo-

* andere Bezeichnungen, die je nach Wissenschaftsgebiet benutzt werden: Neuroimmunologie, Psychoneuroimmunologie, Immunopsychiatrie, Psychoimmunologie, Verhaltensimmunologie, Neuroimmunmodulation (NIM).

lekularen, biochemischen, pharmakologischen, immunologischen, pathologischen, neurologischen, psychiatrischen Verhaltens- und anderen Aspekten eines integrierten, in ständiger Wechselwirkung mit den verschiedenen Systemen stehenden Organismus (Abb. 1). Die wichtigsten Bereiche der Naturwissenschaft, mit denen die NIM sich beschäftigt, sind:

- die immunologische Mikroumgebung,
- die neuroimmunologischen Analogien (Tab. 1),
- die embryologischen neuroimmunologischen Zusammenhänge,
- Effekte von Schädigungen (Inhibition) und Stimulation von Hirnstrukturen und Immunreaktionen,
- die Modulation bioelektrischer Aktivitäten der Neurone durch antineuronale Antikörper,
- immunpsychiatrische Krankheiten und,
- immunmodulatorische Funktionen von Neuropeptiden.

Die morphologische Komplexität und das Netz der Wechselwirkungen im immunologischen Mikromilieu läßt sich darstellen durch:

- nicht-lymphatische Zellen wie Makrophagen, dendritische und epitheliale Zellen, die mit Lymphozyten kommunizieren,
- neuronale Endigungen (cholinerge, adrenerge, peptiderge), die durch ihre neurohumorale Aktivität Änderungen in der Mikroumgebung verursachen,
- endokrine Hormone, die die immunologische Mikroumgebung über den Blutstrom erreichen,
- immunbiologisch aktive Substanzen (Komplementfaktoren, Immunglobuline, Lymphokine, Monokine, Immunopeptide etc.), die von lymphatischen und nicht-lymphatischen Zellen gebildet werden,
- immunopharmakologisch aktive Faktoren wie Aminosäuren (zum Beispiel Glycin, Aspartat, Glutamat, GABA), zyklische Nukleotide, monoaminoergische Neurotransmitter (Adrenalin, Noradrenalin, Dopamin, Serotonin und Histamin), Azetylcholine, Opioidpeptide, (Enkephaline, Endorphine, Dynorphine) und ubiqitäre Peptide (Substanz P, vasoaktive intestinale Peptide (VIP), Cholecystokinin, Neurostenin etc.),
- gemeinsame membranöse und intrazelluläre Rezeptoren, die eine Interkommunikation auf verschiedenen Ebenen, Strukturen und Funktionen ermöglichen,
- physiologische Ionen wie Na^+, K^+, Ca^{2+}, Mg^{2+}, welche physikochemische Eigenschaften von Membranen und die Überleitung von Signalen beeinflussen und
- elektrische, magnetische und elektromagnetische Felder, die physiologische Eigenschaften der Zellen beeinflussen.

Höhere Nervenaktivitäten wie Verstand, Bewußtsein und Psyche haben Einfluß auf alle Bereiche des Immunsystems.

Dämpft Streß die Aktivität Natürlicher Killerzellen?

Aus diesen Befunden leitet sich die Möglichkeit ab, daß psychologische Variablen (oder genauer: die seelisch-geistige Befindlichkeit eines Menschen) Einfluß auf (zentralnervöse)

Kategorie	Nervensystem	Immunsystem
Strukturelle Einheit	Nervenzelle	Lymphozyt
Akzessorische Zellen; (Neben(Stütz)zellen)	Gliazellen	Makrophage, epitheliale Zellen, dendritische Zellen, etc.
Ursprung	Neuroepithel	epitheliale Rudimente
Zentrales Organ	Gehirn	Thymus
Assoziiertes Gewebe	peripheres neuronales Netz	peripheres lymphoides Gewebe
Zell-Zell-Kontinuität	Synapsen	synapsenartige Kontakte
Zell-Zell-Interaktion	Nervenzelle–Nervenzelle Nervenzelle–Neuroglia Nervenzelle–andere Zelle	Lymphozyt–Lymphozyt Lymphozyt–Makrophage Lymphozyt–andere Zelle
Rezeptoren	für intrinsische und extrinsische Liganden	für intrinsische und extrinsische Liganden
Neuroimmunologische Rückkoppelungskreise	aktiv	aktiv
Kontraktiles Protein	Neurostenin	Neurostenin
Sekretorische Funktion	Neurohormone (Neuropeptide)	Immunhormone (Immunopeptide)
Zusätzliche sekretorische Aktivität	Interferone, Interleukine, etc.	Interferone, Interleukine, etc.
Modulatoren	für das Immunsystem	für das Nervensystem
Gemeinsame Antigene	mit Lymphozyten	mit Nervenzellen
Biophysik	elektrische Aktivität von Nervenzellen	elektrische Aktivität von Lymphozyten
Wiedererkennung	Primärinformation Gedächtnis	Primäre Immunreaktionen; Gedächtnis (sekundäre Immunantwort)
Sensitivitätsumfang	von Stimulation bis Hemmung	von Stimulation bis Hemmung
Autoimmunität	immunoneurologische und immunopsychiatrische Erkrankungen	Störungen des lymphoiden Zellgewebes
Klassisch konditionierte Antwort	kann induziert werden	kann induziert werden

Tab. 1: **Einige Analogien zwischen der Gesamtstruktur und Funktion von Nervensystem und Immunsystem** [nach JANKOVIC]

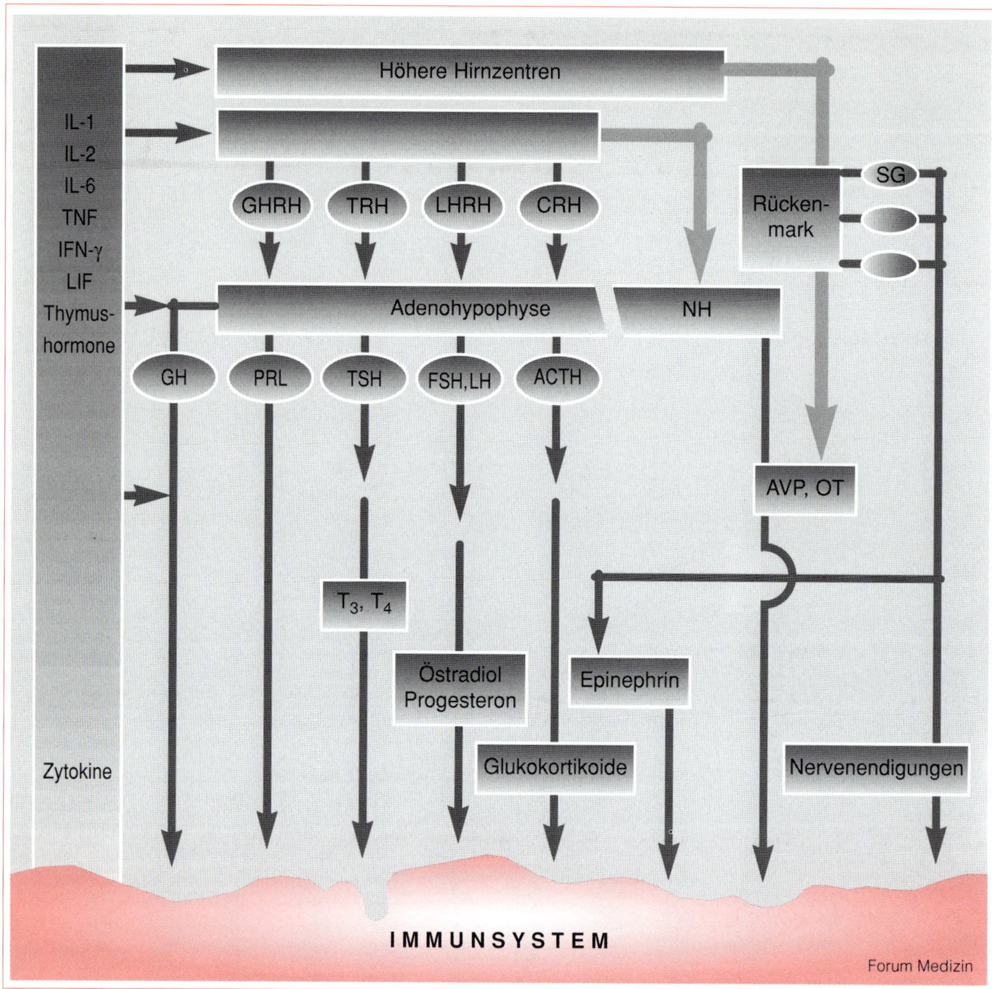

Abb. 1: **Die Bidirektionalität der Interaktion zwischen Immunsystem und neuroendokrinem System. Das Immunsystem kann durch Innervation oder durch eine neuroendokrine Kaskade direkt beeinflußt werden. Umgekehrt können lymphoide Zellen des Immunsystems (sowie eng mit dem Immunsystem assoziierte Zellen) auf verschiedenen Ebenen durch neuroendokrine Regelkreise moduliert werden**

Abkürzungen:

GHRH = Growth-Hormone-Releasing Hormone; TRH = Thyreotropin-Releasing Hormone; LHRH = Luteinizing-Hormone-Releasing Hormone; CRH = Corticotropin-Releasing Hormone; NH = Neurohypophysis; GH = Growth Hormone; PRL = Prolactin; TSH = Thyroid-Stimulating Hormone; FSH = follikelstimulierendes Hormon; LH = Luteinisierungshormon; ACTH = Adrenocorticotropes Hormon; AVP = Arginin-Vasopressin; OT = Oxytoxin; T3 = Trijodthyronin; T4 = Thyroxin; IL-1 = Interleukin-1, TNF = Tumornekrosefaktor; INF-γ = Interferon-g; LIF = Leukemia Inhibitor Factor

Kontrollprozesse und damit auch auf die Immunfunktion nehmen. Auch zwischen psychosozialen Variablen und Immunsystem scheint ein Zusammenhang zu bestehen. Bei Tumorkranken etwa konnte ein direkter Zusammenhang zwischen Streß und der Aktivität Natürlicher Killerzellen (NK-Zellen) nachgewiesen werden (GIRALDI et al., 1995): Patienten, die erhebliche funktionelle Defizite in der NK-Zell-Population aufwiesen, reagierten auf ein Entspannungstraining mit ansteigenden NK-Zell-Aktivitäten.

Krebs – eine Systemerkrankung

Betrachtet man Krebserkrankungen aus der Perspektive der Psychoneuroimmunologie, so stellt sich in erster Linie die Frage, ob die Interaktion zwischen Immun- und Krebszellen auch durch psychologische Parameter beeinflußbar ist. Der gängigen Lehrmeinung entsprechend entstehen im Organismus ständig maligne Zellen, die jedoch aufgrund ihrer Antigenität durch das immunologische Überwachungssystem (Immune Surveillance) erkannt und unschädlich gemacht bzw. durch Apoptose aufgelöst werden.

Überwachungssysteme versagen

Zur manifesten Krebserkrankung soll es dieser Hypothese entsprechend nur dann kommen, wenn Immunüberwachung, Apoptose oder Wachstumshemmung durch Tumorsuppressoren – aus welchen Gründen auch immer – versagen. Wenn aber Krebs in einer erweiterten Sichtweise als Systemerkrankung aufzufassen ist, muß nach erfolgter klassischer Therapie (Operation, Chemo- und Radiotherapie) von einem Persistieren der Erkrankung ausgegangen werden, bleibt doch die eigentliche Störung bestehen. Das Gleichgewicht zwischen maligner Entartung einerseits und der Eliminierung entarterer Zellen andererseits ist bei Tumorkranken wohl auch nach erfolgreicher klassischer Therapie sehr labil oder überhaupt nicht wiederhergestellt. An dieser Stelle setzt neben der Immuntherapie die psychosoziale Therapie an.

Psychosoziale Risikofaktoren ausschalten

Wesentliche Zielsetzung der psychosozialen Therapie ist es, Rezidivgefährdungen aufzuzeigen, bevor sich ein Tumorwachstum oder eine erneute Aussaat von Tumorzellen manifestiert. Psychosoziale Risikofaktoren wie soziale Isolation, Hoffnungslosigkeit, Kränkungen usw. sind bereits teilweise untersucht und beschrieben; sie bieten die Möglichkeit einer gezielten Intervention.

Wie bereits erwähnt, ist das Immunsystem für die frühzeitige Eliminierung entarteter Zellen von Bedeutung. Seine wichtigsten antitumoral wirksamen Komponenten sind neben den Makrophagen zytotoxische T-Zellen und NK-Zellen. Diese Zellen sollen auch bei der Eliminierung metastasierender Tumorzellen eine Rolle spielen. Auf dem Hintergrund der Erkenntnisse gewinnt die immunologische Diagnostik, Immuntherapie und Psychotherapie zunehmend an Bedeutung.

Immun- und Psychotherapie in allen Phasen der Krebserkrankung wertvoll

Wie sollte nun entsprechend den Prinzipien der Psychoneuroimmunologie bei Krebserkrankungen vorgegangen werden? Anhaltspunkte hierfür bietet ein Drei-Stufen-Programm:

- Im Frühstadium, bei begründetem Tumorverdacht, ist parallel zur anlaufenden Diagnostik des Staging und Grading eine Basis-Immuntherapie zu implementieren. Mit der Diagnoseeröffnung durch ein interdisziplinäres Team aus Ärzten, Psychoonkologen und Krankenschwestern sollte unbedingt die begleitende psychoonkologische Betreuung einsetzen.
- In der zweiten Stufe kommen konventionelle Verfahren zur Tumormassenreduktion zum Einsatz, die aufgrund der vorangegangenen Diagnostik als notwendig erachtet werden. Auch in dieser Phase spielt die begleitende psychologische Betreuuung eine wichtige Rolle. Die Immuntherapie wird den vorliegenden Befunden und zusätzlichen Erfordernissen (zum Beispiel Strahlenschutz, Myeloprotektion) angepaßt bzw. entsprechend erweitert.
- Die dritte Stufe ist die Rezidiv- und Metastasenprophylaxe. In Kooperation mit der Klinik führen der weiterbehandelnde Hausarzt und der Psychotherapeut die Psychotherapie und Immuntherapie zur Restaurierung und Stabilisierung des Immunsystems durch.

Die Bedeutung der seelisch-geistigen Verfassung für die Lebensqualität von Tumorpatienten steht mittlerweile außer Frage (SPIEGEL, 1989; FAWZY, 1993). Nun mehren sich aber die Hinweise, daß psychosoziale Faktoren auch auf den rein physischen Aspekt der Gesundung Einfluß nehmen. Somit kann eine spezifische psychotherapeutische Behandlung schon ab dem Zeitpunkt der Diagnosestellung eine äußerst wertvolle Komponente im Gesamtbehandlungsplan sein.

Studien belegen Verkettung zwischen Emotionen und Körperfunktionen

Studien zur Psychoneuroimmunologie wurden insbesondere in den USA, aber auch in Europa – zum Beispiel in Basel am dortigen Institute of Immunology, in Davos und in Belgrad – durchgeführt. Es waren vor allem die Experimente von ADER, COHEN, FOX (USA), BESEDOVSKY und SORKIN (Schweiz) sowie JANKOVIC (Kroatien), die belegten, wie eng das Nervensystem mit körperlichen Abwehrmechanismen verknüpft ist. Zusammenhänge zwischen Emotionen bzw. Verhaltensweisen und körperlichen Veränderungen wurden erstmals in der Neuzeit von BAHNE-BAHNSON (USA), GROSSARTH-MATICEK (Deutschland) sowie LE SHAN und SIMONTON (beide USA) beschrieben.

Enge Verbindungen sind beispielsweise auch zwischen Sport und immunologischen Funktionen festgestellt worden (siehe Kapitel 7). Sportbedingter Streß bewirkt vielfältige Veränderungen im Immunsystem, die sich nach Beendigung der sportlichen Aktivität allerdings schnell wieder normalisieren. Weiterführende Studien sollen klären, ob vorübergehende Änderungen der immunologischen Antworten auf körperlichen Streß

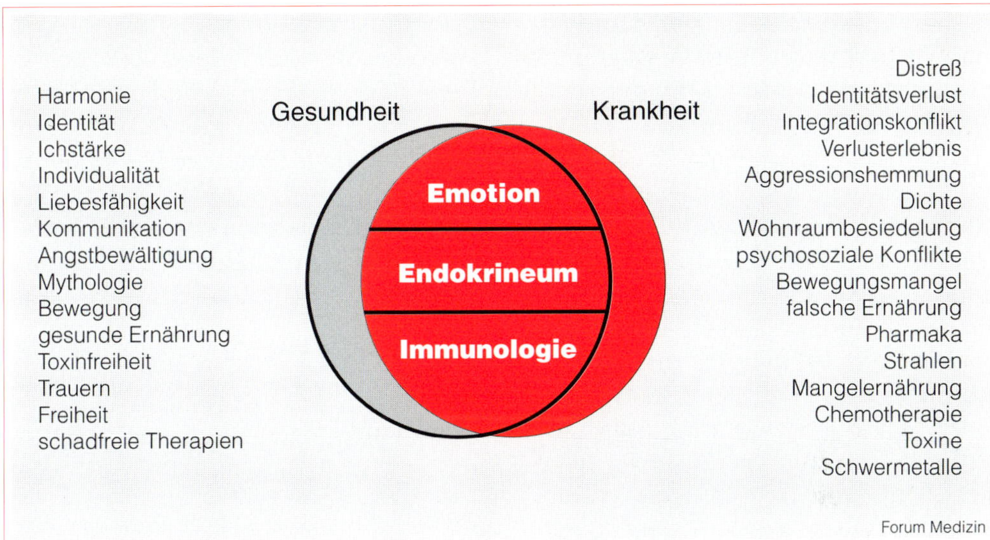

Abb. 2: **Die enge Verschaltung von Immunsystem und endokrinem System**

auch akkumulieren und biologisch relevant werden können.

Auch zwischen Depressionen und der Aktivität des Immunsystems scheinen Zusammenhänge zu bestehen, allerdings dürfte wohl kaum von einer einfachen Korrelation zwischen depressiven Stimmungslagen und immunologischen Defiziten ausgegangen werden. Studien, die neurohormonell-immunologische Interaktionen untersuchten, konnten keine konsistente und reproduzierbare Beziehung zwischen zentralnervösen Kontrollzentren einerseits und immunologischen Parametern andererseits bei Patienten mit depressiven Erkrankungen feststellen. Zwar wurden vielfältige immunologische Veränderungen beobachtet, doch ist deren klinische Relevanz unklar.

Eine Arbeitsgruppe, die psychosoziale Interventionen (Entspannungstraining, Visualisierung, Hypnose oder psychotherapeutische Gespräche) und deren Beziehung zu immunologischen Funktionen bei Krebspatienten untersuchte, stellte fest, daß die therapeutische Effektivität der jeweiligen Maßnahme in den meisten Fällen vom festen Glauben des Patienten an eine positive Beeinflussung des Krankheitsverlaufs abhing. Hier ist wohl ein Plazebophänomen mit faßbaren therapeutischen Konsequenzen zum Tragen gekommen.

Rollenwechsel für den Arzt?

Obwohl, wie sich zusammenfassend sagen läßt, bereits eine Vielzahl von Kommunikationskanälen zwischen der seelisch-geistigen Verfassung eines Menschen und seinen neuralen, hormonellen und immunologischen Prozessen aufgespürt werden konnte, ist die funktionelle Signifikanz der entdeckten Verbindungen weitgehend ungeklärt. Wir wissen aber, daß das Immunsystem in der Lage ist, neurale und neurohormonelle Signale zu empfangen; umgekehrt existieren zwingende Belege dafür, daß neurale und hormonelle Abläufe in unserem Organismus durch ein aktiviertes Immunsystem nachhaltig beeinflußt werden können. Die Konsequenzen dieser reziproken Beziehungen zwischen neurohormonellen und immunologischen Vorgängen für Gesundheit und Krankheit sind noch lange nicht vollzogen; sie beginnen aber mehr und mehr das Interesse klinischer Untersucher zu gewinnen.

Ist es etwa möglich, daß Kranke über neural-immunologische Signale zu ihrer eigenen Gesundung beitragen? Können folglich Lachen, ein starker emotionaler Rückhalt bei geliebten und liebenden Menschen oder der Wille, zu genesen, dem Patienten helfen, eine Krankheit zu überwinden und/oder verhindern, daß sie wiederkehrt? Die Wissenschaft kann diese Fragen derzeit noch nicht definitiv beantworten. Ein „Ja" hätte allerdings sowohl für den Patienten als auch für den behandelnden Arzt weitreichende Konsequenzen: Der Arzt könnte Teilnehmer am Heilungsprozeß eines mündigen Menschen werden, anstatt in seiner traditionellen Rolle des Initiators oder Zulieferers von Heilung bei einem eher passiven Patienten zu verharren. Symptomorientierte Behandlungsstrategien, heute eher die Regel als die Ausnahme, würden zudem der Suche nach und der Bekämpfung von krankmachenden (psycho) sozialen Faktoren und Umwelteinflüssen weichen.

Literatur

Fawzy, F.I., Fawzy, N.W., et al.: Malignant melanoma. Effects of an early structured psychiatric intervention, coping and affective state on recurrence and survival 6 years later. Arch Gen Psychiatry (1993) 50, 681

Giraldi,T., et al., Stress and tumor metastasis. Psycho-Oncology letters (1990) 1, 34-46

Jankovic: B.: Neuroimmunmodulation: Basic structural and functional corralates of the neuroimmune network. Dtsch Zschr Onkol (1992) 24, 113-119

Savino, W., Dardenne M.: Immune-neuroendocrine interactions. Immunol Today (1995) 16, 318-321

Spiegel, D., Bloom, J.R., Kraemer, H.G., Gottheil, E.: Effect of psychosocial treatment on survival of patients with metastatic breast cancer. Lancet (1989) 888

Psychoonkologie und Psychotherapie

Die Psychoneuroimmunologie, so heißt die Wissenschaft von der Verflechtung zwischen dem geistig-seelischen und dem Nervensystem, hat uns eine Vielzahl von naturwissenschaftlich belegten Wechselwirkungen zwischen diesen beiden Systemen gezeigt. Psychoonkologie und Psychotherapie nutzen diese Erkenntnisse therapeutisch.

Es bestehen molekulare Kommunikationskanäle zwischen dem Nervensystem einerseits und dem hormonellen und immunologischen System andererseits. Diese Wechselwirkungen sind sehr eng miteinander verknüpft (siehe Kapitel 6.1). Aus der Tatsache, daß die Zellen des Nervensystems und des Immunsystems von derselben Urzelle abstammen und eine gemeinsame embryonale Entwicklung aufweisen, ist es verständlich, daß beide Systeme dieselbe molekulare und physikalische Sprache verstehen, das heißt miteinander kommunizieren können.

Den Psychologen und den Onkologen ist empirisch schon lange ein Zusammenhang zwischen der psychischen Verfassung eines Krebspatienten und der Lebenserwartung nach einer Diagnosestellung bekannt (vgl. SIMONTON , LE SHAN , EYSENCK , GROSSARTH-MATICEK u.a.m.). Der exakte wissenschaftliche Nachweis gestaltet sich jedoch wegen der Komplexität sehr schwierig, weshalb es auf diesem Gebiet auch erhebliche Meinungsverschiedenheiten gibt (SCHWARZ, 1995).

Ist es möglich, daß körperlicher und psychischer Streß das Risiko, an Krebs zu erkranken, erhöht? Gibt es sogenannte Krebspersönlichkeiten? Ist es möglich, durch Verhaltenstraining, psychotherapeutische Intervention und geistig-seelische Verarbeitung der Probleme nicht nur die allgemeine Lebensqualität zu verbessern, sondern auch Schmerzen zu lindern und möglicherweise sogar die Überlebenschance von Krebspatienten zu verbessern?

Gibt es eine Krebspersönlichkeit?

Bei der Durchsicht der verschiedenen Studien zur „Krebspersönlichkeit" fällt auf, daß dieses Thema nach wie vor sehr kontrovers diskutiert wird (SCHWARZ, 1995), aber in vielen seriösen Arbeiten recht ähnliche Charakteristika aufgezählt werden, ungeachtet der jeweiligen verschiedenen Datengewinnung oder auch Tumorlokalisationen (EYSENCK, 1995):

- geringe Selbstwahrnehmung und Kapazität zur Introspektion
- Selbstaufopferung, Altruismus
- reduzierter Ausdruck von Emotionen, vor allem Ärger und Wut
- starrer, konformer Lebensstil
- ausgeprägte Autoritätsgläubigkeit, Moralität
- reduzierte Symptomaufmerksamkeit, ungünstiges Gesundheitsverhalten
- Verleugnung und Verdrängung
- Neigung zu Hilf- und Hoffnungslosigkeit, Verzweiflung
- Verlust wichtiger Objektbeziehungen, nicht verarbeitete „life-events"
- und daraus resultierende pathologische, heißt unbewältigte Trauer.

EYSENCK konnte bereits 1959 anhand des Maudsley Personality Inventorys seine Hypothese bestätigen, daß an Lungenkrebs erkrankte Personen sich hinsichtlich der Unterdrückung von Emotionen signifikant von den Nicht-Erkrankten unterscheiden.

Auch seine zweite Hypothese, nämlich daß Personen, die zur Krebsentwicklung neigen, keine gut funktionierenden Anpassungsmechanismen (coping-styles) für Streß besitzen, daß sie eher aufgeben und Gefühle der Hilflosigkeit und Hoffnungslosigkeit entwickeln, konnten nicht nur durch seine eigenen, sondern auch anhand mehrerer Reproduktions- und auch unabhängiger Studien verifiziert werden (EYSENCK, 1995).

Es scheint, daß die Personen, die viele dieser Merkmale in sich vereinigen, auch die Personen sind, die – wenn sie bereits an Krebs erkrankt sind – eine geringere Überlebenschance haben.

Belastungen, die aus der Krebserkrankung entstehen

KEUTE (1993) betont, daß Tumorpatienten einem der stärksten Streßreize ausgesetzt sind, nämlich daß ihnen körperliche Verletzung, Hilflosigkeit und Tod drohen. Das sind immer noch die klassischen Assoziationen, die beim Erkrankten – und sei es auch unbewußt – ausgelöst werden. Aber auch Themen wie:

- wiederholte Krankenhausaufenthalte und Arztbesuche, regelmäßige Kontrolluntersuchungen
- veränderte zwischenmenschliche Beziehungen mit der Gefahr größerer Distanz
- größere Abhängigkeit von anderen
- Leistungseinbruch und Gefährdung der Erwerbstätigkeit oder Frühberentung
- Veränderung des Körperbildes
- verändertes Selbstwerterleben

zeigen, was Erkrankte oftmals mit Beschreibungen wie „Sturz aus der normalen Wirklichkeit" und „Ein Leben wie zuvor ist gar nicht mehr möglich", meinen.

Es wird deutlich, daß Personen mit geringen adäquaten Anpassungsstrategien durch die Krebserkrankung und ihre Folgen noch einmal im Besonderen gefordert – eben oftmals überfordert – sind. Es gilt mit diesen Stressoren umgehen zu lernen, um einer (weiteren) Belastung des Immunsystems, (zum Beispiel Verringerung von Neurotransmittern, die den zuständigen Zellen des Immunsystems das Andocken und somit den Kampf gegen die Krebszellen ermöglichen) entgegenzutreten. Die Patienten müssen ihre Zurückhaltung und ihre alte

Form der Anpassung aufgeben und zu einem persönlichen Selbstausdruck und ihrer Selbstverantwortung finden. Hierbei brauchen sie häufig psychologische Unterstützung.

Methoden der klassischen Psychotherapie

Bei psychosomatischen Erkrankungen, Neurosen und anderen haben sich Methoden der klassischen Psychotherapie bewährt. Es wird geschätzt, daß weltweit über 600 Therapieformen angeboten werden, von FREUDs Langzeit-Analyse und freiem Assoziieren über Gesprächs-, Verhaltens- und Gestalttherapie bis hin zum „Neuro-Linguistischen Programmieren" (NLP). In den vergangenen Jahren ist geradezu ein unübersichtlicher Psycho-Markt entstanden, und auf dem Gebiet der Psychotherapie tummeln sich neben seriösen Psychotherapeuten auch viele zweifelhafte Angebote, deren Wirksamkeit einer wissenschaftlichen Überprüfung bedarf.

- EORTC – Lebensqualitätsmessung
- SELT (Skalen zur Erfassung der Lebensqualität)
- Visual Analog Scales (VAS), d.h. visuelle Analogskalen zur Erfassung von Disstreß, der mit spezifischen Ereignissen vergesellschaftet ist (zum Beispiel Blutentnahme, die bevorstehende Behandlung etc.)
- Die Kurzform des Perceived Stress Scale (PSC), d.h. „Streß-Skalen" zur Erfassung von chronischem Streß
- Daily Habits Questions (DHQ), d.h. Fragebogen zu den täglichen Gewohnheiten mit dem Ziel der Erfassung disstreß-assoziierter Änderungen von Verhaltensweisen, die einen Einfluß auf die Aktivität Natürlicher Killerzellen haben könnten (zum Beispiel Änderung der Schlafgewohnheiten)

Tab. 1: **Psychometrische Tests zur Bestimmung der Lebensqualität**

Aufgaben und Methoden der Psychoonkologie

Nicht alle Methoden der klassischen Psychotherapie sind für eine Behandlung von Krebspatienten geeignet, zum Teil sogar kontraindiziert. Die Erkrankten benötigen zunächst eine Unterstützung im „Hier und Jetzt"; daher sind handlungsorientierte Therapieverfahren indiziert. Der Psychoonkologe sollte unterstützen bei:

- der aktuellen Krisenbewältigung und der Verarbeitung der Diagnose,
- der Auseinandersetzung mit den Umgebungsbesonderheiten der Institution sowie den speziellen Behandlungsmethoden auch im Sinne einer Compliance,
- der Anpassungsleistung, d.h. Anbieten bzw. gemeinsames Erarbeiten von Streßverarbeitungsmechanismen, Problemlösungs- und Angstbewältigungsmöglichkeiten zur Wiederherstellung eines der Situation angemessenen Gleichgewichts,
- dem Auffinden eigener Ressourcen, um sie für die Stärkung der Selbstheilungskräfte einsetzen zu können,
- Überprüfung der Selbst- und Fremdwahrnehmung und
- dem Realisieren neuer Aktivitätsmöglichkeiten und Wiederherstel-

lung einer als sinnvoll erlebten Lebensführung auf der Grundlage einer eventuell neuen Motivations- und Wertestruktur.

Ergebnisse klinischer Studien

Da soziale und psychische Faktoren sowohl das hormonelle als auch das immunologische System beeinflussen und empirische Erkenntnisse eine positive Beeinflussung des Verlaufs einer Krebserkrankung erwarten ließen, insbesondere Schmerz- und Krankheitsbewältigung, wurden bereits Anfang der 80er Jahre erste klinische Langzeituntersuchungen durchgeführt, um nicht nur den Einfluß psychotherapeutischer Interventionen auf die Lebensqualität sondern auch auf die Überlebenszeit von Krebspatienten zu prüfen (Grossarth-Maticek et al., 1984; Morgenstern et al., 1984; House et al., 1988; Spiegel et al., 1989; Fawzy et al., 1993). In all diesen Arbeiten konnte gezeigt werden, daß Krebspatienten, die eine Psychotherapie erhielten, länger lebten als diejenigen, die nicht psychotherapiert wurden.

Grossarth-Maticek und Mitarbeiter verglichen die Überlebenszeit von vier Gruppen von Patientinnen mit viszeral metastasierendem Mammakarzinom, die (I) zum Teil nur eine Chemotherapie, (II) eine Chemotherapie mit einer Psychotherapie, (III) eine Psychotherapie und (IV) keine Therapie erhielten. Die Zuteilung zur Psychotherapie erfolgte randomisiert. Es wurden diverse Methoden der Psychotherapie angewendet, wie Autonomie-Training, Tiefen-Psychotherapie und Verhaltenstraining. Die Patienten, die an einer Psychotherapie teilnahmen, überlebten im Mittel doppelt so lange wie die Patienten, die weder eine Chemo- noch eine Psychotherapie erhielten; im Vergleich zu den chemotherapierten Patienten überlebten die sowohl chemo- als auch psychotherapierten Patientinnen 60 Prozent länger, während die psychotherapierten tendenziell im Mittel etwas länger überlebten als die nur chemotherapierten (Grossarth-Maticek et al., 1984). Bei dem Vergleich der verschiedenen psychotherapeutischen Methoden zeigte sich, daß die Patientinnen, die am Autonomie-Training teilnahmen, am längsten überlebten, gefolgt von den Patientinnen, die an einer Verhaltenstherapie teilnahmen.

Spiegel und Mitarbeiter konnten in einer prospektiven, randomisierten Langzeitstudie an 86 Patientinnen mit Mammakarzinom im fortgeschrittenen Stadium (metastasierend) zeigen, daß Gruppentherapie und Hypnose einerseits zu einer Verringerung tumorbedingter Schmerzen führt (Spiegel et al., 1983) und andererseits die mittlere Überlebenszeit der psychotherapierten Gruppe doppelt so hoch war wie in der Vergleichsgruppe (Spiegel et al., 1989). Nach zehn Jahren lebten in der psychotherapierten Gruppe noch über zehn Prozent der Patientinnen, während in der Vergleichsgruppe alle Patientinnen innerhalb von vier Jahren verstarben.

Den Effekt einer psychotherapeutischen Intervention und Krankheitsbewältigung (Coping) auf die Rückfallswahrscheinlichkeit und Überlebenszeit von Krebspatienten mit malignem Melanom untersuchten Fawzy und Mitarbeiter (1993). Sie konnten zeigen, daß durch die Intervention

Therapie	Verfahren	besonders geeignet bei
Autogenes Training	Konzentrative Selbstentspannung, die eine psychovegetative „Umschaltung“ des gesamten Organismus ermöglicht durch Verlebendigung formelmäßiger verdichteter Vorstellungen	Anspannungszuständen, Ängsten, Schmerzen, Schlafstörungen, Streß
Muskelrelaxation nach JACOBSON	Entspannung durch abwechselnd durchgeführte Anspannung und Lockerung bestimmter Muskelgruppen	s.o., besonders bei „motorischen Typen"
Visualisierung/ Imaginationstraining	Bildhafte Vorstellung von Situationen, Objekte, Personen oder Vorgängen zum Zweck der Selbstunterstützung (zum Beispiel des Immunsystems)	Ängsten, Streß, Schmerzen, Kraft- und Schlaflosigkeit
Neuro-Linguistische Programmierung (NLP)	Sammlung von Interventionsmustern und Techniken zum Beispiel zur Veränderung problemerzeugender oder -erhaltender innerer Denkmuster und Verhaltensprogramme	Ängsten, Depressionen, Abhängigkeitsthemen, Hemmungen, Schmerzen, Streß
Verhaltenstherapie	Kognitive und übende Vefahren, die auf eine Veränderung des gegenwärtigen Empfindens und Verhaltens gerichtet sind, im Sinne eines Umlernens und Übens	Ängsten, Depressionen, Schmerzen, Streß, Hemmungen, Schlafstörungen, Abhängigkeitsthemen
Gesprächstherapie	Ermunternde und unterstützende Maßnahmen im Gespräch ermutigen die Patienten zur Selbsterforschung und Eigenakzeptanz.	Menschen, die sich recht gut artikulieren können
Gestalttherapie	In Rollenspielen und Körperübungen werden die eigenen Gefühle und deren Wirkungen auf Einstellungen, Beziehungen etc. erforscht. Ziel ist, Probleme zur Lösung und zu einer „geschlossenen Gestalt“ zu bringen.	Menschen, die sich mit intensiven Gefühlen auseinandersetzen wollen; wenig geeignet bei akuten Angstzuständen und Depressionen
Psychodramatherapie	Durch Rollenspiele werden Symptome und deren Ursache aus dem sozialen Kontakt deutlich. Ermutigung zum emotionalen und handelnden Ausdruck sowie übende Verfahren sollen eine Konfliktlösung und Verhaltensänderung bewirken.	siehe Gestaltterapie, jedoch mit stärkerer Einbeziehung der Gruppenteilnehmer
Autonomie-Training	Abbau von Hemmungen eigener Bedürfnisbefriedigung und Aufbau von „bedürfnisgeleitetem Verhalten der sozial angepaßten Form“	Hemmungen, Abhängigkeitsproblemen
Ausdruckstherapie	zum Beispiel Tanz, Trommeln, intuitives Malen, kreatives Gestalten etc., um zurückgedrängte oder ungelebte Emotionen sowie Talente zum Ausdruck zu bringen	gehemmten, stark „kopforientierten“ Menschen

Tab. 2: **Therapeutische Verfahren in der Psychoonkologie**

Therapie	Verfahren	besonders geeignet bei
Gruppen-therapie	Die Solidarität und die Modellfunktion von ebenfalls Betroffenen wird in gemeinsamen Gesprächen, Übungen, Rollenspielen etc. als therapeutisches Potential genutzt.	kontaktfähigen Menschen
Meditation	Einüben des Nachsinnens, (Zusammenwirken von kognitiven, affektiven und körperlichen Kräften) zum Zweck des Bewußtwerdens und Erlebens	„kopforientierten" Menschen, die kaum Zugang zu Gefühlen haben
Hypnose	Hineinversetzung in einen tranceähnlichen Zustand, um durch eine Empfänglichkeit für verbale Suggestionen beispielsweise eine Abschwächung von physiologischen oder mentalen Symptomen zu erreichen.	Menschen mit innerer Bereitschaft für dieses Verfahren

Tab. 2: *(Fortsetzung)*

eine bessere Krankheitsbewältigung, eine reduzierter psychologischer Disstreß und eine Besserung bestimmter immunologischer Parameter, speziell der Natürlichen Killerzellen, zu verzeichnen war, was sich in der Langzeitbeobachtung auch in einer signifikanten Verringerung der Rückfallsrate und in einer Verlängerung der mittleren Überlebenszeit bemerkbar machte. Nach einer mittleren Beobachtungszeit von fünf bis sechs Jahren lebten in der psychotherapierten Gruppe noch 31 von 34 (91 Prozent) Patienten, während in der konventionell behandelten Gruppe nur noch 24 von 34 (70 Prozent) Patienten lebten. Der Unterschied ist statistisch mit $p=0.03$ gesichert.

Auch durch die Verabreichung des Nervenhormons Melatonin, das im Gehirn über die Zirbeldrüse gesteuert wird und eines der stärksten körpereigenen Radikalenfänger ist, kann das Überleben von Krebspatienten, insbesondere auch im fortgeschrittenen Stadium, deutlich verlängert werden, wie LISSONI und Mitarbeiter in ersten klinischen Studien eindrucksvoll demonstriert haben (LISSONI et al., 1994).

Zusammenfassung

In Anbetracht der klinischen Ergebnisse kommen wir nicht umhin, den klassischen medizinisch-naturwissenschaftlichen Ansatz hinsichtlich eines Ansatzes zur bio-psycho-sozialen Medizin zu ergänzen. Die Psychotherapie sollte einen festen Platz im therapeutischen Konzept der Onkologie erhalten. Psychotherapeutische Interventionen sollten bei Chemo- und Strahlentherapie, wie auch im Anschluß an die tumordestruktive Therapie zur Verbesserung der Lebensqualität wie auch zur Rezidiv- und Metastasenprophylaxe zur Anwendung kommen. Aufklärungs- und Informationsangebote über die oben aufgeführten Untersuchungsergebnisse im Bereich der Prophylaxe scheinen ebenfalls sinnvoll. Aber auch im fortgeschrittenen, metastasierten Stadium der Erkrankung ist die Psychotherapie effektiv, insbesondere was die Überlebenszeit und die Schmerzbewältigung anbelangt.

Diverse Methoden wurden in den vergangenen Jahrzehnten entwickelt. Viele bedürfen noch der klinischen Prüfung. Nicht alle Methoden sind für den jeweiligen Patienten gleich geeignet. Es ist Aufgabe der Psychotherapeuten und Ärzte im Rahmen der Akutbehandlung, der Anschlußheilbehandlung und der Rehabilitation, die für den jeweiligen Patienten geeignete Methode herauszusuchen. Hierbei ist das Motto: Im-Dialog-sein über Veränderungen im Krankheitsverlauf und in der Therapieplanung sowie über die emotionale und körperliche Befindlichkeit. Nicht der Krebs wird behandelt, sondern der Mensch.

Literatur

Eysenck, H.J.: Psychosocial Factors in the Propagation of Cancer. Dtsch Zschr Onkol (1995) 27, 13-24

Fawzy, F.I., Fawzy, N.W. et al.: Malignant melanoma. Effects of an early structured psychiatric intervention, coping and affective state on recurrence and survival 6 years later. Arch Gen Psychiatry (1993) 50, 681

Frentzel-Beyme, R.: Epidemiologische Evidenz zur Rolle des Zentralnervensystems (ZNS) in der Onkologie. Dtsch Zschr Onkol (1995) 27, 34-42

Grossarth-Maticek, R.: Dtsch Zschr Onkol (1989) 21, 62

Grossarth-Maticek, R. et al.: In: Steptoe, A., Mathews, A. (eds.): Health Care and Human Behaviour. Academic Press, London 1984, 325

House, J.S., Landis, K.R., Umbesson, D.: Social relationship and health. Science (1988) 241, 540

LeShan, L., Gassman, M.L.: Some observations on psychotherapy with patients with neoplastic disease. Am J Psychotherapy (1958) 12, 723-734

Spiegel, D., Bloom, J.R.: Group therapy and hypnosis reduce metastatic breast carcinoma pain. Psychosom Med (1983) 45, 333

Spiegel, D., Bloom, J.R., Kraemer, H.C., Gottheil, E.: Effect of psychosocial treatment on survival of patients with metastatic breast cancer. Lancet (1989), 888

Lissoni, P., Barni, S., Tancini, G., et al.: A randomized study with subcutaneous low-dose interleukin 2 alone vs interleukin 2 plus the pineal neurohormone melatonin in advanced solid neoplasms other than renal cancer and melanoma. Br J Cancer (1994) 69, 196-199

Lissoni, P., Barni, S., Ardizzoia, A., Tancini, G., Conti, A., Maestroni, G.: A randomized study with the pineal hormone melatonin versus supportive care alone in patients with brain metastases due to solid neoplasms. Cancer (1994) 73, 699-701

Lissoni, P., Aldeghi, R., Barni, S., et al.: Low-dose interleukin-2 subcutaneous immunotherapy in association with the pineal hormone melatonin as a first-line therapy in locally advanced or metastatic hepatocellular carcinoma. Eur J Cancer (1994) 2 (30A), 167-170

Morgenstern, H., Gellert, G.A., Stephen, D.W., Ostfeld, A.M., Siegel, B.S.: The impact of a psychosocial support program on survival with breast cancer. J Chron Dis (1984) 4 (37), 273-282

Schwarz, R.: Nicht-konventionelle psychologische Maßnahmen in der Onkologie. Onkologie (1995) 1, 576-582

Bücher

Simonton, O.C., Simonton, S.M., Creighton, J.: Wieder gesund werden. Rowohlt, Reinbek 1991

Sport- und Bewegungstherapie

Sport kann man als aktiv provozierten Eustreß des Körpers bezeichnen, der gegenüber dem psychischen passiv zu erduldenden Disstreß resistent macht oder ihn sozusagen „neutralisiert". Das ist für die Prävention von Krankheiten, aber auch für die Rehabilitation nach onkologischen Erkrankungen von eminenter Bedeutung. Hierbei spielt das Immunsystem eine zentrale Rolle.

Sport kann man als eine Form der Immunstimulation bezeichnen, welche primär in Form einer „sterilen" Entzündung und sekundär über das Zentralnervensystem bzw. Gehirn auf unser Immunsystem Einfluß nimmt und direkt oder indirekt zur Stabilisierung unserer Gesundheit beitragen kann. Der Sport wirkt nicht nur Streß-abbauend, sondern er bewirkt eine äußerst wirksame Streß-Resistenz.

In diesem Zusammenhang ist es wichtig, Gesundheit, Krankheit und den Begriff des Sports zu definieren, was für den Umgang und für das Verständnis von kranken Menschen im Hinblick auf therapeutische Aspekte von Nutzen sein kann:

- **Gesundheit** bedeutet körperliches und seelisches Wohlbefinden durch das Vorhandensein aller biologischen und ökologischen Voraussetzungen, um sich in freier Entfaltung der genetisch bedingten Anlagen unter den gegebenen Umständen selbstverwirklichen zu können.
- **Krankheit** bedeutet eingeschränktes körperliches und seelisches Wohlbefinden durch reduzierte biologische und ökologische Voraussetzungen, so daß die Selbstverwirklichung durch freie Entfaltung der genetisch bedingten Anlagen innerhalb von Grenzen, aber auch im Rahmen ganz neuer Möglichkeiten, unter den gegebenen Umständen möglich ist.
- **Sport** beinhaltet lustbetontes Training muskulärer, mentaler und immunologischer Abwehrkräfte im Hinblick auf eine erfolgsorientierte Leistungssteigerung in der Auseinandersetzung mit krankmachenden Krebszellen, Bakterien, Viren und anderen Parasiten.

In Abbildung 1 sind schematisch die Auswirkungen dieses Trainings auf Psyche und Immunabwehr veranschaulicht. Vor allem beim Sport in der Krebsnachsorge, aber im Hinblick auf die Prävention maligner und anderer Erkrankungen sind diese Einflüsse beobachtet und wissenschaftlich dokumentiert wordon.

Wenn man heute den Sport als krebsvorbeugende Maßnahme und im Rahmen der Krebsnachsorge propagiert, so sprechen berechtigte Gründe

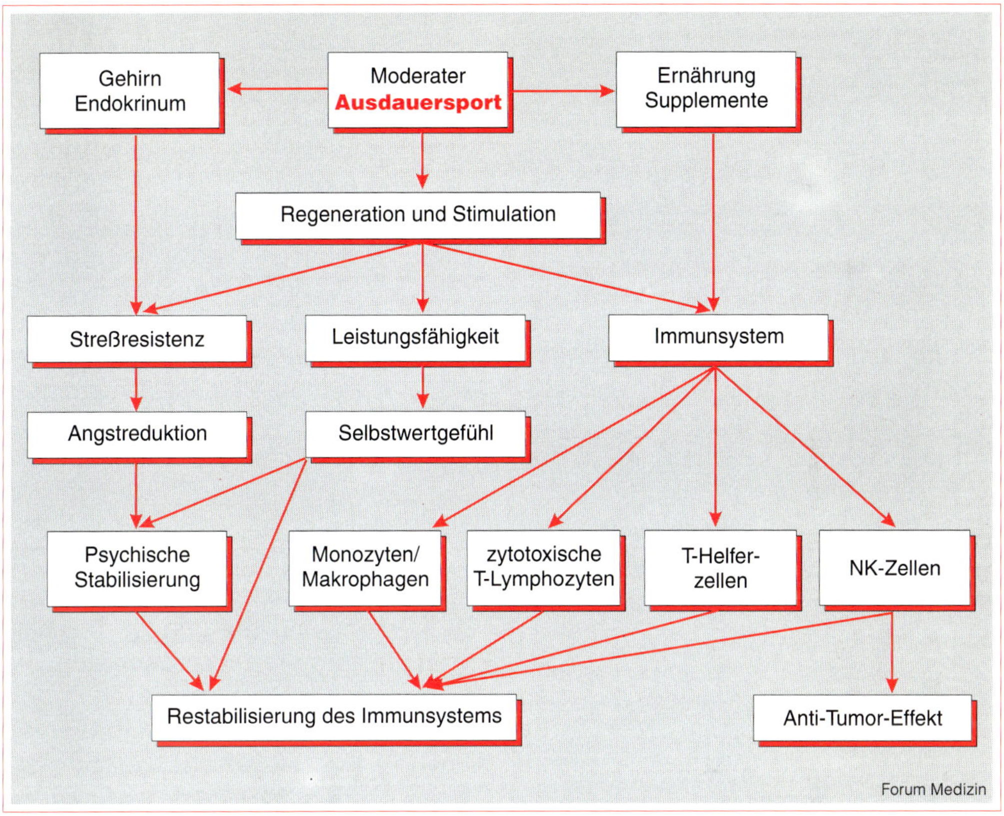

Abb. 1: **Einfluß von Ausdauersport auf das Immunsystem und die Psyche.**

für eine solche Rehabilitationsmaßnahme: Aus Tierversuchen ist bekannt, daß Ausdauerbelastung auf dem Laufband a) das Anwachsen experimenteller Tumoren verzögert oder verhindert, b) das Größenwachstum von Tumoren signifikant hemmt und c) den Metastasierungsprozeß beträchtlich reduziert.

Verschiedene Variablen beeinflussen das Immunsystem

Wenn ein körperliches Training durchgeführt wird, werden verschiedene körpereigene Substanzen, die Auswirkungen auf Immunfunktionen haben, vermehrt gebildet und sezerniert.

▶ *Kortisol:* Durch intensives körperliches Training wird Kortisol sezerniert. Dies führt zu einer Herabsetzung der T- (besonders der $CD4^+$-Helfer-) und B-Zellfunktion und zu einer Umverteilung der Lymphozyten. Leicht erhöhte Kortisolwerte führen noch zu keinen Veränderungen im Organismus, stark erhöhte Werte hingegen setzen die Anregbarkeit der Lymphozyten herab.

▶ *Adrenalin:* Intensives Training führt zu einer stark erhöhten Adrenalinausschüttung, die zu einer Supprimierung der T-Zellfunktion führt (Lymphozyten tragen Adrenalinrezeptoren). Adrenalin führt ferner zu einer Veränderung der T-Helfer/T-Suppressor-Ratio und einem Anstieg der Zahl und Aktivität der NK-Zellen.

▶ *Neuropeptide:* Bei körperlicher Betätigung werden Endorphine und Enkephaline (endogene Analoga der Opiate) in erhöhter Menge freigesetzt. Diese haben immunmodulierende Effekte, die sich je nach Menge, Zielzelle und spezifischer Immunfunktion unterscheiden. Dadurch kann die Antikörperproduktion, die zelluläre Zytotoxizität, die T-Zell-Mitogenese, die NK-Zellaktivität und die γ-Interferon-Produktion gesteigert oder gehemmt werden.

Rezeptoren für Opoide befinden sich auf Lymphozyten, Monozyten und Granulozyten. Werden bei einem intensiven körperlichen Training große Mengen an Endorphinen und Enkephalinen ausgeschüttet, so führt dies zu einer Immunsuppression.

▶ *Glutamin:* Der Glutaminstoffwechsei ist für die Zellteilung der Lymphozyten von Bedeutung. Im Lymphozyten besteht ein hoher Aktivitätslevel für Glutaminase, der bei allen Aktivitäten des Immunsystems stark ansteigt. Da der Skelettmuskel die Glutaminquelle für die Lymphozyten ist und die Freisetzung bei intensivem Training abnimmt, könnte zumindest zum Teil die herabgesetzte Lymphozytenaktivität bei erschöpfender Aktivität damit erklärt werden.

Nachdem nahezu alle Arten sportlichen Trainings zu mehr oder weniger schweren Gewebeschäden führen, werden auch – mehr oder weniger intensiv – Akute-Phase-Reaktionen ausgelöst. Diese beinhalten eine Aktivierung von Leukozyten, Fibroblasten und Endothelzellen, welche wiederum zur Produktion von IL-1, IL-6, TNF-α, IF-1β und anderen führen. Auf diese lokale Reaktion folgt eine systemische, im Verlauf derer das Komplement-, das Gerinnungs- sowie das Hormon- und Immunsystem eingeschaltet werden. Begleitend kommt es zu Leukozytose, Fieber, Schmerzreaktionen und einer verstärkten Mobilisierung von Akute-Phase-Reaktanden.

Auf zellulärer Ebene werden die Makrophagen aktiviert, ihr Enzymgehalt erhöht und die Phagozytoseaktivität gesteigert. Diese zentralen Zellen des Immunsystems, deren Funktion neben der Antigenpräsentation die Phagozytose und die Produktion von Interleukinen ist, werden durch die Entzündungsreaktion, die durch eine

Typ I Akute-Phase-Reaktanden
IL-1 plus IL-6 (plus IL-11):

1) α1-saures Glykoprotein
2) Komplement C3
3) Hämopexin
4) Serum Amyloid A

Typ II Akute-Phase-Reaktanden
IL-6 plus LIF (Leukemia inhibitor factor) plus IL-11:

1) Fibrinogen
2) Thiostatin
3) α2-Antichymotrypsin
4) α1-Antitrypsin
5) α2-Makroglobulin
6) CRP (C-reaktives Protein)
7) Serumlektine (Conglutinin u.a.)

Akute-Phase-Proteine, die durch Sport mobilisiert werden [nach UHLENBRUCK]

sportliche Betätigung auftritt, auch in ihrer Anti-Tumoraktivität hochreguliert; diese Eigenschaft wird durch Zytokine wie IL-1 und TNF-α sowie Eikosanoide (die Gesamtheit der Prostaglandine, Thromboxane und Leukotriene) vermittelt.

Durch moderaten Ausdauersport kommt es zu aseptisch-unspezifischen Entzündungsreaktionen, durch welche wiederum die Akute-Phase-Reaktanden mobilisiert und die B- und T-Zellen aktiviert werden; Makrophagen und Neutrophile werden auf den Plan gerufen und die NK-Zellen in ihrer Aktivität gesteigert. Nach neueren Untersuchungen werden auch Adhäsionsmoleküle und Hitze-Schock-Proteine in verstärktem Maß exprimiert.

Psychischer und physischer Streß im Rahmen einer schicksalhaften Erkrankung oder Behinderung schwächt das Immunsystem, übertriebener Sport ebenfalls. Moderater Ausdauersport stabilisiert unsere Abwehr wieder, während „zuviel des Guten" in bezug auf den Sport sich gerade in einer solchen Situation negativ auswirken muß – das Abwehrsystem wird geschwächt und die Tumorausbreitung wird nicht gehemmt.

Weniger Schmerz- und Beruhigungsmittel notwendig

In Abbildung 2 sind nochmals die positiven Auswirkungen moderaten Ausdauertrainings aufgeführt, wie man sie in Sportgruppen mit Krebspatientinnen beobachten konnte. Dabei war nicht nur ein verändertes Verhalten in bezug auf die Ernährung zu

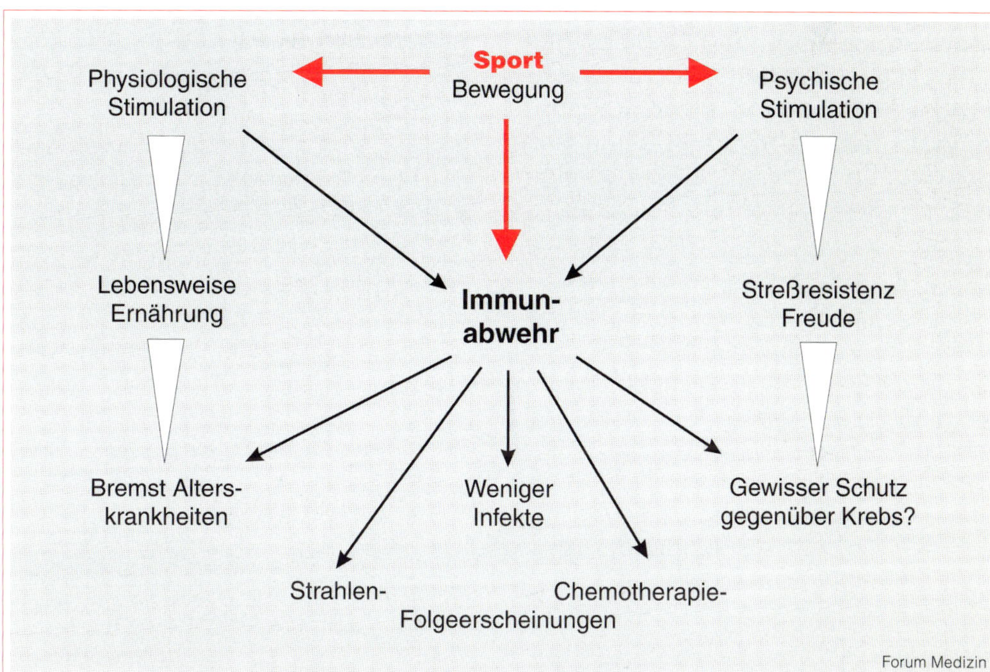

Abb. 2: **Sport im Rahmen der Krebsnachsorge: Einflüsse des Sports auf die Immunabwehr.**

konstatieren, sondern auch ein gewisses Einsparen von Schmerzmitteln und Beruhigungstabletten bzw. Psychopharmaka. Ferner konnten sich negativ auswirkende Folgen der Strahlen- und Chemotherapie besser kompensiert werden. Während sich in Tierversuchen die kanzeroprotektiven Effekte signifikant aufzeigen lassen, gibt es zu dem Thema Sport und Krebs unterschiedliche Erhebungen. Allerdings tendiert der Großteil der Publikationen dahin, daß Bewegungstraining sowohl vorbeugend in Hinblick auf das Krebserkrankungsrisiko, als auch in der Nachsorge hinsichtlich der Überlebensdauer und Rezidivhäufigkeit als effektiv zu bewerten ist.

Denn schließlich wird gerade durch ein Krankheitsgeschehen wie Krebs ein vorübergehender Bewegungsmangel zwangsläufig oktroyiert, der zu Trainingsverlust, Leistungseinbuße, Verkümmerung geistiger Fähigkeiten und Depressionen führen kann. Insofern kann die Bedeutung von Sport und Bewegungstraining im Rahmen rehabilitativer Maßnahmen nicht hoch genug eingeschätzt werden.

Literatur

Eichmann, K.: The Immune System: Cells and Molecules for the Integration of Self and Non-Self. Int J Sports Med (1991) 12, Suppl 1, S2-S4

Fitzgerald, L.: Overtraining Increases the Susceptibility to Infection. Int J Sports Med (1991) 12, Suppl 1, S5-S8

Lötzerich, H., et al.: Immunkompetenz, Krebs und Sport. Spektrum der Sportwissenschaft (1993) 5 (1), 5-33

Rudolf-Müller, E.: Sport moduliert das Immunsystem. Forum Immunologie (1994) 6, 5-9

Uhlenbruck, G.: Warum Ihr Karzinompatient diese Chance nutzen sollte. arzt + sport special (1992), 1-4

Uhlenbruck, G.: Wie Sporttreiben psychische Funktionen beeinflußt. TW Sport + Medizin (1993) 5, 6, 395-398

Uhlenbruck, G.: Sport, Alter und Immunsystem. Die Medizinische Welt (1993) 44, 303-308

Uhlenbruck, G., Order, U.: Can Endurance Sports Stimulate Immune Mechanisms against Cancer and Metastasis? Int J Sports Med (1991) 12, Suppl 1, S63-S68

Uhlenbruck, G., et al.: Bewegungstherapie: Eine sinnvolle Ergänzung in der Krebsnachsorge. Onkologie (1993) 16, 204-208

Anhang

Zukünftige Konzepte in der Onkologie

1. Spezifische Immuntherapie

- Allogene (gepoolte) und xenogene, transfizierte Tumorvakzine
- Transfer aktivierter Immunzellen (LAK, TIL, in-situ aktivierte T-Zellen, genmanipulierte T-Zellen)
- Monoklonale und polyklonale Anti-Tumor-Antikörper
- Bispezifische Janusine
- Immunotoxine

2. Gentherapie

- Transfektion mit Genen, die für Zytokine kodieren
- Transfektion mit Genen, die für immunologisch relevante Moleküle in Tumorzellen kodieren
- Genmanipulierte T-Zellen (zum Beispiel c-erb B-2 Bindung)
- Rekombinante Immunotoxine
- IL-2, MHC-Expression

3. Biomodulation

- Rezeptoren-Expression
- Resistenzen (Modulation der multi-drug-resistence (MDR))
- Regulation (zum Beispiel Inhibition der Signaltransduktion)

4. Physikochemische Therapie

- Elektrostatische und elektromagnetische Felder
- Interferenzströme
- Photodynamische Therapie
- Heliotherapie

5. Adhäsionsblocker

- Antikoagulantien (Cumarin, Warfarin)
- Monoklonale Antikörper gegen Adhäsionsmoleküle (zum Beispiel CD44)
- Enzyme (zum Beispiel Proteolyse von CD44)
- Galaktose, Fucose (Lektinblockade)

6. Angiogenese – Inhibitoren

- Zytokine (Alpha-Interferon)
- Antimykotika (Fumagillin)
- Rezeptor-Antagonisten (Sumarin)
- Monoklonale Antikörper
- Peptide
- Somatostatin
- Hypericin
- Tamoxifen
- Oncostatin

7. Neuroimmunomodulation

- Autogenes Training, Visualisierung, NLP, Hypnose, Meditation etc.
- Neurohormone (zum Beispiel Melatonin)
- Antidepressiva

8. Radiotherapie

- Kombinierte Hyperthermie / Radiotherapie
- Radioimmunotherapie
- Hadronentherapie
- Bor-Neutroneneinfangreaktion
- Mössbauer-Strahlung (MIRAGE mit Auger-Ereignis)

Die „Zehn Gebote" der Krebsbekämpfung

– die wichtigsten Ratschläge für Ihre Patienten –

1 Rauchen Sie nicht

2 Verringern Sie Ihren Alkoholkonsum.

3 Vermeiden Sie starke Sonnenbestrahlung.

4 Folgen Sie den Gesundheits- und Sicherheitsvorschriften, besonders an Ihrem Arbeitsplatz bei Herstellung, Handhabung und Gebrauch aller Substanzen, die Krebs verursachen können.

5 Essen Sie häufig frisches Obst und Gemüse sowie Getreideprodukte mit hohem Fasergehalt.

6 Vermeiden Sie Übergewicht und begrenzen Sie die Aufnahme fettreicher Nahrungsmittel.

7 Gehen Sie zu Ihrem Therapeuten, wenn Sie eine ungewöhnliche Schwellung bemerken, eine Veränderung an einem Hautmal oder eine abnorme Blutung.

8 Gehen Sie zu Ihrem Therapeuten, wenn Sie andauernd Beschwerden haben wie chronischen Husten oder Heiserkeit, dauerhafte Auffälligkeiten bei der Verdauung oder einen ungeklärten Gewichtsverlust.

9 Gehen Sie einmal im Jahr zur Krebsfrüherkennungs-Untersuchung.

10 Frauen über 40 sollten regelmäßig die Brust untersuchen und zur Mammographie gehen, wenn der Arzt es für erforderlich hält.

Quelle: „Europa gegen den Krebs", Kommission der Europäischen Gemeinschaft; Gesellschaft für Biologische Krebsabwehr, e.V., Heidelberg

Stellenwert konventioneller und komplementärmedizinisch erweiterter Therapiekonzepte in der Onkologie

Positionspapier der Deutschen Gesellschaft für Onkologie e.V. und der Gesellschaft für biologische Krebsabwehr e.V.

1 **Die Onkologie bedarf neuer Impulse hinsichtlich therapeutischer Erweiterung und patientenorientierten Handelns. Die ausschließliche Anwendung tumordestruktiver Maßnahmen** (u.a. Operation, Chemo-/Strahlentherapie als primäre Behandlungsstrategien) hat seit geraumer Zeit **in der Therapie (fortgeschrittener) epithelialer Malignome (Karzinome)** und der Mehrzahl nichtkindlicher Neoplasien kaum Fortschritte zu verzeichnen. Epitheliale Malignome (u.a. Karzinome des Respirationstraktes, des Magen-Darm-Traktes, des Urogenitaltraktes, der weiblichen Geschlechtsorgane sowie des Kopf-/Halsbereiches) sind für mehr als 80% der tumorbedingten Todesfälle verantwortlich, d.h. jährlich mehr als 200.000 in der Bundesrepublik Deutschland. Trotz ständig erweiterter (zeit-/dosisintensivierter), zum Teil kombinierter tumordestruktiver Therapieansätze, deren (Myelo-)Toxizität letztendlich durch Gabe von extrem kostenintensiven hämatopoetischen Wachstumsfaktoren bzw. durch Knochenmarktransplantation kompensiert werden muß, wurde bislang **in der Therapie fortgeschrittener Karzinome dadurch keine statistisch signifikante Verlängerung der Überlebenszeit** erreicht. Die Relevanz des häufig angeführten (Haupt-) Beurteilungskriteriums des therapeutischen Effektes, d.h. der Remissions-/Responserate, erscheint insofern fraglich, als in der Regel keine direkte Korrelation zur Überlebenszeit, zum rezidiv-/metastasenfreien Intervall sowie zur therapieinduzierten Veränderung (in der Regel Reduktion) der Lebensqualität möglich ist. Eine adäquate medizinische und menschliche Betreuung der Patienten wird durch argumentativ nicht nachvollziehbare Bedenken, Vorurteile und Bestimmungen häufig erschwert.

Erstrebenswert wäre(n) u.a.

- **die naturwissenschaftliche Testung und Evaluation sich ergänzender Therapiekonzepte der konventionellen und der komplementär erweiterten Medizin;**
- **die Aufnahme komplementärmedizinischer Therapeutika und Therapiemaßnahmen mit gesicherter Wirksamkeit in den Leistungskatalog der Krankenkassen;**
- **die Erarbeitung eines umfassenden Konzeptes zur adäquaten Tumorprävention/-prophylaxe, Tumortherapie und -nachsorge, inklusive Tumordestruktion, Rezidiv- und Metastasenprophylaxe, Stabilisierung/Verbesserung der Lebensqualität, Schmerztherapie, psychosoziale Betreuung, palliativmedizinische Maßnahmen (= onkologische Basistherapie).**

2 Es ist an der Zeit, die hochspezialisierte tumordestruktive Akut- und Rezidiv-/Metastasenprophylaxe durch praxisorientierte, komplementärmedizinisch erweiterte Therapiekonzepte zu ergänzen. Mehr als bisher muß der Patient und seine individuelle Konstitution berücksichtigt werden. **Aus der weitgehend diagnostisch orientierten passiven Nachsorge muß eine aktive Nachbehandlung der Patienten werden.**

Um dieses Ziel zu erreichen, sollte(n)

- die konventionelle Medizin sich um therapeutisch effiziente Ansätze der naturwissenschaftlich orientierten Komplementärmedizin erweitern, ohne die Basis wissenschaftlich begründeten Handelns preiszugeben;
- das „Timing" onkologisch-therapeutischer Maßnahmen optimiert werden. Dementsprechend sollten die konventionellen tumordestruktiven Maßnahmen (Operation, Chemo-/Strahlentherapie, die postulierten Hauptsäulen der klassischen Onkologie) um zeitlich adäquate und therapeutisch effiziente komplementärmedizinische Behandlungskonzepte erweitert werden.

Insbesondere

a) die therapieinduzierte Immunsuppression im Gefolge von chirurgischen, chemo-/strahlentherapeutischen Anwendungen,

b) die operationsinduzierte Metastasierung,

c) die Beeinträchtigung der Lebensqualität durch tumordestruktive Therapien

könnten durch adäquat terminierte komplementärmedizinische Maßnahmen kompensiert werden. Erste klinische Studien belegen den immunprotektiven/antimetastatischen Effekt definierter komplementärmedizinischer Behandlungskonzepte, der unmittelbar mit einer gesteigerten Lebensqualität korreliert.

- Therapeutika und Medikationsverfahren in die Onkologie einbezogen werden, die tumordestruktiv sind; andererseits aber auch solche, die die körpereigene Immunität erhalten, wiederherstellen oder steigern;
- neu erfolgsversprechende Verfahren (nach angemessener wissenschaftlicher Prüfung) in die onkologische Therapie übernommen werden. Dabei sollte insbesondere die administrative Überprüfungszeit verkürzt werden, vornehmlich dann, wenn keine Nebenwirkungen zu erwarten sind bzw. in der experimentellen Testung aufgetreten sind;
- zur Beurteilung der Wirksamkeit einer Behandlungsmethode nicht vornehmlich Remissions-/Responseraten herangezogen werden, denen bezüglich Überlebenszeit und rezidiv-/metastasenfreier Intervalle keine statistische Relevanz beigemessen werden kann.

Daß „Response" (beispielsweise auf Chemotherapiemaßnahmen) das **Überleben von Patienten mit fortgeschrittenen Karzinomen verlängert**, konnte durch kontrollierte, naturwissenschaftlich adäquat durchgeführte Studien bislang nur in **Ausnahmefällen bestätigt werden (u.a. beim kleinzelligen Bronchialkarzinom, beim Ovarialkarzinom und beim kolorektalen Karzinom)**. Erwähnenswert erscheint in diesem Kontext das Phänomen der vermeintlichen (radiologisch/sonographisch verifizierten) Response von Primärtumoren/Metastasen nach chemo- bzw. strahlentherapeutischer Intervention, hervorgerufen durch Elimination des peritumorösen Immunzellinfiltrates, deren Folge schließlich eine Tumorprogredienz sein kann.

Auch die **Verbesserung** der Lebensqualität, insbesondere **bei fortgeschrittenen Karzinomen**, ist von Bedeutung und **sollte Eingang in den Bewertungskatalog finden**. Bislang ist studienmäßig nicht wissenschaftlich evaluiert, daß Patienten mit fortgeschrittenen Karzinomen hinsichtlich Lebensqualität von der Chemotherapie profitieren.

3 Die Mehrzahl der Patienten fordert eine Erweiterung der konventionellen medizinischen Therapie um wissenschaftlich evaluierte komplementärmedizinische Behandlungsmethoden (Umfrage des Allensbacher Institutes für Demoskopie, 1995). Viele Patienten wenden sie bereits an. Der Zugang zu diesen Therapieformen wird den Patienten aus rational nicht nachvollziehbaren Gründen immer noch erschwert bzw. verwehrt.

4 Von der konventionellen Onkologie werden komplementärmedizinisch erweiterte Therapiekonzepte oft unreflektiert und pauschal als „unbewiesen" oder „unwirksam" abgelehnt. Dies erscheint u.a. insofern paradox, als insbesondere die **tumordestruktive (Chemo-)Therapie fortgeschrittener Karzinome**

a) den **definitiven Nachweis eines naturwissenschaftlich/biometrisch gesicherten lebensverlängernden Effektes** (bis auf die bereits genannten Ausnahmen: kleinzelliges Bronchialkarzinom, Ovarialkarzinom, kolorektales Karzinom) bislang schuldig geblieben ist;

b) bei **definierten Tumorentitäten** (u.a. Pankreaskarzinom) zum Teil mit einer **Reduktion der Patientenüberlebenszeit** einherging;

c) für die **Mehrzahl der Fälle** (insbesondere auch für häufig auftretende Tumorentitäten wie beispielsweise das Mammakarzinom **kein wissenschaftlich fundierter therapeutischer Standard bezüglich des optimalen Therapieregimes (u.a. Chemotherapiekombination/ dosis, Therapiebeginn/-dauer)** existiert, was sich in wechselnden, dosisintensivierten **„Studien-Protokollen"** manifestiert.

Das kann zu erheblichen Konsequenzen für Patienten und Therapeuten führen:

- Gestützt auf die negativen (Vor-) Urteile der konventionellen Medizin lehnen gesetzliche Krankenkassen die Kostenerstattung für wissenschaftlich fundierte komplementärmedizinische Maßnahmen zum Teil ab, während private Kassen in der Regel die Kosten übernehmen;
- die Patienten werden verunsichert, ihr Bemühen um eigene Aktivitäten der Krankheitsbewältigung wird gelähmt;
- das Vertrauensverhältnis zwischen Arzt und Patient wird gestört. Bei ablehnender Haltung des nachsorgenden Arztes suchen sich Patienten für die komplementärmedizinische Versorgung oft andere, möglicherweise weniger qualifizierte Therapeuten.

5 Die Notwendigkeit einer Innovation der Tumortherapie ergibt sich u.a. auch aus folgendem Tatbestand:

- Trotz verbesserter therapieinduzierter Remissions- bzw. Responseraten konnte die Überlebenszeit von Patienten mit fortgeschrittenen Karzinomen in den letzten Jahren aufgrund erweiterter tumordestruktiver Therapiekonzepte nur unwesentlich und in Ausnahmefällen verlängert werden, auf Kosten einer reduzierten Lebensqualität;
- die Erkrankung an einem soliden epithelialen Malignom (Karzinom) ist für viele Patienten **ein chronisches Leiden**, das der ständigen Überwachung und Therapie bedarf.

  Bei den meisten fortgeschrittenen Karzinomen ist eine aggressive tumordestruktive Therapie (z.B. Chemotherapie) im asymptomatischen Zustand in der Regel nicht indiziert, da mit dieser therapeutischen Maßnahme **keine Lebenszeitverlängerung** erreicht werden kann.

Für die bislang überwiegend tumordestruktive, in der Regel forciert durchgeführte Akutbehandlung (fortgeschrittener) Karzinome, Metastasen oder Rezidive gibt es leistungsfähige Therapieeinrichtungen. Bedrohliche Krankheitssituationen können in der Regel adäquat bewältigt werden. Insbesondere **forcierte tumordestruktive Therapieansätze bedürfen** jedoch **einer kritischen Reflexion**. Auch wenn die Notwendigkeit unmittelbarer Tumordestruktion (die immer auch mit der Gefahr einer relevanten Immunsuppression sowie gesteigerter Metastasierungs- bzw. Rezidivrate einhergeht) in Ausnahmefällen gegeben ist, scheinen lange Latenzzeiten zwischen Tumorentstehung und -detektion eine Rationale, prätherapeutisch (Operation, Chemo-/Strahlentherapie) u.a. das zu erwartende Immundefizit auszugleichen bzw. rezidiv-/metastasenhemmende Therapiekonzepte in Erwägung zu ziehen (u.a.Immunmodulation, Blockade definierter Adhäsionsmoleküle, Gabe von monoklonalen Antikörpern).

Optimale Behandlungsmöglichkeiten fehlen unter anderem auch bei krankheits- und therapieinduzierten Beschwerden, die Patienten im chronischen Stadium oft körperlich und psychisch belasten. Die klassische Onkologie ist überwiegend auf Tumordestruktion ausgerichtet und hat zur Behandlung krankheits-/therapieassoziierter Beschwerden nur begrenzte Mittel. Hier sollte der nachsorgende (Haus-) Arzt zukünftig verstärkt in die Behandlung einbezogen werden. **Mit der unreflektierten Ablehnung komplementärmedizinischer Therapieansätze werden dessen therapeutische Möglichkeiten stark eingeschränkt.**

ZIELE

- Verbesserung der Erkennung und
- Vorsorge von Tumorerkrankungen.
- Wissenschaftliche Anwendung und Bewertung (immun)biologischer Therapiekonzepte zur
  - Verbesserung der Ergebnisse tumordestruktiver Maßnahmen,
  - aktiven Rezidiv- und Metastasenprophylaxe unter Einsatz einer onkologischen Basistherapie,
  - Erhaltung/Steigerung der Lebensqualität.
- Weiterbildungs- und Diskussionsforum für Kollegen.

6 Die undifferenzierte Ablehnung komplementärmedizinischer (Arznei-)Mittel und Behandlungsmethoden ist nicht gerechtfertigt. Für definierte Therapeutika liegen Studien vor, die ihre Wirksamkeit bei bestimmten Indikationen belegen. Andere Therapieverfahren befinden sich derzeit in prospektiv randomisierten klinischen (Multicenter-)Studien zur Austestung. Bei der Beurteilung komplementärmedizinischer Verfahren sollten stets auch die bereits vorliegenden Erfahrungen von Ärzten und Patienten berücksichtigt werden, deren anschließende naturwissenschaftliche Überprüfung und Bestätigung Garant des medizinischen Fortschrittes sein könnte. Dies setzt u.a. voraus

- **eine adäquate Aus-/Weiterbildung der in die onkologische Basistherapie involvierten Kollegen;**
- **die Beschränkung auf Therapiemodalitäten mit wissenschaftlich evaluierbarem und reproduzierbarem Benefit für die Patienten;**
- **eine definierten Standards genügende Dokumentation des diagnostischen/therapeutischen Prozederes sowie des Krankheitsverlaufs;**
- **die statistische/wissenschaftliche Auswertung der patienten-/therapiebezogenen Daten.**

Dieses wissenschaftlich fundierte diagnostisch-therapeutische Prozedere wird als unabdingbare Voraus-

setzung für die Optimierung neuer, aus der konventionellen und komplementären Medizin entnommener Therapieansätze betrachtet.

Als gesichert kann derzeit die Wirksamkeit definierter **Phyto-/Organotherapeutika** sowie von bestimmten **Vitaminen** und **Spurenelementen** angesehen werden bei

- **Ausgleich therapieinduzierter Immunsuppression,**
- **Minderung krankheitsbezogener Beschwerden,**
- **Minderung von Nebenwirkungen tumordestruktiver Therapien,**
- **Verbesserung der Lebensqualität.**

Für die Durchführung einer

a) effizienten onkologischen Basistherapie zur Rezidiv- und Metastasenprophylaxe,
b) palliativen Tumortherapie, besonders bei der Nachbetreuung durch (Haus-) Ärzte

scheinen definierte komplementärmedizinische Therapeutika unentbehrlich. Insbesondere die adäquate Kompensation der sogenannten „therapeutischen Lücke", die im Anschluß an z.T. langfristig immunsuppressiv wirkende tumordestruktive Maßnahmen auftritt und die einen unmittelbaren Einfluß auf den Gesamttherapieerfolg hat, scheint eine Domäne der Komplementärmedizin zu sein. Neben dem nachweisbaren **immunprotektiven/ immunrestaurativen/ immunaktivierenden Effekt definierter Phyto-/Organotherapeutika, Vitamine und Spurenelemente**, der u.a. mit einer Verbesserung der Lebensqualität einhergeht, überzeugt die Wirtschaftlichkeit effizienter komplementärmedizinischer Therapeutika im Vergleich zu (in fortgeschrittenen Krankheitsstadien oft nicht indizierten bzw. unwirksamen) tumordestruktiven (Chemo-/Strahlen-/Zytokintherapien) bzw. hämatopoeseanregenden Maßnahmen (Wachstumsfaktortherapien).

7 **Eine verstärkte Lehre** (u.a. auf universitärer Ebene sowie auf Initiative der Bundesärztekammer bzw. der regionalen Ärztekammern und der Kassenärztlichen Vereinigung) und Forschungsforderung (u.a. durch öffentliche und private Mittel) **der naturwissenschaftlichen Komplementärmedizin ist dringend erforderlich.**

Nur die umfassende (kritische) Information aller onkologisch tätigen Kollegen/innen bezüglich studienmäßig/naturwissenschaftlich gesicherter Indikationen für

a) tumordestruktive Therapiemaßnahmen (u.a. Chirurgie, Chemo-/Strahlentherapie),
b) komplementärmedizinisch erweiterte Therapieansätze (u.a. definierte Phyto-/ Organo-/Vitamin-/Spurenelementtherapien) sowie
c) deren adäquate Kombination

wird in Zukunft die Anwendung patientenorientierter, effizienter onkologischer Therapieschemata ermöglichen.

Im Namen des Vorstandes der Gesellschaft für Biologische Krebsabwehr e.V.
Prof. Dr. med. K.-F. KLIPPEL (Präsident)
Hauptstr. 27
69117 Heidelberg

Im Namen des Vorstandes der Deutschen Gesellschaft für Onkologie e.V.
Prof. Dr. med. J. BEUTH (Präsident)
Institut für Medizinische Mikrobiologie und Hygiene der Universität zu Köln
Goldenfelsstraße 19-21
50935 Köln